我的自述

莫言者

我的一生是平凡的，也可算是顺坦的作为一个医生，我一直遵循先严退昇公"职徒行善济世活人"的嘱咐，先师季次公先生的教导"发皇古义，融会新知"，从医以来我无不尽力践行，但由于学养疏随，成就不多，遗憾不少，有些病者经验，也有不少教训，应该回顾自省，争取在有生之年有所弥补，聊尽吾心。

乙未正月

国医大师

朱良春 全集

用药心悟卷

中南大学出版社
www.csupress.com.cn

用药直接关乎临床疗效，也是检验辨证准确性之主表。论及用药，余尝读书临证，用心揣摩，细致观察，反复验证，略有心悟。现谨就个人「考之于古，验之于今」之用药体会，由子女及门人整理旧稿，补入新篇，集成本卷，以「经验用药」及「经验药对」（含小品方）予以简介，皆心得之言，和盘托出，与同道切磋。

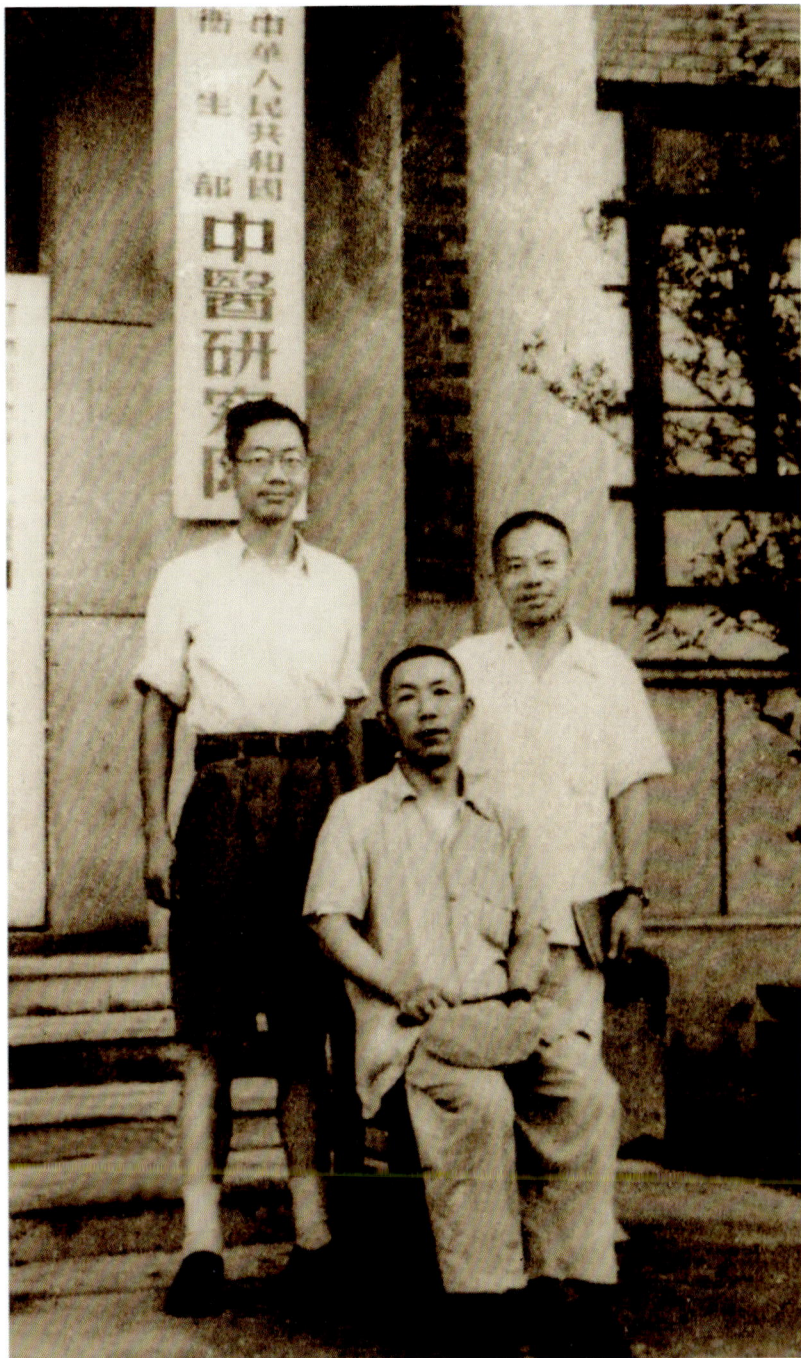

1956年7月敬侍章次公老师摄于中国中医研究院（右立者为同学萧熙，左为朱良春）

良春賢弟鑒之

發皇古義

融會新知

章次公戊寅年

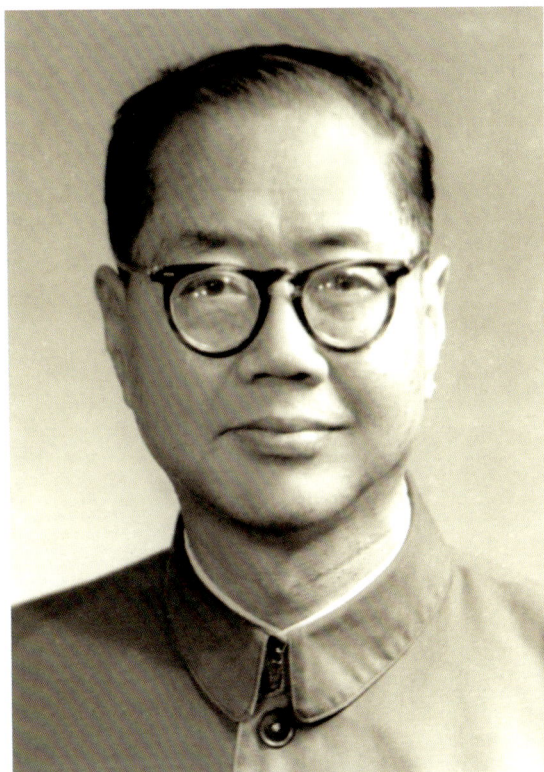

朱良春先生摄于1976年（60岁）

博極醫源
精勤不倦

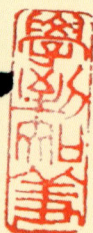

循此以進，必得積以成為上工大醫

九二叟朱良春書　戊子

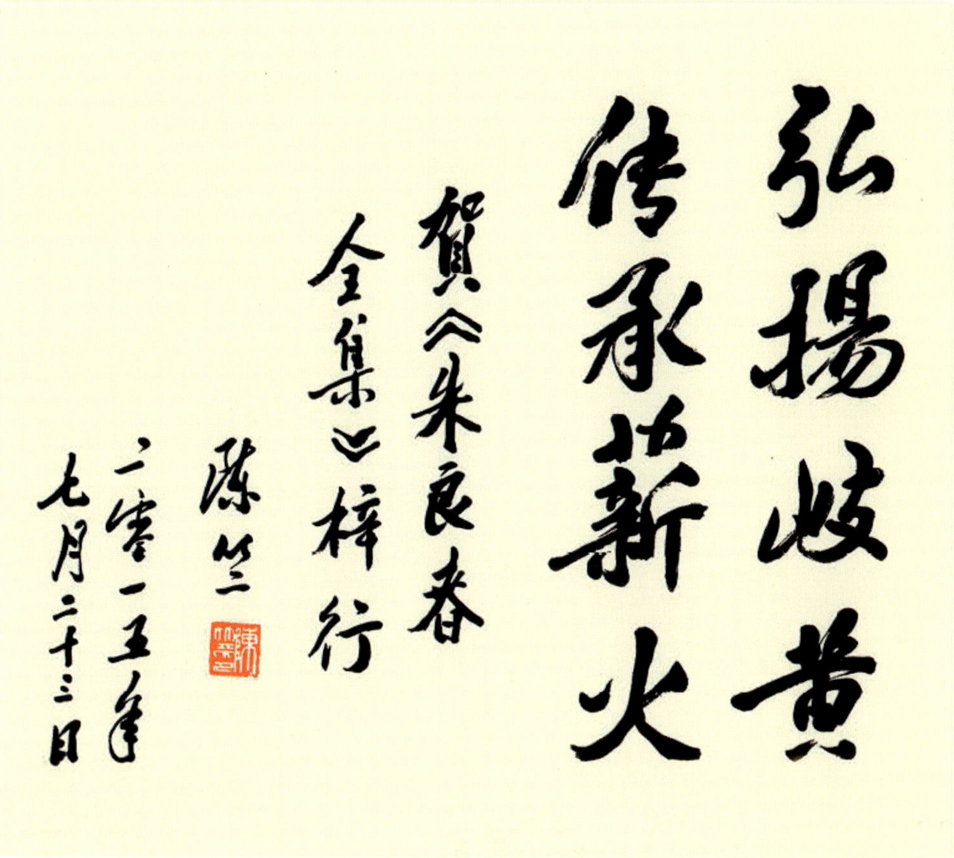

弘扬岐黄
传承薪火

贺《朱良春
全集》梓行

陈竺

二〇一五年
七月二十三日

全国人大常委会副委员长陈竺院士题词

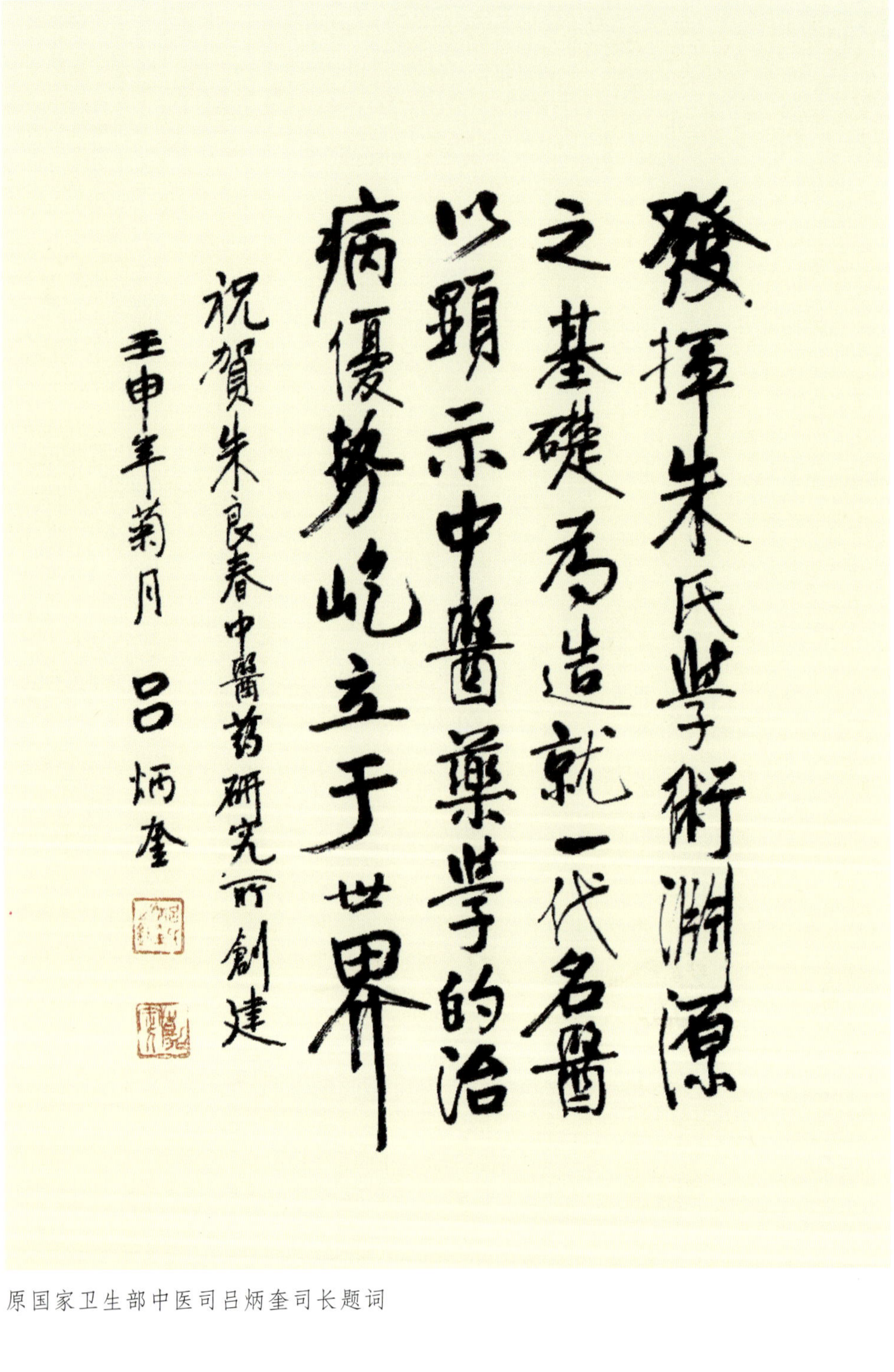

發揮朱氏學術淵源

之基礎為造就一代名醫

以顯示中醫藥學的治

病優勢屹立于世界

祝賀朱良春中醫藥研究所創建

壬申年菊月 呂炳奎

原国家卫生部中医司吕炳奎司长题词

祝

朱良春春医学全集出版

良医良师传薪火
春风春雨育英才

二〇一五年春

邓铁涛敬贺

国医大师邓铁涛教授题词

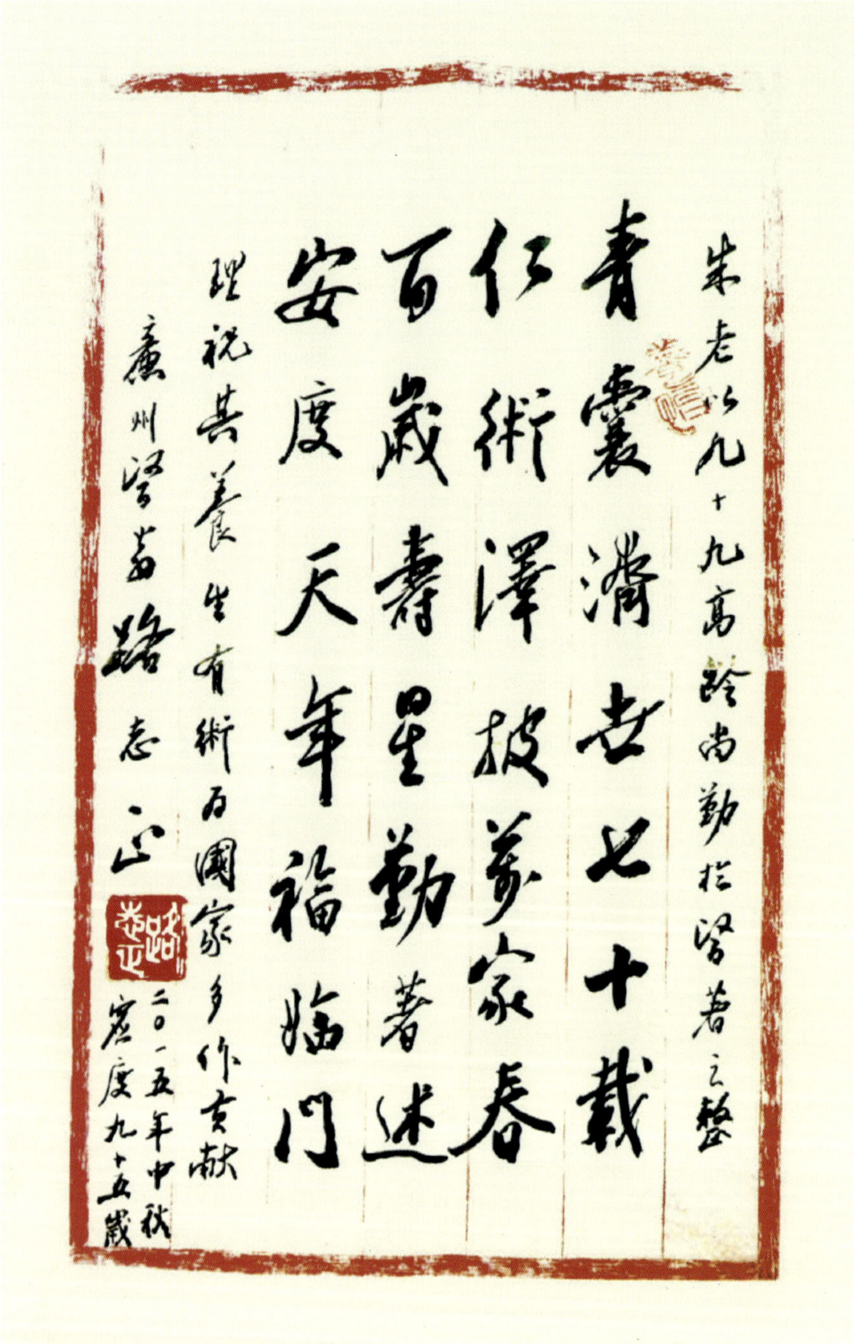
朱老以九十九高齡尚勤於醫著之整理

青囊濟世七十載
仁術澤被萬家春
百歲壽星勤著述
安度天年福臨門

祝其養生有術為國家多作貢獻

廣州醫者路志正
二〇一五年中秋
虛度九十五歲

国医大师路志正教授题词

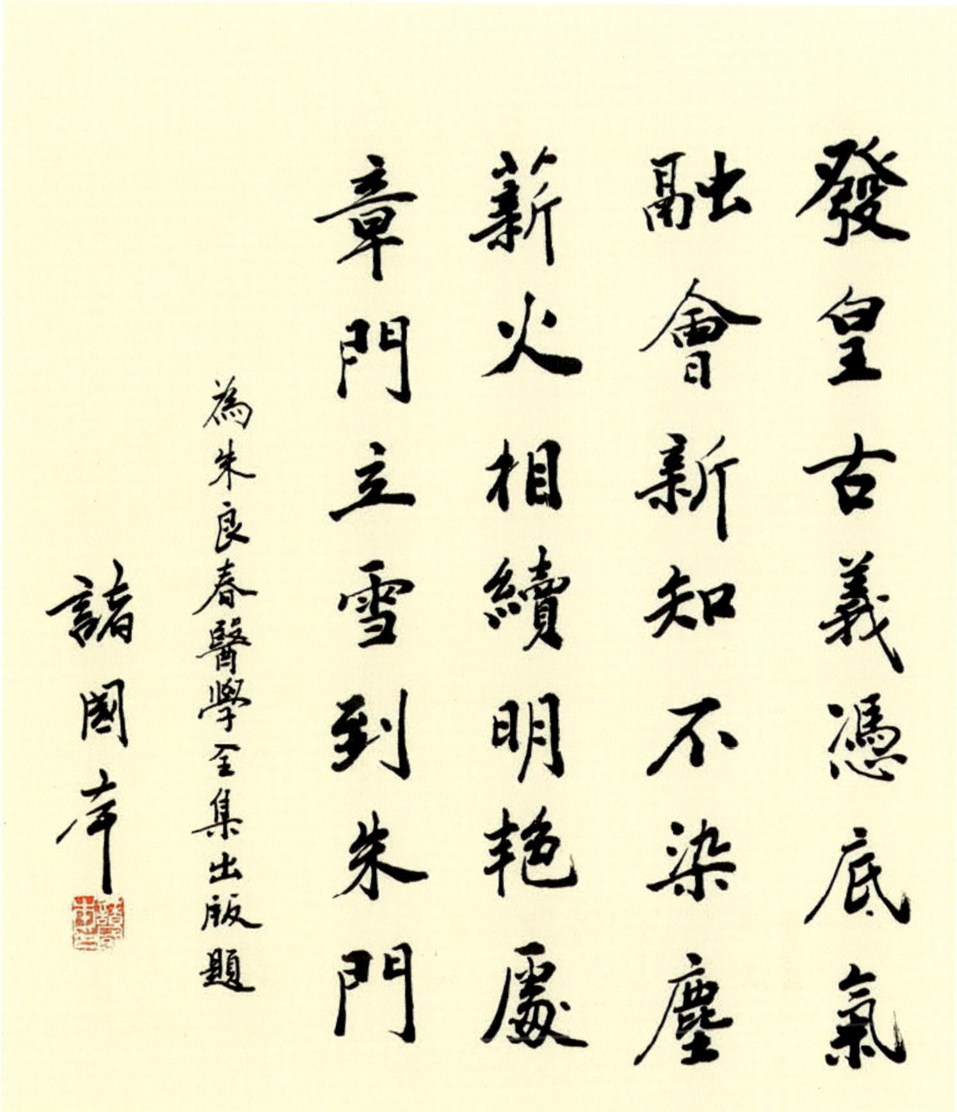
發皇古義憑底氣
融會新知不染塵
薪火相續明艷處
章門立雪到朱門
為朱良春醫學全集出版題
諸國本

原国家中医药管理局诸国本副局长题词

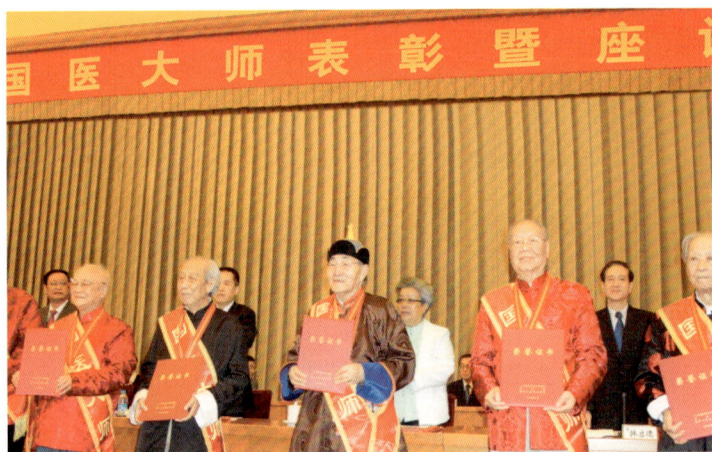

2009年6月在首届国医大师表彰暨座谈会上，（二排右起）全国人大副委员长韩启德、国务院副总理吴仪、国家卫生部党组书记张茅、国家卫生部副部长王国强等领导亲自为国医大师颁奖

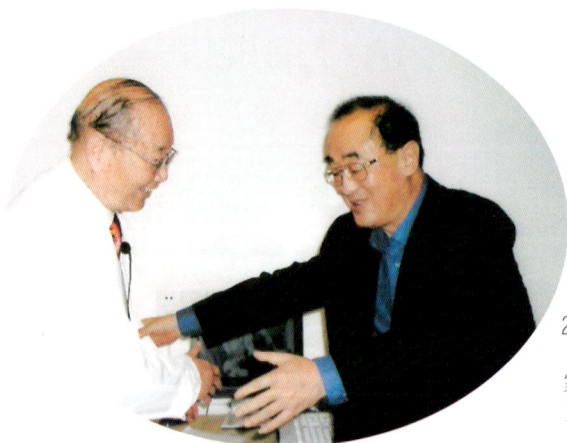

2006年国家卫生部高强部长（右一）在广东省中医院专家工作室看望九十高龄的朱良春教授并亲切交谈

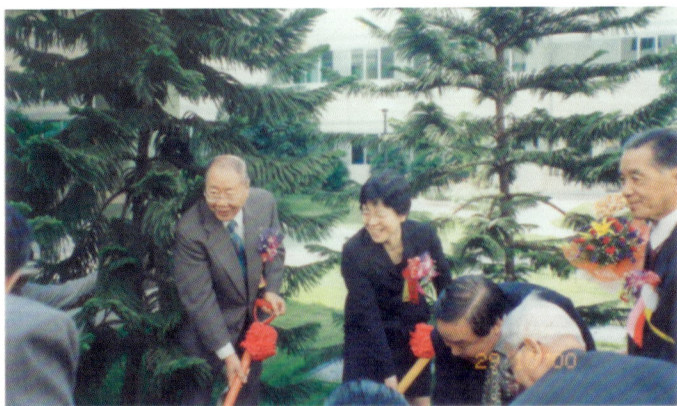

2001年与佘靖副部长、张学文、邓铁涛、路志正等教授在广东省中医院共植"名医树"

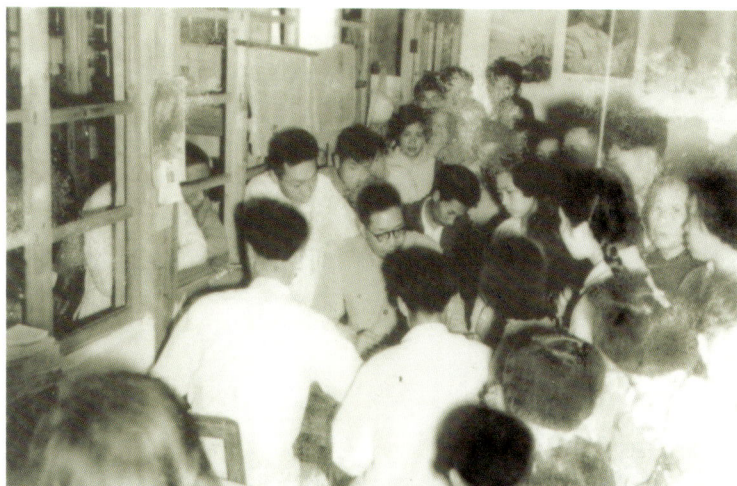

1965年带队下乡巡回医疗（中间戴眼镜者为朱良春）

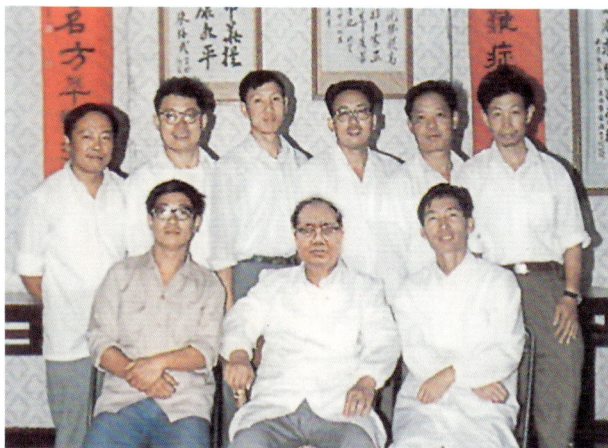

1987年，70岁诞辰时率领门人朱步先（右一）、何绍奇（左一）、汤叔良（后左一）、吴汉民（后右三）等在海门县中医医院义诊讲学以贺寿

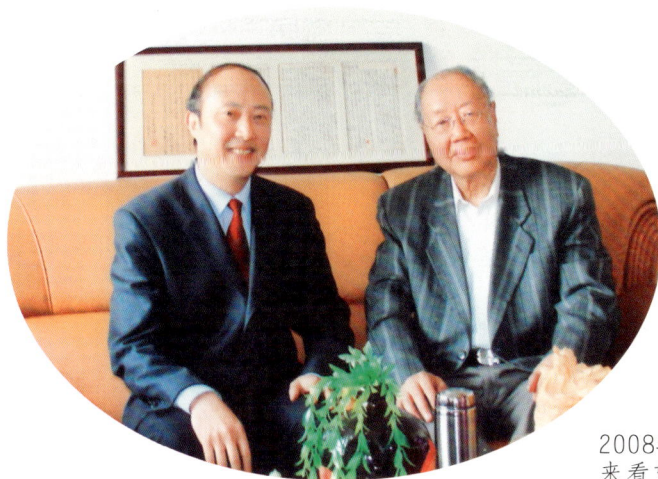

2008年，早年弟子姜兴俊主任来看望恩师，与朱老合影

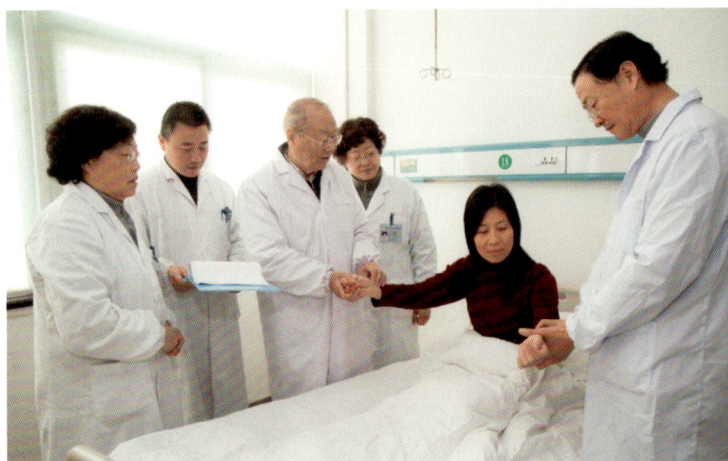

2010年在南通良春中医医院为病人会诊（左起：朱胜华、马璇卿朱良春、朱婉华，右一朱幼春）

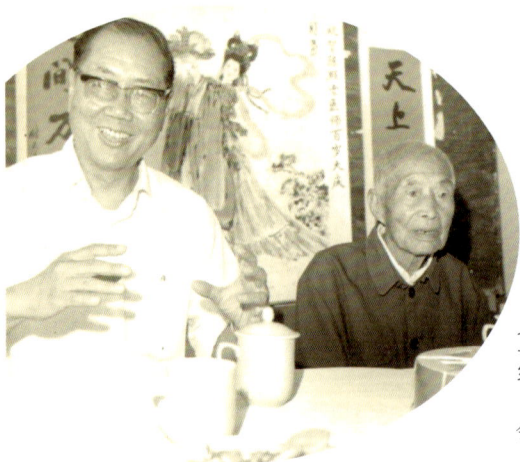

1983年朱老在前中国医学科学院特约研究员陈照老先生（被发掘出的"三枝花"之一）百岁诞辰庆祝会上致贺词

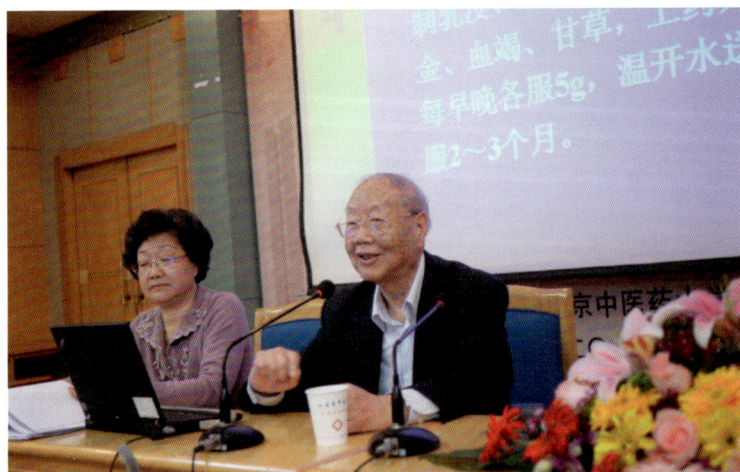

94岁高龄的朱老应邀在江苏省中医院作学术讲座（左为朱建华）

出版说明

在党和政府的高度重视下，中医药事业已步入全新的发展阶段。传播其优秀的传统文化内涵、总结整理著名中医药专家的学术思想及独特的、行之有效的经验，成为该阶段重要的工作之一。朱良春教授是我国著名的中医药学专家，首届30名"国医大师"之一，也是首批全国继承名老中医药专家学术经验导师。朱老为医精勤，著作等身，但因其作品分散于上海、江苏、山西、湖南、北京等地出版，不便后学者完整系统地研习。我社也曾在2006年出版了《朱良春医集》，但只整合了朱老的部分心得集验，大量关于医理医论治验方面的作品因篇幅所限未予收入，另由于出版时间仓促，全书在结构、规范等方面都留下些许遗憾。时逾10年，朱老在临证中又积累了相当的经验并结集成新的文章及著述，也因时有新感悟和新启发而对旧作提出了修订、增补的需求。尤其是对中医临证有很大借鉴及指导意义的有关朱老的医案类文献还从未整理出版过，遂议出版《国医大师朱良春全集》（以下简称《全集》）一事，将新作旧文汇成一部，以飨读者。

《全集》共十卷分册出版，依次为《医理感悟卷》《临证治验卷》《用药心悟卷》《常用虫药卷》《医案选按卷》《杏林贤达卷》《薪火传承卷》《养生益寿卷》《良春小传卷（附年谱）》《访谈选录卷》。其中《医案选按卷》《养生益寿卷》为朱老新作，其他各卷收录自《朱良春医集》（中南大学出版社）、《朱良春虫类药的应用》（人民卫生出版社）、《走近中医大家朱良春》（中国中医药出版社）以及部分报刊杂志新发表的论文和采访报道。对中医药事业赤诚对学术认真对读者负责一以贯之的朱老，不仅逐字逐句地修订旧文，还夜以继日地撰写新稿，年近百岁高龄的老人就是这样以"知识不带走，经验不保守"的高尚情怀为《全集》而殚精竭虑。责任编辑则按现行学术规范对其进行全面梳理并统稿完善。总体来说，《全集》齐集了朱良春教授从医80年的重要著作，对其学术思想、治学理念、临证经验、科研成果以及医德医风等作了全面系统的总结提炼，较《朱良春医集》而言收录更完整、内容更广泛、编排也更合理，堪称集朱老学术之大成。

此外，《全集》也是首次从侧面悉数展现了一代名医的成长轨迹和心路历程。朱老是目前学界唯一一位僻居地市一隅却名闻天下的中医大家，被誉为"朱良春现象"。而探究这一"现象"背后的成因，恰是践行了当今提倡的"读经典、做临床、跟名师"名医培养模式的结果。朱老一生勤求古训，师古不泥，博采众长，济世活人，孜孜不倦，为中医药事业的传承与发展作出了巨大的贡献。因此，《全集》不仅对繁荣中医学术、积累中医文化有重大的意义，更是一部研究与探求中医药人才培养方式的文献通鉴，对中医药人才的储备与建设提供了实例，这对指导青中年中医的成长有一定的现实意义。由此，我们不仅希望藉由《全集》的出版保存名老中医的宝贵财富以丰富中医药宝库，更祈盼能为探索中医药学的前进方向和人才的培育模式提供借鉴，贡献绵力。

然而，正值《全集》中的《医理感悟卷》《临证治验卷》准备付梓，《用药心悟卷》《常用虫药卷》清样也经朱老亲自审订，《杏林贤达卷》《薪火传承卷》《良春小传卷（附年谱）》《访谈选录卷》各卷书稿修改、撰编工作业已完成正待配图之际，于2015年12月13日，朱老不幸因病仙逝。为此，我们感到十分痛心和惋惜！对朱老不能亲自见证这一巨著的面世深表遗憾和歉疚！好在，老先生辞世前已见到《医理感悟卷》《临证治验卷》两卷的打样书，这恐怕是目前唯一的一丝安慰。先生在病榻前分秒必争，不仅审定完样书并增订补遗，对其余六卷《用药心悟卷》《常用虫药卷》《薪火传承卷》《杏林贤达卷》《良春小传卷（附年谱）》《访谈选录卷》也已定稿完成，这份敬业精进的精神无不让人动容与钦佩！在此，中南大学出版社全体参与《全集》出版的工作人员谨向朱老致以最崇高的敬意！他老对中医药事业的这份执着付出与初心是吾辈后学之典范！我们更要衷心地感谢朱老及其门人子女对《全集》出版工作的理解和大力支持，他们为此付出了辛勤的劳动和大量心血。朱老辞世后，其子女门人承受着巨大的悲痛接过重任，细致耐心地全力完成后续工作，实现先生遗志，可敬可佩！而今，请允准我们藉《全集》以寄托哀思，附此志念，告慰朱老！

同时，还要感谢人民卫生出版社、中国中医药出版社等中央级出版单位的配合与帮助，使《全集》收录的作品更为完整。我们虽竭尽全力保证《全集》的学术品质，但仍可能有疏漏、遗误之处，祈望读者斧正，在此一并致谢！

中南大学出版社

2016年5月

目　录

1

11 痰结病证药

12 虚证药

13 口咽病证药

14 妇科病证药

15 其他病证药

经验药对（含小品方）

7 痹证药对

8 痛证药对

9 血证药对

10 气血水病药对

皇古融新，卓然自立

——从章朱学派看《朱良春全集》

（序一）

孟庆云

在近现代中医学术史上，朱良春教授可谓是最享师承之福的大师。他是名师之徒，又是名师之师。他的老师，就是那位倡"发皇古义，融会新知"的章次公先生。他的弟子很多，其中的何绍奇、朱步先、史载祥教授等人，已是行医海内外，医名隆盛的临床家了。是他们以精诚的仁心仁术，自辟户牖创立了以皇古融新为旗帜的章朱学派。

人生就是经历与感恩。今年已经九十九虚岁的朱良春教授，最令人击节敬佩的，就是他在经历、品德、学识几方面都推至臻备。近日阅读朱良春教授颐年集篇隽献的《章次公医术经验集增补本》和《朱良春全集》，读后心向阳光催律动，令人敬仰不止。

章次公先生是近现代中医的一座高山，德艺高乘。弟子朱良春大师尊许勉学，笔底含情，悉心整理完成了乃师名山大业。而良春教授不唯垂绍，弥重推出，在辉煌中自己也耸立为一座峻丽的奇峰。我们看到，由良春教授整理的这部经验集，章次公先生之超越及其临床之卓绝尽在书中，主要有以下几点。

一是终结了千余年来的伤寒温病之争，做出了历史性的提升并

1

具有方法论的意义。宋以前一直循《内经》"今夫热病者，皆伤寒之类也"，指认仲景六经辨证系以寒为病因统概外感。金之刘完素有所突破，言"伤寒是热病"，把热性病全归于火热之邪。元明之交的王履则寒温分立，言"伤寒自是伤寒，温病自是温病"，主张寒温分治。明末大疫流行，吴又可创"戾气"说，撰《温疫论》。清初叶天士以"温邪上受，首先犯肺"立论，创卫气营血辨证，后吴鞠通又针对温热病创三焦辨证。由是而从宋代以降，外感热病就有伤寒派、温病派、温疫派，特别是围绕寒和温，既有病因病性之争，也有治法之争，不曾消歇。甚至伤寒学派中尚有陆九芝的伤寒统温病派，温病学派中又有杨栗山等人的温病统伤寒派。章次公先生伤寒师从曹颖甫，温病师从丁甘仁，又博览群籍，对《伤寒论》《千金方》《外台秘要》《普济本事方》《世补斋医书·广温热论》等用力尤勤。他在自己的临证实践中积累了许多以伤寒经方和温病时方论治传染病的经验，并指出"叶天士等总结前人的理论与经验，阐发温病学正是对《伤寒论》的发展"，慧识寒温一体。伤寒六经、温病卫气营血和三焦是三种不同的辨证方法，其病种和病因以辨证为要务，脱却了历代以来的门户之争，冶寒温于一炉。他在总结三种辨证纲领的共性时，尤其重视病期（各阶段发病时间及病程）和维护心力。次公先生的这一炯鉴，已为当代外感热病病证论治之理则，也载入了现代医学《传染病学》中。

　　二是开创了中药临床实用药理学。先秦以还，中药循《墨子·贵义》"药然草之本"之论，中药概称"本草"，以其气立和神机同为元气，借药物之偏以调病盛衰为治。从《神农本草经》至清末民初，遗存的本草著作的目录就近900部，载药味9000余种。其中有综论药性、药源、用法、组方者；有注疏《神农本草经》者，如陶弘景《本草经集注》、缪希雍《本草经疏》；有颁行为药典者如唐代苏敬等人的《新修本草》；有百科全书式的《本草纲目》；也有侧重植物基源考辨的清吴其濬的《植物名实图考》，以及释义药性、取向简要的《本草备要》《本草从新》，等等。至清末，在药肆中，"本草"始称"国药"，后称"中药"，以有别于西药、东药，精进了"本草"。当时对中药的功效，又从临床和实验方面积累了很多新知识。章次公先生首开病机论药性之先河，并以明晰精减、适应教学之需，在20世纪20年代就编著了《中国药物学》(简称《药物学》)4卷，后来不断补充为6卷，在他执教的上海中医专门学校、中国医学院、新中国医学院和苏州中医专科学校讲授。他的《药物学》突破了《本草纲目》的概念模式和分类，又大异于李东垣的《用药法象》，是以临床为主旨，在对每一种药物的原植物、产地、入药部分、性味、主治、近世应用、炮制、用量、著名方剂、前代记载、近人研究，以及东洋学说等详细介绍之后，他突破了四气五味，以病机药性为重点，突出最佳主治。例如石菖蒲涤痰开窍，夜交藤引阳入阴，龙骨潜阳入阴，每种药之后都有编者按，着重说明该药的应用方法和自己的使用经验。论述简要，有裨实用，诚如他在自叙中所概言："撷其精华，汰其浮辞，旁取日本，远采欧西，剪辟宋元以来肤廓之论，发扬古医学之学效研究生药，以广种植，苦心孤诣，另辟蹊径。"此书发前人之未发，补古人之未逮，他以此勾勒出现代中药学的框架，时至今日，也以其理论和实用价值堪为中药学之佳构。

三是对辨证论治的理论突破与演进。辨证论治的提高与突破，是中医学者们的事业性永恒课题。就思维方式而言，他主张运用逻辑，晰清因果以突破"医者意也"。国学大师章太炎先生曾指引他学习印度的因明学。因明学是古代印度哲学，后来被纳为佛家通学的科目"五明"之一。五明即内明、因明、工巧明、医方明、声明。因明学是关于推理、论证、辨识之学，即逻辑学。章次公先生用因明学的方法研究仲景的辨证方药体系，结合自己对辨证论治的理解，认为因明与辨证论治思维多有契合之处，称赞道："学问极则在舍似存真，因明一学，乃印度教人以辨真似之学也。"他将因明运用于临证，每一病人必索出主证主因，按此逻辑推理而用药，他医案的按语都是按因明的轨式来书写的。这实际上是对张仲景《伤寒论》及辨证论治奥妙的一大破解：辨证论治之所以能够理法方药一线贯穿，原因在于有其内在的逻辑。次公先生在20世纪30年代即倡导"双重诊断，一重治疗"，可谓孤明先发。他主张运用中医之八纲及六经、卫气营血、三焦等各种辨证纲领，兼采西医诊断方法，既有中医诊断，也有西医诊断。正因于此，其辨证论治，才戒"有是证用是药"之偏。一重治疗就是作为中医，一定要采用中医的中药、针灸等治疗手段以施治。他强调疗效，要求一般病证必须3剂见效，这是他在实践中的体悟和选择。他是从中西医学的特点和互补性而有此认识的，这使中医学在临床上见之明而治之勇，是辨证论治规范的一大发展。

四是超然胆艺、智圆行方的医案。中医学重视医案，形成了传统、具有教学承传的特质。章太炎先生曾说："中医之成绩，医案最著。"医案有如《易》之验辞，"医有按据，尤事有征符"。对于学术体系而言，医案是传递经验、启迪思维的读本。案主的学术胆识、品德、心态皆历历在目。但也有负面者，如纪晓岚在《四库全书总目提要》中，曾批评"率多依托"的假医案，所以医案是案主品德的遗存写照。

章次公医案在行业中传播已久，其案例很多被援用于学人的论文之中及课堂讲述。1955年中央人民政府秘书长林伯渠，前列腺手术后呃逆连续10日不止，每日多至20余次，最长延续时间达90分钟，既不能进食，也无法休息和睡眠。经中国与苏联医学专家多法治疗无效，已下达病危通知书，经次公先生奇药奇法竟然转危为安，睡了一天一夜，进食稀饭后逐渐康复。这个故事曾有几位教授在课堂讲授过，听者皆"未尝不慨然叹其才秀也"。

医生司命，重在胆识。重病当用峻剂，医生对重证病人惧担责任，只能开个平和方，投"菓子药"。孙思邈说医生应"胆欲大而心欲小，智欲圆而行欲方。"次公先生对病人宅心仁厚，"见彼苦恼，若己有之"，敢用重剂担当危重，力挽垂危，章太炎称他"胆识过人"。案中以全真一气汤治肠伤寒并发出血，以大青龙汤重用麻黄，治大叶性肺炎已发生心力衰竭，等等。古往今来的名医各有风格，例如在伤寒派中，张简斋治病全用经方，而陈逊斋经方绝不加减，全用原方。甘肃的于己百先生，治病是"经方头，时方尾"。次公先生则是不论经方、时方、单方、草药，合宜而用，这体现了《灵枢·九针十二原》"任其所宜"的原则，而其具体何方何药用于何病何证，更是既擅高韵，又侉精思了。他以大剂量杏仁用为解痉药治胃溃疡；以一味蚕茧治小儿多尿症；把地方草药六轴子用于伤科镇痛；艾叶之用最为熟稔，用于解胃痛、止呕血、蠲泻痢、治崩漏。有一治痢疾的医案竟是小说《镜花缘》中的方子。他的处方笺上，都印有"博采众方"四字。这是仲景的垂训，也是他会通的风格。他对博采和会通进一步探索，概括出临证时当以"有成法无成病"的理念，走入"神用无方谓之圣"（《素问·天元纪大论》）的境界。

临床家们常说，阅读医案，在"接方"处最见切要。新诊时何以换方？何以增减药物？两次一对比，案主的意图和思维一目了然。次公先生的医案，在这点上交代最为清晰，堪称典范。可在一两味间识妙变之巧。例如《暑湿、湿温》[案10]，系虚人病湿温。湿热日久，化燥化火，气阴不足，脉来糊数，神识昏蒙，垂危待毙。从第十二病日接诊治疗，第五诊时用附子、党参振奋阳气，第六诊后始用高丽参，皆与大队养阴药同用，取阳生阴长之意，而无灼阴伤津之弊，九诊而愈。次公先生书案，有述原因者，有引古人语者，有述主诉及诊疗目的者，有述鉴别诊断者，有述治疗转归者。已往，有名医将误诊误治的案例集成《失手录》之类，然不曾刊刻。次公先生将自己失败的医案详述始末，汇编成《道少集》与《立行集》，不仅成编，还在课堂上与同学们一起讨论。医学，作为一门可能性的科学，误失在所难免，从对待"失手"的态度中也可见其心胸。次公先生说："对待别人固可隐恶扬善，若以对待他人之法而原谅自己学术上之错误，此必沦为无行之庸医。"从书案的形式看，他的医案最能体现中医医案的传统：实用性和选择论，这大异于西医病历以搜索论为指规者。其医案文字之简炼、救贫贱之厄折射其人格。虽然他为中央主要领导诊病，但他不以病案标引贵游，自高荣誉。他批评那种"好药不贱，药少不灵"的认识，方子用药少而精宜，每个方中都有直捣黄龙的药物。正是见证得药、见药识证、以类用药、指掌皆在的风格，是"方中有药"的典范。汉代王充在《论衡》中说："事莫明于有效，论莫明于有证。"他治病的疗效全展现在医案中，案如其人，精干务实，是一部治验擅胜、托庇福人的著作。

五是自树旗帜，创始了"发皇古义，融会新知"的临床学派。次公先生对中医学的发展有超前之悟。世其业的章次公对中医大业的发展有笃厚的使命感，这造因于他的学识，太炎先生的教益，乃至颜真卿书法濡润的品藻。士志于道，他开始在临床的同时教学授徒，和弟子一起创立学派，同时彰显他对中医学发展的殷念。

他毕业后在行医治病的同时，先是在上海中医专门学校留校任教，后又在中国医学院、新中国医学院、苏州国医专科学校授课。1929年，他和徐衡之、陆渊雷共同创办的上海国医学院，题写了"发皇古义，融会新知"八个大字，作为学校的校训，也是自己的座右铭，并成为他的家法师法。

"发皇古义，融会新知"，是对孙中山先生"发皇中华学术，恢复先民技能"的彝训在时空要素的引申光大。可谓扬古创新，苞新统故，不论中医西医东医，科学人文，乡邦要籍，民间单方，唯学用之。此发展观，在当世就"是以世人之语者，驰千里之外"。时至今日，不仅对于中医，在文化上也是永恒的至真名论。

《资治通鉴》谓："经师易遇，人师难求。"以医为道之大者，得人乃传。朱良春大师为朱熹后裔，朱家老祠高悬"闽婺同源"的匾额。他幼读私塾与小学、中学，因患病而喜医学医，先拜在孟河御医马培之之孙马惠卿门下，从读经背诵学起，之后诊脉唱方抄方，听老师进诊讲方。一年后报考苏州国医专科学校，又一年后因抗战爆发，校长介绍他到上海中国医学院继续完成学业。就是在这里，师徒望道相见，一个得人传，一个敏求师，手足砥砺，共同开创了以"发皇古义，融会新知"为标格的章朱学派。

在近现代医学史上，这双星同璧的两位大师太灿然卓如了。两人学路相同，都殊重人品医德，都业绩昭昭，特别是在智略特长上都口碑传信。在学路上，都有私塾、院校、拜师的经历，又都曾执教于院校，教学相长。章朱皆艺从高师。次公先生自幼随父练武习文，之后入上海中医专科学校。他服膺并受其亲炙的教师，是大刀阔斧、风格泼辣的经方家曹颖甫和纤巧缜密的丁甘仁，他以此形成了辨证准确、用药泼辣的临床风格。他还是学问博大精深的章太炎的弟子，出于对太炎先生的敬仰，取"次公"为字。章太炎生于医学世家，曾向黄体仁习医，尤嗜仲景之学。章太炎曾篆书一联语赠次公："嗜学当如食鸡跖，解经直欲析牛毛"，抬头为"书赠次公"，落款为"宗人章炳麟"，可见师生情深谊厚。朱良春因苏州国医专科学校停办转入上海中国医学院，转学后即拜次公为师，除医学外，也读文临帖。1938年从上海中国医学院毕业后，章次公将一方寿山石印章赠给他，印章镌文曰："儿女性情，英雄肝胆，神仙手眼，菩萨心肠"以为勖勉。清人唐甄在《潜书·讲学》中称："学贵得师，亦贵得友。师也者，犹行路之有导也；友也者，犹涉险之有助也。得师得友，可以为学矣。所责乎师友者，贵其善讲也。虽有歧路，导之使不迷也；虽有险道，助之使勿失也。"按学统，亲传业者称弟子，弟子复传于人为门生。他师徒二人遵之超之，良春敬次公如父，次公写信称良春为"世兄""贤弟"，一个对老师推服至极，一个视弟子为得人乃传的知己。师生之谊，犹如明代王心斋之与王阳明，清代方仁渊之与王旭高，近人陈苏生之与祝味菊，都是学术史上的佳话。良春铭记老师一言一行，珍藏老师一案一信一照片，有此儒修相业，才能有一部《章次公医术经验集》。

　　两位大师都是义举赡富的高士。两人在民国年间开业行医时就以侠义闻名。穷苦病人不但免收诊费，还赠药赙金，次公被称"贫孟尝"，而良春有"侠医"之美誉。次公继承乃师太炎经世济民，识略超旷，以经史为功底，重实践治医，书法学颜真卿"正襟垂绅"，外感寒温一体，杂病学张景岳、喻嘉言、王旭高，为人耿直，不阿谀，不屈从。他治医的那个年代先是洋学（西洋、东洋）涌进，中医取消之论甚嚣尘上。中医虽危机重重，但中医愈危愈奋，办学创刊。中医界又有"容新""排新"之争，他遂确立皇古融新之志。20世纪50年代，次公先生受到国家重视，应召赴京任卫生部顾问、北京医院中医科主任等要职。然而在1956年，他发表的《"从太炎先生论中医与五行说"谈起》的文章，却遭来非常之诋毁。本来，五行说自古就有常胜派、无常胜派、灾异派、江湖派等诸派流变，医学五行也逐渐演化，如向二火二水、五水五火发展，并以亢害承制、命门等不断突破，古代就逐渐符号化了。次公先生立足于"扬弃"，亘古常新地对待五行，通合道理。然而在那个缺乏弹性的时代，指拨一弹便有曲弦立应，更有跟风浪进批人以鸣高者，龙头讲章，令人寡欢。但是，运不长厄，他毕竟是以其医术与学术曾与毛泽东主席彻夜长谈，被主席誉为"难得之高士"之人，高士依然。

1956年卫生部拟调朱良春进京到中医研究院工作，在调动过程中，省市两级政府再三挽留，朱良春因担任南通市中医院院长一职，实属"一将难求，暂难调离"，请求上级允许朱良春在当地发挥中医领导骨干作用，故奉调进京未能成行。"为报寰中百川水"，他在家乡展开了他彩色斑斓的人生。他临床佳效，闻名远近。学术多创新，继承有根脉，管理卓功绩，献身于桑梓。他率先倡导弘扬民间医药遗产，挖掘单方验方。他扶育的"三枝花"已经成为传奇轶事：即季德胜的蛇药、陈照的拔核丹和成云龙的金荞麦。在这个过程中，既研发了新药，创新了疗法，还兴办了药厂，更重要的是，把三名民间医生培养成了中医院的医生。季德胜蛇药，不仅擅解蛇毒，还用于治疗肿毒、脑炎和肿瘤。今日用半枝莲、白花蛇舌草等抗肿瘤，都始于此药的推广。他的南通市中医院1959年曾被评为"全国红旗单位"。对于辨证论治，朱良春早在1962年就在《中医杂志》撰文倡导辨证与辨病相结合，并指出辨证是绝对的，辨病是相对的。其在肝炎、风湿痹证等病的治疗上，都是导夫先路，以特色和创新引领学术。对于学人学术的发展，近代以来有一个"码头效应"，国外称"康道克效应"，就是在大城市的大医院大科研机构的研究者，能甫出重大成果和引领潮流。但置身南通的朱良春恰好是能突围"码头效应"而成为领军的一流学者，一如乃师，高士者也。

朱良春对章次公先生的继承可谓"至著者像也"。他们都遵家法师法尚医德，都办学校创刊物带高徒；学术上都倡言经典是基础，师承是关键，临床是根本；对于学术大道，都以"发皇古义，融会新知"为旗帜，以传统为自我，"欲求融合，必求我之卓然自立"；其学，旧中见新，新中有根；临证都病证结合，既博采众方，又创制新方，其用药犹如杜甫之"诗律细"；在辨证论治最后环节的用药上都以"专精细"见功，都是擅用虫类药和附子的高手。章次公先生以宗师发其端，朱良春大师广其行成集其医案，或编撰为专著。就是在这个传承过程中，朱良春中年以"学到知羞"为座右铭，而到白发丹心照汗青之际，他的座右铭是为"自强不息，止于至善"。至善在他们这已经是一个道担大任，任之其能的煌煌学派了。

然而，医学毕竟是随机转进，工巧推新。次公先生的志业，不仅在良春大师那里，以其学术的挺拔超迈，灿然巨章，岿派成岑，势为承传继荣的学派重镇。

而良春大师对老师的全面发展，更是多有创新。我们从《国医大师朱良春全集》中的10个分卷编目中，就可见其学术内涵的丰富：《医理感悟卷》《临证治验卷》《用药心悟卷》《常用虫药卷》《医案选按卷》《杏林贤达卷》《薪火传承卷》《养生益寿卷》《良春小传

(附年谱)》《访谈选录卷》。我们在这部全集中，可以看到良春大师的学脉中，除乃师次公先生的学术传承外，还有孟河、吴医乃至海派的细流。而其人品是由儒家朱氏家训、乃师次公家风及中医医德传统等民族精神所熔铸。他对于中医人才的成长，在多篇文章中论道"经典是基础，师承是关键，实践是根本"。他对中医学人才的成长，呼唤要突破四诊。古人所云："四诊合参，可以万全"，他以自己临床的感受则认为"四诊合参，也难万全"，以此重视"微观辨证"的运用。他是迄今把痹证源流诊治、理法方药阐述得最系统的医家，在治疗多种自身免疫性疾病上所获的卓效，多是他在国内外行医时所得，更是他深入研究"虫类搜剔"的结果，从《大戴礼记》的五虫到他的《虫类药的应用》，继承了张锡纯、恽铁樵及乃师章次公先生的成就，使他在这方面的理论、临床、新药研制上都有系列的创新成果。例如，他把水蛭用于风湿性心脏病、冠心病和卒中，他创制了健脑散、仙桔汤、益肾蠲痹丸、痛风冲剂、清淋合剂等著名方剂，在当代临床被广为运用。

朱良春大师如今可谓桃李满天下，这也是他的成就之一。除他从事中医药工作的16个子女、婿媳、孙辈（朱晓春、金光彩、朱胜华、蓝绍颖、朱建华、朱韧、朱婉华、蒋熙、朱又春、陈淑范、朱剑萍、郭建文、潘峰、朱彤、蒋恬、朱泓）和前文所言及的何绍奇、朱步先、史载祥等门人外，来自南通及广东、江苏、北京、上海、浙江、安徽、福建、河南、河北、湖南、湖北、山东、山西、新疆等20余个省、市、自治区，以及香港、澳门地区和美、英、新加坡等国家，经正式拜师的入室弟子百余名；短期研修、聆听讲学、私淑、遥从弟子不计其数，遍布海内外，可谓众矣。

"书之论事，昭如日月"，从宗师创学，到弟子门人承传光大，

11

望之俨然。不论是《章次公医术经验集增补本》，还是《朱良春全集》，真知启人，正如泰戈尔所说，美好的东西不是独来的，它伴了许多好东西同来。《素问·气穴论》说："世言真数开人意"，这就是一部开人意的真数传品。

〔原载《中医杂志》2014年第20期，2015年5月略有增补〕

研精覃思，寻本开新

——祝贺朱良春老师期颐之庆暨《全集》梓行

（序二）

朱步先

    我的老师朱良春先生是承先启后、继往开来的一代中医名家，先生沉潜治学、济世度人逾八十载，其寿弥高，其志弥坚，其学弥醇。躬逢先生期颐之庆，衷心喜悦，虔诚祝福，先生的风仪谦谦君子，先生的风华超群出众，先生的风范源远流长！

    综观中国医学的发展史，每一历史时期都会涌现出杰出的医家，不仅能承继前人的精粹，而且能转移一时的风气，示来者以轨则，促进学术的繁荣与提高。朱师是继章次公先生之后，在我国医坛独树新帜，推动传统中医向现代中医转变的中坚人物。他精心研究，深入思考，从经典及历代名著中抉取精华，躬身实践，推陈出新；他提出辨证与辨病相结合的主张，将中医的整体观点、辨证精神与西医学对"病"的认识结合起来，从而为中医的诊断与治疗开辟了新境；他对虫类药的应用致力颇深，见解独到，拓宽了药用领域；先生"博涉知病，多诊识脉，屡用达药"，对类风湿关节炎等顽疾的治疗取得了突破，创立的新方风行于世；其治学客观的态度、求实的理念、严谨的风格充分体现了现代的科学精神，为后学指示了门径。兹将朱师的生平与学术思想简述如次：

一、本诸传统，融合现代

朱师乃江苏镇江人，后徙居南通市。1934年，先生赴江苏武进孟河学医，师事马惠卿先生。孟河在清代名医辈出，其中费（伯雄）、马（培之）、巢（崇山）、丁（甘仁）最为著名，史称孟河四大家。他们或以平淡为宗，或以绵密见长，或以轻灵取胜，是不悖规矩准绳而自立门户者。马师乃御医马培之之裔侄孙，家学渊源，根基深厚，在传统精神的熏陶下，先生打下了扎实的基础。马师珍藏马培之的日记《记恩录》和手书方笺，先生得以观之，获益良多。初入门径，先生有此际遇，堪称胜缘。

医一理一感一悟一卷在孟河经过一年多的学习，先生不以此为满足，考入苏州国医专科学校继续深造。抗战开始后，又转入上海中国医学院，师从章次公先生。斯时沪上新风乍起，以章次公为代表的医家引领潮流，主张中医革新。在西医学传入我国之际，立足传统，兼采西说，倡导"发皇古义，融会新知"，引起学界震动。章先生曾受经方大家曹颖甫的亲炙，对仲景之学有深入的研究，又受到国学大师章太炎先生的影响，治学严谨，朴实无华，言必有据，信而可征。不迷信，不盲从，独立思考，截伪续真，使中医学理论体系、证治方药建立在严密的逻辑之上。在今天看来，章先生研究中医运用的材料是古代的，而方法则是现代的，为传统中医向现代中医转变开辟了道路，作出了历史性的贡献。在沪上学习期间，朱师除在章先生处每日侍诊半天外，还在上海红卍字会医院门诊工作半天，直至1938年毕业回南通开业。以后的岁月证明，朱师承继了章先生的治学方法与理念，并进一步发扬光大。

朱师是张仲景"勤求古训、博采众方"的忠实实践者，上自《内经》《神农本草经》《伤寒论》《金匮要略》等典籍，下及叶、薛、吴、王和近代名家的著述，无不悉心研究，发掘其中的精义。他对张景岳《类经》十分推崇，认为张氏彰明经义，论述精辟，可资实用。又折服孙一奎《赤水玄珠》，认为孙氏引证广博，学验俱丰。他很欣赏清人俞根初《通俗伤寒论》，认为这是绍兴伤寒派的代表作，不仅为热病立法立方，且是一部很好的内科学。读该书兴至，他随笔写下批注。他很留心前人的医案，认为医案是实践的记录，可窥医家之功力、临证之心法，为今日之借鉴。例如他对同乡先贤蒋宝素《问斋医案》评价颇高，曾指导我对蒋氏的学术思想进行研究，并特别留意书中所载《椿田医话》的一些效方。

先生胸襟博大，视野开阔，治学兼收并蓄，他平时注意搜集民间验方，从中汲取丰富的营养。他的处方不拘一格，有经方之规矩，时方之灵动，还常把一些民间验方乃至刚发掘出来的草药加进去，出奇制胜，往往收到意想不到的效果。他认为学问应当与时俱进，一贯重视对西医学的学习，力求中西医的逐渐沟通与结合。已故中医学家姜春华先生说他"中西理论湛深"，当为至评。先生很推崇张锡纯，乐用张氏效方，我以为先生的革新精神与张氏是相通的。

二、精研典籍，化古为今

传统医学具有继承性，没有继承就没有发扬，而学好经典著作，则是必备的基本功。先生反复强调："经典是基础，师传是关键，实践是根本"，谆谆教诲，用心良苦。

中医学的根基在于经典著作，后来医学的发展源于经典。它揭示了中医学的内在规律，示人以规矩准绳，并经得起实践的检验，古人以为如日月经天，江河行地。譬如我们言人的生理、病理离不开阴阳；言疾病的发展、变化莫逃乎六经，故经典为后人所宗。但经文的含义又不是一成不变的，不同时期的医家都可以加以演绎，赋予新意。例如《伤寒论》的六经，与《素问·热论》六经主证不同，说明仲景对六经的含义另有悟解，这就是一个有力的证明。不变中有变，变中有不变，学者当知通权达变。

在现代科学技术日新月异的今天，我们研读经典不是发思古之幽情，而是探寻中医的本源，从中获得启示，破解今天的难题。例如先生根据《内经》"肝开窍于目"之说，用养肝明目之品治疗视神经萎缩、眼底病变；根据《神农本草经》莪闾子主"五脏瘀血，腹中水气"，用其治疗肝硬化腹水；根据《神农本草经》泽泻"久服耳目聪明……延年……轻身"之说，用其降脂减肥、延缓衰老，等等。

《神农本草经》凝聚了先民识药知性的智慧，为仲景制方用药之所宗。陶弘景谓："此书应与《素问》同类，但后人更多修饰之耳。"（《本草经集注》）是以后之研究本草者奉为圭臬。但学习《神农本草经》，非潜心研究、反复体验难明其奥。例如热痹的处方用药，《神农本草经》给人以启发。《素问·痹论》以"风寒湿三气杂至，合而为痹"，据此推勘，温散、温通、温化应为大法。《神农本草经》所载，味苦、性寒的地骨皮、天冬，一主"周痹风湿，久服坚筋骨"，一治"诸风湿偏痹"。味甘性平的石斛，能"除痹下气"，盖风能化热，湿能化燥，苦以坚之，寒以清之，甘以润之，无不可用于热痹的证治之中。不仅此也，味辛性寒的磁石，《神农本草经》亦称其主"周痹"。何谓周痹？《灵枢·周痹》："周痹者，在于血脉之中，随脉以上，随脉以下，不能左右，各当其所。"乃邪在血脉之中，与正气交争使然。因其随血脉周遍于身，故曰周痹。磁石辛通关节，寒以清热，又能坚筋壮骨，故可用之，而其所主之周痹当属热痹无疑。然而，朱师在此基础上有了新的发展，他用咸寒的寒水石以疗热痹，并认为其功用胜石膏一筹。盖石膏能清气不能凉营，寒水石能清血脉中之热，与《灵枢》"邪在血脉之中"之旨吻合，这确属别开生面，是一个创见。在他自拟的"乌桂知母汤"中，以寒水石伍知母，配合桂枝、制川乌、制草乌以疗热痹，收气营两清、宣痹通络之效。何以要咸寒配合辛温？盖痹证多夹杂之邪，热中有化而未尽之寒，络中有伏而未透之热，正宜寒温兼施，两调其平。至于临证之际，如何视寒热之多寡，病证之进退，权衡寒、温药量之孰轻孰重，又在医者审时度势，随机应变了。

从辛温到苦寒、甘寒、辛寒，乃至咸寒，又以咸寒与辛温并举，朱师发展与丰富了痹证的证治，给后学启迪良多。时至今日，经典依然如源头活水，为医者创新提供不竭的灵感，显示了强大的生命力。

三、辨证辨病，开辟新境

"证"是中医学特有的概念，是在疾病发展过程中对其脉证进行综合分析、去粗取精、去伪存真而概括出来的诊断结论。中医学强调辨证论治，随证立法，因法制方用药，体现了理法方药的一致性。但由于历史条件的限制，古人对微观的"病"认识尚嫌不足。章次公先生云："仅靠目察、耳闻、口诘、指按，很难推断出绝对无误的实证。"这里的"实证"，意指真实可靠的凭据。因此要借助现代的诊断方法以济其不足，任何臆测与悬揣都是不可靠的，唯此实证精神才能推动中医学的进步。

早在1962年，先生就提出辨证与辨病相结合的主张，并就此撰写专文，发表于《中医杂志》。这不仅与章先生提出的"双重诊断，一重治疗"一脉相承，也更具体、更深化了。嗣后，这一主张为学界普遍认同，蔚成风气，这为传统中医的诊断模式注入了新的内容。临证力求确诊，避免误诊与漏诊，医者也能从"证"与"病"的不同角度来探寻病源，知其所以然，也为疗效的判断提供了客观的指标。这一主张带来了处方用药的革新，不仅针对证候，还可以兼采针对"病"的特效药灵活组方。通过反复的实践与验证，从个性中发现共性，为科研与开发新药提供信息与资源。

但是，辨证论治是中医学的精华，如果仅辨病不辨证，或在辨病的基础上分几个证型对号入座，就会把活生生的辨证变成僵化的教条，导致中药西用，不利于中医学的发展。事实上，不仅古人不能知今病，即便今人也不能尽知今病。朱师精辟地指出："辨证是绝对的，辨病是相对的。"辨证与辨病相结合乃是辨证论治的再提高。先生曾治一纺织女工，患子宫内膜异位症（异位至肺部），前医曾误诊为肺结核、支气管扩张，迭治乏效。根据月经闭止，每月咯血五六日，颧红掌热、口干咽燥、腰酸腿软等见症来分析，断其病本在肝肾，累及冲任。缘水不涵木，气火冲激，冲气上干，损伤肺络使然。及时采用滋肾养肝、清肺凉血、调理冲任之剂，连进十剂，月经即循常道而行。又如一肾盂肾炎患者，腰酸、低热、尿频、尿检红细胞时轻时剧，长期采用清热、凉血、通淋之剂未能根治。舌质红，脉细弦而数，先生认为肾阴亏损，瘀热逗留，故予滋阴益肾、泄化瘀热之剂，五日症情改善，十日而趋稳定，继用六味地黄丸调治而愈。可见不知"病"则心中无数，舍弃辨证则治疗无据，肯定或否定"病"和"证"的任何一方面都是片面的、不完善的，只有将两者结合起来，探索临床证治的规律才能相得益彰。

四、识见精邃，创立效方

　　方剂不是药物的杂乱堆砌，而是建立在严密的法度之上的。章太炎先生云："知药不知方者，樵苏之流也；知方不知法者，药肆之技也。"（《医术平议》）深谙药性，明乎法度，紧切病证，药无虚设，效方始立。

　　一般说来，疾病的初起以祛邪为急；中期正气渐伤，扶正与祛邪兼顾；末期正气已衰，扶正固本是务。然而先生治疗痹证，认为"即便初起，也要充分顾护正气。"其治风湿痹痛始作，一般不用防风汤、羌活胜湿汤之类，自拟"温经蠲痛汤"（当归、熟地黄、淫羊藿、桂枝、乌梢蛇、鹿衔草、制川乌、甘草），及早采用益肾通督、强筋健骨之品，打破常规，识见不凡。这使我联想起清代医家周学海"新病兼补久病专攻"之论，周氏云："新病邪浅，加补气血药于攻病中，故病去而无余患。若久病正气受伤，邪已内陷，一加补药，便与邪值，而攻药不能尽其所长矣。"（《读医随笔》）风湿痹证初起，邪未内传，脏气未伤，骨质未损，朱师及早运用扶正之品，正是周氏"新病兼补"之意；后期脏气已伤，病邪深入骨骱，朱师用虫蚁之品搜剔，正是周氏"久病专攻"之意。其经验与识见与周氏何其相似！智者所见略同，信然。

　　朱师的处方用药体现了辨证与辨病相结合的思想，创立的新方形成了鲜明的风格。如以养正消积法治疗慢性肝炎及早期肝硬化的"复肝丸"，以益气化瘀法治疗慢性肾炎之"益气化瘀补肾汤"，以健脑灵窍法治疗脑震荡后遗症、老年痴呆症之"健脑散"，以消补兼施、通塞互用法治疗慢性痢疾及结肠炎之"仙桔汤"，等等，均历验不爽，可法可传。仙桔汤由仙鹤草30g，桔梗8g，乌梅炭、广木香、甘草各4.5g，木槿花、炒白术、白芍各9g，炒槟榔1.2g组成。方以仙鹤草、桔梗为主药。仙鹤草味辛而涩，有止血、活血、止痢作用，别名脱力草，江浙民间用治脱力劳伤有效，具强壮作用。此方用之，取其强壮、止泻之功。桔梗一味，《金匮要略》排脓散用之，移治滞下后重，是此药之活用。木槿花擅治痢疾，《冷庐医话》赞其效著，此方取其能泄肠间湿热；久痢脾虚，取白术补脾助运；肠间湿热逗留则气滞，木香、槟榔调之；湿热伤营，白芍和之；久痢则下焦气化不固，少少用乌梅炭以固之；甘草调和诸药。合而观之，桔梗伍槟榔，升清降浊；槟榔伍乌梅炭，通塞互用；木香伍白芍，气营兼调。此方无参、芪之峻补，无芩、连之苦降，无硝、黄之猛攻。盖肠道屈曲盘旋，久痢正虚邪伏，湿热逗留，一时不易廓清。进补则碍邪，攻下则损正，正宜消补兼行，寓通于补方能切合病机。此类方剂与历代名方相较，毫不逊色。

　　先生对急性热病的治疗，提出"先发制病"的论点，旨在从各种热病的特性出发，见微知著，发于机先，采用汗、下、清诸法，从而控制病情的发展，达到缩短疗程、提高疗效的目的。如他擅用"通下疗法"治疗热病重症即是其例。在乙型脑炎极期，邪热炽盛，神昏惊厥，喉间痰如拽锯，有内闭外脱之虞。先生采用"夺痰定惊散"（炙全蝎、巴豆霜、犀黄、硼砂、飞朱砂、飞雄黄、陈胆星、川贝母、天竺黄、麝香），取巴豆霜迅扫膈上痰涎、开气道之闭塞、下胃肠之壅滞，配合全蝎熄风定悸、开痰解毒，伍入镇惊、清热、涤痰、开窍之品，以应其急。药后患者排出黑色而夹有黄白色黏液的大便，即痰消神苏，转危为安。不仅病在阳明可下，病在上焦亦可通闭解结，启上开下，给邪热以出路。先生用通下疗法意象超然。

五、多诊识脉，屡用达药

"博涉知病，多诊识脉，屡用达药"（《褚氏遗书》）为医者很高的境界，唯有通过反复的临床实践才能确切地辨识病证，深明药性，用之不殆，先生正是这样的临床家。

关于痹证，先生对舌诊、脉诊的临床意义作出这样的归纳："舌苔白腻而浊者为湿盛，宜侧重燥湿以通络；如兼见浮黄者为湿热，因浮黄提示湿将化热，当祛湿清热并进；苔白腻而质淡者为寒湿，可放胆用乌头、附子温经散寒；不论舌苔如何，凡舌质红者，均为阴虚、血热之征，需参用凉血顾阴之品；如舌边见瘀斑或衬紫者，均应加入化瘀通络之剂。在脉象方面，湿胜之脉，多沉细而濡；湿热之脉则缓大而濡数；脉浮缓湿在表，沉缓湿在里，弦缓为风湿相搏；虚弦为寒湿郁滞；脉沉而细为中湿、为湿痹、为阳虚；阴虚者多见弦细，有时带数；夹痰者每见濡滑，夹瘀者则见濡涩。"条分缕析，非积验历久者不能道。经过反复的实践，先生创制了"益肾蠲痹丸"以治顽痹。此方益肾壮督治其本，蠲痹通络治其标，以植物药与虫类药相结合，不仅适用于类风湿关节炎，且对慢性风湿性关节炎、强直性脊柱炎、增生性脊柱炎、坐骨神经痛等亦有确切的疗效。此方能调节免疫功能，增强机体抗病反应，阻止骨质破坏之进展，并使其部分得到修复，对类风湿关节炎这一医学难题是一个突破。

疼痛、肿胀、僵直拘挛为痹证的三大主症，先生畅谈其用药经验，值得珍视。例如疼痛，他认为风痛轻者宜选独活，阴虚血燥伍以养阴生津之品。游走作痛可用海风藤，重症则用蕲蛇，寒痛以川乌、草乌、附子、细辛温经定痛为要药。或单用，或并用，伍以他药，随证制宜。湿痛则以生白术、苍术、熟薏苡仁、制附子配合应用为佳。考《千金方》《外台秘要》等典籍，不乏以薏苡仁、附子相伍，治疗湿痹屈伸不利之良方，则先生的经验渊源有自。热痛可用白虎加桂枝汤随证出入，自拟之"乌桂知母汤"亦在选用之列。至于瘀痛，先生对虫类药研究有素，取蜈蚣、全蝎、僵蚕、虫之属，搜剔深入骨骱之痰瘀，通络定痛，更是得心应手。并认为生南星专止骨痛，值得引用。

章太炎先生有"下问铃串，不贵儒医"之说，朱师同样重视民间验方，注意发掘愈疾之特效药作为辨证论治的补充。如萹草之通淋利尿；虎杖之宣痹定痛；蒲公英之消痈散肿均历验不爽；一枝黄花之疏风清热，可供时感高热之需；接骨木之活血消肿，堪作痛风泄浊镇痛之用；豨莶草之祛风活血，移用于黄疸邪毒稽留之症；穿山龙之祛风除湿、活血通络，常用于类风湿关节炎、强直性脊柱炎、红斑狼疮等病证的治疗，等等。这些堪称点铁成金，神乎技矣。

遥想五十三年前，我还只是一个僻居苏北环溪古镇的失学青年，在那特定的历史环境下，升学无望，前途渺茫。因家学渊源，我立志学医，访求名师，至诚至切。那年经友人介绍，我拜先生为师，先生慨然应允，悉心指点，并为我进一步深造提供机会，使我受益终生。当年拜师未举行任何仪式，这一幕恍如昨日，如此方便恐今人亦难以置信。后我获知章先生接受门人不讲形式、不拘一格的佳话，始悟朱师承继了这一传统。以慈悲为怀，济世度人；以传道、授业、解惑为己任，乐于培育后生。智通无累，德高行远，唯此高尚的情操才有此非凡的成就，令人崇敬！多年来接踵前行，精进不懈。我从泰兴到北京，又从北京到英国牛津，在异国陌生的土地上，无间寒暑，不避风雨，顺乎自然，默默耕耘，让毕生钟爱的中医事业在海外生根发芽，开花结果。

值此新春佳节，获悉先生的《全集》即将付梓，心中满溢欣快之喜。因为这是先生从医80年来学术的结晶；是长期实践的积淀；是诲人不倦、毫无保留授人以渔的锦囊；是心血与汗水谱写的辉煌篇章。仁者之心，令人景仰；饮水思源，师恩永志！

先生居江海之滨，如南山之寿，是为遥祝！研精覃思，寻本开新，非先生孰能为之！

〔2015年春节于英国牛津〕

自　叙

作为一个人，来到人世，经过父母的抚育，学校的教育，社会的熏陶，逐步成长，勤奋学习，踏实工作，成家立业，为祖国、为社会作出一点贡献，留下一些痕迹，才不枉此一生，才不愧对先人。《左传》曰："太上立德（即做人），其次立功（即做事），其次立言（即做学问）。"旨哉斯言也，岂可忽乎！

岁月匆匆，流光易逝，瞬已虚度九九，从医八旬。为对医学生涯作一回顾，曾于2006年搜集历年所写有关文稿，辑为《朱良春医集》，由中南大学出版社出版，敬向关心、支持我的领导、同道、亲友进行汇报和致谢！承蒙各位赐予赞许，已印行6次，既感欣慰，亦感愧汗。迄今已近十载，有增辑之需。两年前中南大学出版社曾专程前来洽谈《全集》之事，由于杂务稽缠，一再拖延，嗣经编辑殷殷敦促，盛情难却，乃于去年着手整理、增益，但诸子女及门人只能业余协助，无法脱产，进展较慢。幸得出版社谅解，那就缓步而行吧！

近嗣经院领导热情支持，同意爱徒高想脱产半日，参与整理、校勘工作，同时女儿建华除专家门诊外，均致力书稿整理、校对工作，尽心竭力，附此志念。

时代在前进，科学在发展，中医药学术历史悠久，博大精深，有其传承性、延续性的特点。前人的理论构建和实践经验，有无限的蕴藏，需要我们继承弘扬。在继承的基础上，通过实践，不断充实、创新，"以不息为体，以日新为道"，才能赋予更强的生命力。

基础理论来自书本，但更重要的，只有勤临床、多实践，才能提高诊疗技能和辨治水平，也只有通过思考、心悟，始能创新发扬。我从医80年来，一直遵循先严昶昇公"济世活人，积德行善"的嘱咐，先师章次公先生"发皇古义，融会新知"的教导，略有收获，不敢自秘，率和盘托出，奉献同道。但学海无涯，医无止境，诚如清顾亭林先生所言："昔日之成，不足以自矜；今日之获，不足以自限"，应争取做到"自强不息，止于至善"才是。故对旧作，酌予修订，益以近10年来之新作，以及门人之心得体会，近300万言，计分《医理感悟卷》《临证治验卷》《用药心悟卷》《常用虫药卷》《医案选按卷》《杏林贤达卷》《薪火传承卷》《养生益寿卷》《良春小传卷（附年谱）》《访谈选录卷》共10卷，装帧为一函。既可饱览全貌，又便于选阅、携带，聊作从医80载医学生涯的回顾与自省，以竟吾心。

承蒙有关领导、贤达赐予题词，不胜荣幸，衷心感谢！又蒙人民卫生出版社中医分社对《虫类药的应用》、中国中医药出版社对《走近中医大家朱良春》同意纳入《全集》热情支持，谨致谢忱！

愿倾有生之年为中医药事业之发扬光大竭尽绵薄，不妥之处，还乞指正。

虚度九九叟　朱良春谨志

2015年6月26日

前　言

中医药的生命在于疗效，而疗效则来自于明确的辨证和精当的用药。因此，在明确辨证的前提下，只有熟谙药物的性能，掌握药物的特点，灵活地加以配伍应用，才能提高临床疗效。一个医者经过长期临床实践，体察了诸多药物的性能，发掘了诸多药物的潜能，并触类旁通地应用于临床，证明确有良好治疗效果者，便是独到的心得。这种心得，用之于特定的病症，是克敌制胜的武器，整理成书面文字，便是人们通常所说的用药经验谈。尽管经验可能寓有偶然性，但它在实际应用中是颇有参考价值的。

不佞涉足医林近八十载，论及用药亦略有心悟。为了与同道交流切磋，不揣浅陋，曾由门人及子女整理了用药 76 篇，名之《朱良春用药经验》（下称《用药经验》），于 1989 年由上海中医学院出版社出版发行。彼时参加整理的门人及子女有朱步先、何绍奇、张肖敏、朱胜华、朱建华、蒋熙、朱婉华、姚祖培、朱幼春、陈淑范、朱剑萍、戴坚等。《用药经验》面世以来，深受中医药学术界的赞许和厚爱，先后重印 4 次，仍难以满足读者之需求，各地同道纷纷来函求购，并希望能再多介绍一些常用药物的使用经验。为此，确定将其充实、增订再版。随后，绍奇贤弟由海外归来，主动承担增订任务。时值炎夏盛暑，由我提出题目及要点，他挥汗走笔，一日一篇，或两日一篇，得心应手，且多有发挥，深得吾心。朱建华、蒋熙、朱婉华、朱幼春、朱剑萍及汤叔良等亦草写了部分稿件。共增补 26 篇，与前 76 篇合为《用药经验集》（简称《经验集》），1998 年由湖南科学技术出版社出版。刊行以来，已连续重印 14 次之多，说明此书还是深受读者喜爱的。为使本书更臻完善，满足读者之需求，又第三次除对原稿修订 41 处外，继续由门人及子女分别整理，计增 36 则，合共 138 则，于 2007 年再出新版。至今总计重印 30 余次。

今《全集》之《用药心悟卷》对用药经验再次进行全面修订整理和补充，同时收入《朱良春医集》"用药心悟篇"中的"药对"内容，分经验用药和经验药对两大部分，其中"药对"系早年门人姜兴俊整理。为体现系统性，避免重复，删除《常用虫药卷》述及的部分动物药和某些中药杂论，集中介绍临证习用、疗效确切的常用植物药。并按药物主治病证分类进行重新编排，既可增强实用性，亦方便读者查阅；另方面对各药配以饮片及原植物彩图，更加直观易辨，利于医者临床识别。

由于个人学验浅乏，书中必然存在某些不足甚或谬误之处，恳望同道贤达，赐予匡正，毋任感企。

为本书初版撰写序言的学长姜春华教授、老友张海峰教授，题写书签的艺术大师刘海粟先生，门人何绍奇教授、汤叔良主任均先后作古，令人黯然，谨此敬致怀念和铭感！此次整理，由门人高想、二女朱建华等对全部稿件统稿校订，出版社编辑编制了索引，其中全书彩图敦请广州中医药大学中药标本中心主任、全国中医药院校中药标本馆专业委员会副理事长冼建春教授与中南大学湘雅医院药学部副主任药师雷鹏拍摄，少量由湖南湘潭金侨医院黄蛟及小儿幼春、三女朱韧补充，谨致谢忱！

朱良春　谨志于南通北濠山庄师耆斋

时在乙未夏月，虚度九秩晋九

中药配伍，当用则用

——朱老为"中药十八反"平反

药有相反，其说始见于《神农本草经·序例》（原书早佚，现行本为后世从历代本草书中所辑出者）。五代时韩保升《蜀本草》指出："相反者十八种"，当为"十八反"说的蓝本。迨至金代，张元素《珍珠囊补遗药性赋》将"十八反"以及"十九畏"编成歌诀广为流传，相沿至今。千百年来，父以传子，师以授徒，药房见有"反药"，则拒绝配药；若干有"反药"的良方，被束之高阁；至于医生因用"反药"而负屈含冤者，古往今来，更不知凡几！尤有甚焉，"十八反"之外，还有"株连"：笔者一次处方中半夏与附子同用，病人去市内药店配药，药工一看，面露鄙夷地说："医生连半夏反附子都不知道么？这应该是常识。"附子乃附生于川乌者，半夏反附子，便是因母而牵连到子了，这不是"株连""扩大化"是什么？

对此，我们先不妨看一看前人的论述。

一、历代应用与论述简介

处方中用反药者，首推汉代"医圣"张仲景。《金匮要略·痰饮篇》之"甘遂半夏汤（甘遂、半夏、芍药、甘草、蜜）"，甘遂和甘草同用；同书腹满寒疝宿食病篇之"赤丸（茯苓、细辛、乌头、半夏）"，乌头与半夏同用。

唐代有"药王"之称的孙思邈，在其两部《千金方》中，用反药的处方多达数十方，如《千金要方·卷七》之"风缓汤"，乌头与半夏同用；"大八风散"，乌头与白蔹同用；卷十"茯苓丸"，大戟与甘草同用；卷十八"大五饮丸"既有人参、苦参与藜芦同用，又有甘遂、大戟、芫花与甘草同用，皆其例也。

宋代官方颁布推行的《和剂局方》，其"润体丸""乌犀丸"两方皆川乌与半夏同用。陈无择《三因极一病证方论·卷十四》"大豆汤"，甘草与甘遂同用。许叔微《本事方》"星附散""趁痛丸"两方皆半夏与川乌同用。

金代李东垣"散肿溃坚汤"，海藻与甘草同用。

元代朱丹溪《脉因证治》"莲心散"芫花与甘草同用。

明代吴昆《医方考·卷一》"通顶散"，人参、细辛与藜芦同用。陈实功《外科正宗》海藻玉壶汤海藻与甘草同用（此方后来载入吴谦等编《医宗金鉴》中）。

清代余听鸿《外证医案汇编》辑录名家方案，其中瘰疬门也有用海藻甘草者。

以上例子，不过信手拈来，汉唐宋金元明清皆有了，可见所谓反药也者，"古人立方，每每有之"（余听鸿语）。那么，前人于此持什么态度呢？一种意见是：既有成说，不如不用为好。如陶宏景说："凡于旧方用药，亦有相恶相反者，如仙方甘草丸，有防己、细辛；俗方玉石散，用瓜蒌、干姜之类，服之乃不为害，或有将制者也，譬如寇贾辅汉，程周佐吴，大体既正，不得以私情为害。虽尔，不如不用尤良。"（原书佚，转引自《本草纲目》）。另一种意见是：贤者用得，昧者用不得。如虞抟说："其为性相反者，各怀酷毒，如两军相敌，决不与之同队也。虽然，外有大毒之疾，必用大毒之药以攻之，又不可以常理论也。如古方感应丸用巴豆、牵牛同剂，以为攻坚积药，四物汤加人参、五灵脂辈，以治血块。丹溪治尸瘵二十四味莲心散，以甘草、芫花同剂，而谓好处在此。是盖贤者真知灼见方可用之，昧者固不可妄试以杀人也。夫用药如用兵，善用者置之死地而后成，若韩信行背水阵也；不善者徒取灭亡之祸耳，可不慎哉。"再一种是李时珍的意见，他说："古方多有用相恶相反者。

盖相须相使用同者，帝道也；相畏相杀同用者，王道也。（注：这里的"相畏"，是依《本经名例》："有毒者宜制，可用相畏相杀者"与后世"十九畏"之"畏"完全不同）。相恶相反同用者，霸道也。有经有权，在用者识悟耳。"他还指出："胡洽居士治痰澼，以十枣汤加甘草、大黄，乃是痰在膈上，欲令通泄以拔去病根也。东垣李杲治颈下结核，海藻溃坚汤，加海藻；丹溪朱震亨治劳瘵莲心饮，用芫花，二方皆有甘草，皆本胡居士之意也。故陶弘景言古方亦有相恶相反，并乃不为害。非妙达精微者，不能知此理。"他的意思是说，用者能够"妙达精微"，有所"识悟"，还是可以用的，不过需要特别慎重而已。以上这三种意见，应该是有一定代表性的。

二、朱老看法

对于"十八反"的问题，朱老曾多次向吾侪道及：

（1）我从来都是有斯证用斯药，当用则用，不受"十八反""十九畏"之类成说的约束。临床70年来，海藻与甘草同用治颈淋巴结核、单纯性及地方性甲状腺肿大、肿瘤；人参（党参）与五灵脂同用治慢性萎缩性胃炎、胃及十二指肠溃疡；海藻、甘遂与甘草同用治疗胸水、渗出性胸膜炎，皆效果甚佳而未见任何毒性及不良反应。

（2）"十八反"之说，本身就有很多可商之处。如人参、苦参、丹参、沙参等反藜芦，四种药虽皆以"参"为名，而众所周知，其功能性味主治各异，岂有一沾上"参"之名，便皆反藜芦之理？又，海藻与昆布性味主治皆相同，常常两者同用，为何甘草只反海藻不反昆布？

（3）"十八反"为何相反？即其相反的道理是什么？古今皆没有一个说法。只能说是古人的实践经验，很可能是古人在实践中把偶然当作了必然。要说实践经验，那么，前述从汉代张仲景，唐代孙思邈，宋代陈无择、许叔微，金元李东垣、朱丹溪，明代陈实功，清代余听鸿等记载的又是不是实践经验？

（4）"十八反"的三组药中，芫花、大戟、甘遂、乌头（川乌、草乌）、藜芦皆有毒的剧药，即芫花、大戟、甘遂不与甘草配伍，藜芦不与诸参、辛、芍等配伍，乌头不与半、蒌、贝、蔹、及配伍，都会因用量太大，煎煮不当，服药太多，或患者体弱不支而出现中毒，甚至可致死亡。因此，古人"十八反"之说，很可能是在这种情况下做出来的错误判断。

（5）如果拘于"十八反"之说，一方面，许多古人包括张仲景的名方都得不到运用（当然也有人用），势必使许多古人的好经验被废弃不用；另一方面，中药配伍中很可能存在真正相反的药，即绝对不能配合使用，误用后会有中毒、死亡危险的中药，"十八反"反而会使人们对这些可能存在的真正相反药物的进一步认识和探索带来负面影响。

朱老最后指出："十八反"之说不能成立，"十九畏"更属无谓。对于古人的东西，应予批评地吸收，不是凡是古人说的就一定对。古人有大量好经验，但限于时代条件，也有不少不可取的，如《神农本草经》说丹砂（朱砂）"可久服"，李时珍《本草纲目》说马钱子（番木鳖）"无毒"等皆是。现在应该是为"十八反"平反的时候了！不知医界贤达以为然否？

〔何绍奇整理〕

经验用药

药物性能，诸家本草均有明确论述，众所周知。但中药之潜在作用，未被发现者不知凡几。在读书、临证之际，时有所悟，经过验证，稍有所获。过去曾由门人及子女整理，刊行问世，受到欢迎，前后重印达三十余次之多。今精选其中一部分，略加补正，其中门人高想补充整理经验用药9则，与同道交流。

外感病证药

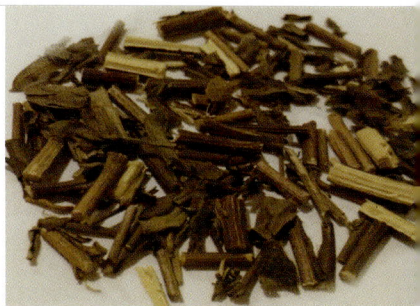

一枝黄花 | 清热解毒，疏风达表

　　一枝黄花为菊科植物一枝黄花之全草，又名金锁匙、大叶七星剑、蛇头王、大败毒、黄花一枝香。味辛苦，性凉，是外感热病及感染性疾病初起时较为理想的一味药。一枝黄花既能清热解毒，又可疏风达表，其效在常用的桑菊、银翘诸药之上。

　　朱老经验：时感高热，无论风热型、风寒型，均可于辨证方中加入一枝黄花 20 g。盖此药苦能泻火，凉以清热，辛可达表，有清热解毒之功，而无寒凉遏邪之弊也。凡症见恶寒、无汗、头痛、身痛者，常以此品与荆芥、防风、羌活、紫苏叶、生姜配伍；若恶寒轻、发热重、头痛、鼻塞、咽痒咳嗽者，则以一枝黄花与苍耳子、牛蒡子、僵蚕、前胡、桔梗配合。在一二剂内可使热势顿挫。

　　一枝黄花还常用于肺炎，朱老经验方：

| 一枝黄花 20 g | 鱼腥草 20 g | 生大黄 8～15 g | 黄芩 10 g |
| 桔梗 10 g | 僵蚕 10 g | 生甘草 4 g | |

　　痰多气促加金荞麦 30 g、葶苈子 15 g、白前 10 g；咳剧加杏仁、浙贝母、天竹子各 10 g；喘加炙麻黄 6 g；高热、烦渴加生石膏 30 g。朱老在实

践中体会到，一枝黄花尚有祛痰、止咳、定喘作用，故对于支气管肺炎、间质性肺炎，证属痰热壅肺者，相当合拍。

扁桃体炎、咽喉炎、急性淋巴管炎、乳腺炎等，也可在清热解毒方中加入一枝黄花。

一枝黄花无毒性及不良反应，常用量为 10～20 g。用时宜后下，不可久煎。

〔何绍奇整理〕

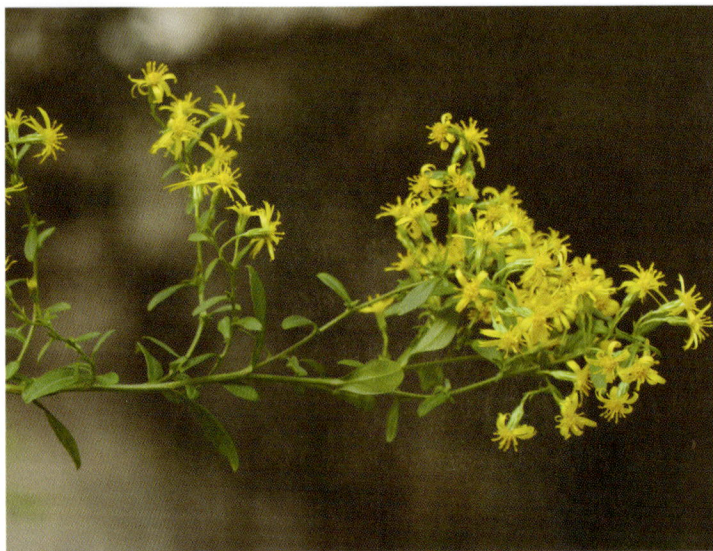

苍耳子 | 通督升阳，祛风疗湿

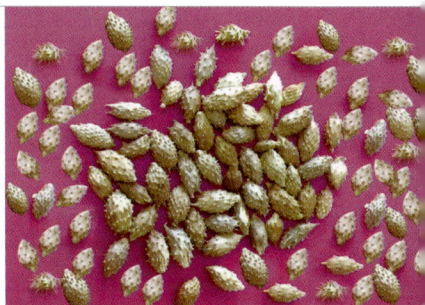

苍耳子，味甘苦，性温。善发汗，祛风湿，通鼻窍，以擅治鼻渊、风疹、痹痛著称。朱老对此品的应用另有会心，约之有三：

一曰通督升阳，以解项背挛急。此病多系素禀不足，风寒湿之邪袭于背俞，筋脉痹阻而致。若缠绵不解，病邪深入经隧骨骱，每每胶着难愈。朱老治此症，常以苍耳子与葛根相伍，邪在筋脉则更配当归、威灵仙、蚕沙之类；邪已深入骨骱则更佐熟地、鹿衔草、淫羊藿、乌梢蛇、露蜂房之类，疗效历历可稽。朱老云："《得配本草》称苍耳子能'走督脉'，项背挛急乃督脉主病，用之既有引经作用，又有祛邪之功。"且《神农本草经》言其主"恶肉死肌"，盖风湿去而气血流畅，瘀去新生。

二曰祛风解毒，配一枝黄花治流感发热。外邪袭表，肺卫首当其冲，鼻塞、咳嗽、寒热纷至沓来，苍耳子能抗病毒，一枝黄花凉而能散，能疏风、清热、解毒，凡风热流感，朱老常用此两味相伍，随证佐药，以祛风解毒，透窍发汗。患者服后，往往头痛、咽痒、鼻塞、咳嗽缓解，身热顿挫，且药价低廉，值得推广。

三曰一味苍耳子疗湿胜濡泄。用风药治泻，古法早有先例，盖风能胜湿，清气上行，浊邪下趋，脾胃功能恢复，泄泻自瘥。夏秋之季，湿邪浸淫，濡泄多见，一味苍耳即胜其任，若加入辨证论治方药中，奏效更佳。

【病例】胡某，女，36 岁，教师。感冒 3 日，恶寒轻，发热重

（38.8℃），头痛鼻塞，咽痒咳呛，周身酸楚。苔薄白，脉浮数。外邪袭表，肺卫不宣，治宜疏宣达邪。

> 苍耳子15 g　　一枝黄花15 g　　牛蒡子10 g　　信前胡10 g
>
> 僵蚕10 g　　桔梗8 g　　甘草6 g　2剂

药后热即挫解，余象亦平，休息1日即复。

〔朱步先整理〕

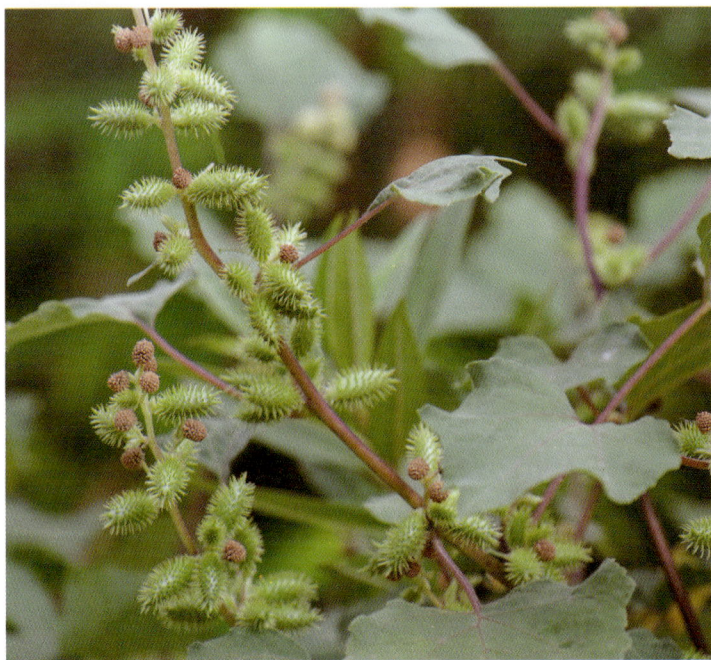

僵 蚕 | 散风定痉，化痰软坚

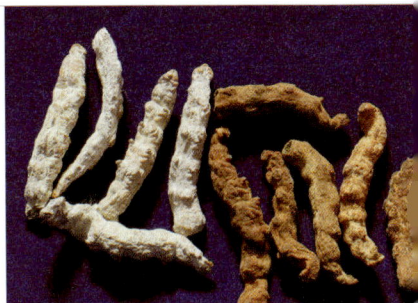

　　僵蚕乃家蚕感染白僵菌而致死的干燥虫体，又名"天虫"，味咸辛而性平，入心、肺、肝、脾四经。僵蚕对温邪感染最为适用，是故杨栗山之《寒温条辨》首推本品为时行温病之要药。因其功能散风降火，化痰软坚，解毒疗疮，故于风热痰火为患之喉痹咽肿、风疹瘙痒、结核瘰疬等症均适用之。一般与浙贝母、玄参等同用，对喉风、痄腮、瘰疬等有佳效。配白及治空洞型肺结核亦有一定效果。与蝉蜕（2∶1）同研粉，每服 4 g，每日 3 次，治流感发热及风热型伤风感冒效佳；兼治风疹瘙痒。配苏子、牛蒡子、朱砂、生姜等能治癫痫。单用僵蚕研末吞服，可治头风作痛。与全蝎相伍，善于熄风定惊，适用于小儿惊搐。配白附子、全蝎，擅治口眼㖞斜。由于僵蚕具有轻宣表散之功，对风热壅遏而痘疹不能透达者，最能表而达之。

　　僵蚕主要含脂肪及蛋白质，白僵菌还含甾体 11α-羟基化酶系，用于合成类皮质激素。是否因其能增强机体防御能力和调节功能，而达到愈病之目的，尚待进一步探索。其醇水浸出液对小鼠和兔有催眠作用，煎剂有对抗士的宁所致的小鼠惊厥作用，可以与熄风定惊作用相印证。

　　僵蚕主要功效，朱老归纳为三点：

散风泄热

　　僵蚕散风泄热之功甚著，朱老认为，热病初起常证兼表里，倘表里同治，内外并调，多能收事半功倍之效，有截断、扭转之功。早年即采用聂云台创制之"表里和解丹"（处方见《临证治验卷》"通下疗法"）治疗多种热病初起而见有表里证者，或病起已三五日尚有表证存在者，服后常一泻而脉静身凉，或显见顿挫，续服数次可瘥。盖其功能疏表泄热，清肠解毒，可表里两解，缩短疗程，不论成人、小儿，除正气亏虚或脾虚便溏，或发热极轻而恶寒较甚者外，均可服之。

【病例】荣某，女，43岁，工人。恶寒发热，体温38.9℃，周身酸楚，已起3日。曾服成药，得汗未解，口黏不爽，胸脘痞胀不适，2日未更衣。苔白中黄腻，脉浮数。此风热外袭、湿滞中阻之候，治宜两顾，予表里和解丹10g，分2次服，每日1次。药后5小时许得畅便一行，当晚热即下挫至37.7℃，自觉困惫缓释。翌日续服1次，热退至正常，诸象若失。

荨麻疹古称瘄癗，多为风热客于营分而致，应予祛风泄热，凉血活血；僵蚕长于散风泄热，对风热型荨麻疹，甚有佳效。常用僵蚕、姜黄、蝉蜕、乌梢蛇、生大黄等份，共研细末，每服5g，每日2次。如久治未愈，而气血亏虚者，宜佐以益气养血之品；脾虚者又应参用补脾渗湿之剂。

解毒定惊

《神农本草经》以僵蚕为治"小儿惊痫夜啼"之品，后世以之组成治小儿惊风搐搦之处方甚多。朱老曩年取《保婴集》治惊风方（青蒿虫若干，捣和朱砂、轻粉，制丸如粟粒大，一岁一丸，其效"十不失一"）加僵蚕、全蝎两味，治小儿高热、惊搐，效甚验捷，因而定名为"解热定痉丸"。处方：僵蚕20条，全蝎12只，飞朱砂10g，轻粉12g，共研极细末，加青蒿虫（青蒿节间有小虫，须在秋分前后剥取，否则即羽化飞去）若干捣和为丸，如绿豆大。每服2～4粒，每日2～3次，待热挫搐止即停服。

【病例】汪某，男，5岁。发热3日，服药未解，入暮为甚，高达39.7℃，烦躁不安，惊搐时作，龂齿谵妄。苔黄腻质红，脉数。此温热之邪袭踞气分，热极动风之候。予解热定痉丸24粒，每服4粒，每日 3 次。药后 4 小时许，热即挫降，惊搐略缓；次日神烦已安，热挫降至 37.3℃，善后而愈。

此外，单味僵蚕粉，每服 3～5 g，每日 2 次，对哮喘之轻者有缓解作用，可解痉定喘，化痰止咳，散风泄热。但虚喘、寒喘勿用。

化痰软坚

《本草纲目》赞其善于"散风痰结核，瘰疬……"本品长于化痰软坚，诸凡痰核、瘰疬、喉痹，均有佳效。

乳腺小叶增生，属之"乳癖"范畴，多因肝气不舒、痰气交凝、冲任失调而致，治宜疏肝解郁，化痰软坚，调协冲任。以僵蚕为主组成之"消核汤"（僵蚕 12 g，蜂房、当归、赤芍、香附、橘核各 9 g，陈皮 6 g，甘草 3 g），具有佳效，一般连服 5～10 剂，即可奏效；如未全消者，可续服之。

【病例】仇某，女，29 岁，工人。左侧乳房有核两枚，逐步增大，一枚如核桃大，一枚如银杏大，月经期或情绪激动之后较甚，已经 3 年余，迭药未消。苔薄白，脉弦细。此肝郁痰气交凝之乳癖也，可予消核汤。服上方 5 剂后，肿核明显缩小，续服 5 剂而愈。并嘱晨服逍遥丸，晚进归脾丸巩固之。

瘰疬多由肝肾两亏，痰火内郁，结而为核，其核肿硬未化脓者，可用僵蚕、浙贝母各 2 份，全蝎 1 份，研为细末。另用玄参、夏枯草各 1 份煎取浓汁泛丸如绿豆大，每餐后服 4 g，每日 2 次。能软坚散结，化痰消核，坚持服用，能取得良效。

慢性咽炎相似于中医之阴虚喉痹，多由痰热蕴结日久，耗伤肺肾之阴，而致虚火上烁咽关使然。患者咽部嫩红灼痛，咽壁有颗粒小泡突起，梗然欠利；讲话较多则咽部不适，发音欠扬，常有口干咽燥之感。苔薄质红，脉弦细或带数。治宜养阴清热、化痰利咽。验方"咽痛散"：

| 炙僵蚕 8 g | 炙全蝎 8 g | 黄连 8 g | 炙蜂房 10 g |
| 金银花 10 g | 赭石 10 g | 生牡蛎 10 g | |

上共研细末，分作 20 包。每服 1 包，每日 2 次，餐后 2 小时用生地

黄、麦冬、北沙参各 6 g 泡茶送服。连服 3～5 日咽部即感爽适，继服之即可痊复。

【病例】华某，男，48 岁，教师。患慢性咽炎已近五载，咽部干燥，梗然不适，讲课较多，其势更甚，发音嘶哑。苔薄质偏红，脉弦细而数。阴虚之体，痰热阻于咽关，治宜泄化痰热，养阴利咽。予咽痛散一料，药未尽剂，症即趋平。

此外，僵蚕还具降糖之效，可用于糖尿病，研粉吞服，每次 4 g，每日 3 次。又善消息肉，对声带、直肠、宫颈之息肉，可取僵蚕加乌梅各 15 g 煎服，或加于辨治方中，收效更佳。

〔朱建华整理〕

僵蚕配蝉蜕

| 疗疮疡痈肿，除温热疫毒

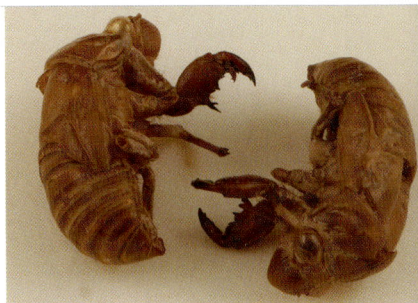

余师愚《疫病篇》云："疫毒发疮，毒之聚者也。初起之时，恶寒发热，红肿硬痛，此毒之发扬者……总是疮证。"又陈平伯《外感温病篇》曰："风温毒邪，始得之，便身热口渴，目赤肿痛，卧起不安，手足厥冷，泄泻，脉伏者，热毒内壅，络气阻遏，当用升麻、黄芩……之属，升散热毒。"对疮疡痈肿、温热疫毒之病证作了具体论述，并指出其病因，乃是外感风湿、湿热，内有蕴毒凝聚肌肤、侵及脏腑而成。因此，清热毒，化湿浊，乃其治疗大法。朱老临床常选僵蚕（图见11页）配蝉蜕治疗此类疾患，每获佳效。朱老谓："僵蚕其功能散风降火，化痰软坚，解毒疗疮，故于风热痰火为患之喉痹喉肿、风疹瘙痒、结核瘰疬等症均适用之，且对温邪感染最为适宜，是故杨栗山之《寒温条辨》首推本品为'时行温病之要药'。蝉蜕体气轻虚而性微凉，擅解外感风热，并有定惊解痉作用，为温病初起之要药。清代温热学家杨栗山称其'轻清灵透，为治血病圣药'，有祛风胜湿、涤热解毒之功，故《寒温条辨》治温热病的主要方剂中，有十二首均用之。"其所以奏效之理，诚如邹澍在《本经疏证》中所说："以其疏泄，故'阴中之清阳既达，裹缬之秽浊自消。'"《本草纲目》曾述蝉蜕主疗一切风热之证。朱老认为，两药气味俱薄，浮而升，阳也。可拔邪外出，发散诸热。且僵蚕有化顽痰之功，对于长年痼疾，挟有痰瘀者甚效。朱老临床应用，甚为广泛，常配伍金银花、紫花地丁、赤芍、野菊花

等施治。临床观察，两者配伍还有抗病毒之作用，常配伍金银花、连翘、豆豉、苍耳子、羌活治疗病毒性感冒；配伍黄芩、黄连、石膏、金银花治疗病毒性腮腺炎；配伍炙蜂房、豨莶草可使乙型肝炎表面抗原转阴。

【病例1】钱某，男，42岁，农民。恶寒发热，体温38.5℃。小腿皮肤焮热肿胀，疼痛较剧，色如丹涂。舌红苔微腻，脉象弦数。此乃热毒炽盛，发为丹毒。拟方清热解毒。

炙僵蚕 12 g	蝉蜕 6 g	黄柏 6 g	黄芩 10 g
金银花 10 g	萆薢 15 g	土茯苓 20 g	生甘草 5 g

药服5剂而愈。

【病例2】王某，男，28岁，工人。神疲肢乏，肝区隐痛，纳谷不馨，大便时溏，症历月余。舌苔白腻，舌质偏红，脉象濡滑。肝功能：ALT 96 U/L，HBsAg阳性。此乃脾虚湿盛，肝郁气滞。治宜健脾化湿，疏肝解郁。处方：

白僵蚕 10 g	炒白术 10 g	川楝子 10 g	车前子 10 g（包）
炙蜂房 10 g	软柴胡 6 g	怀山药 20 g	生麦芽 20 g
蝉蜕 5 g	生甘草 5 g	豨莶草 30 g	

10剂药后ALT正常，唯HBsAg仍阳性，上方去川楝子、车前子。继服45剂后，复查两次HBsAg均转阴。

〔张肖敏整理〕

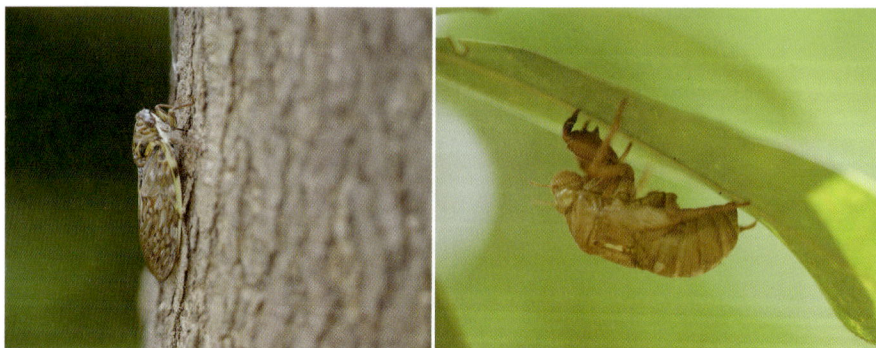

牛蒡子 | 疏散宣透，止咳利咽

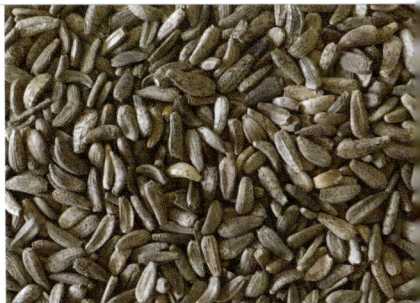

牛蒡子，味辛苦，性凉，入肺、胃经。具有疏散风热、宣肺透疹之功；又能消肿解毒，擅治风热咳嗽、咽喉肿痛、风疹瘙痒、痈肿疮毒诸疾。牛蒡子的诸种作用，可从其性味及归经中获得理解，味辛能散，味苦能降，性凉解热，故对风热客于上焦，痰热阻于肺胃者甚为适用。牛蒡子甚为坚硬，不炒则药性不发，故习惯上炒香捣碎用之。其性滑利，能通大便，风热痰浊阻于上焦而肠腑不通者，用之尤宜。

《本草正义》对牛蒡子的作用颇有妙解："凡肺邪之宜于透达，而不宜于抑降者，如麻疹初起犹未发泄，早投清降，则恒有遏抑气机，反致内陷之虞。唯牛蒡子则清泄之中，自通透发。且温热之病，大便自通，亦可稍杀其势，故牛蒡子最为麻疹之专药。余如血热发斑，湿热发瘰，皆以此物外透其毒，内泄其热，表里兼顾，亦无疑忌，非其他之寒凉清降可比。""外透其毒，内泄其热"两语可谓扼牛蒡子功用之要。正因为其善通大便，所以该书又指出："苟非热盛或脾气不坚实者，投之辄有泄泻，则辛泄苦降，下行之力为多。"热病而望其外透内泄者宜之；但虚寒或脾阳素虚者不可妄投。

止嗽止痢

近代医家张锡纯对牛蒡子的应用颇有发明，不仅用于外感咳嗽，亦用

17

于内伤咳嗽。如醴泉饮"治虚劳发热，或喘或嗽，脉数而弱"，药用：生山药、生地黄、人参、玄参、生赭石、牛蒡子、天冬、甘草。并谓："牛蒡子与山药并用，最善止嗽。"盖山药"能补肺补肾兼补脾胃""牛蒡子体滑气香，能润肺又能利肺"，并能"降肺气之逆"，两味同用，补散相济，则肺脏自安。正因为牛蒡子体滑，能通大便，张氏用其治痢，可谓特识。如治病已数日，下痢赤白，腹疼，里急后重之"燮理汤"（生山药、金银花、生杭芍、牛蒡子、甘草、黄连、肉桂）方中即用此味。张氏取其"能通大便，自大便以泻寒火之凝结"，即可缓后重之苦，其旨微矣。

风热外感初起

朱老之用牛蒡子于风热外感初起，表气未疏，寒热头痛，咽痒咳嗽之证，恒喜用之。尝与桑叶、杏仁、连翘、薄荷、豆豉、桔梗、荆芥等味同用。临床所见，凡咳嗽咽痒、咳痰不爽者，用牛蒡子后往往咳痰爽利，足证其有滑痰之功。风热邪毒上壅，恒易引起扁桃体发炎，甚或红肿疼痛，汤水难以下咽，斯时牛蒡子颇堪选用，取其能疏风散肿。常用方药如桔梗、甘草、牛蒡子、僵蚕、薄荷、玄参、鸡骨香；痰多加川贝母、瓜蒌皮、橘红。又，风热引起之牙龈肿痛，多与胃经有关，以足阳明胃经循上齿龈，手阳明大肠经循下齿龈之故。牛蒡子在疏解中有苦泄之功，是以在辨证论治方药中用之有效。此外，牛蒡子还有降糖作用，对糖尿病肾病尤为合拍，不仅降血糖，还可消除蛋白尿。

〔朱步先整理〕

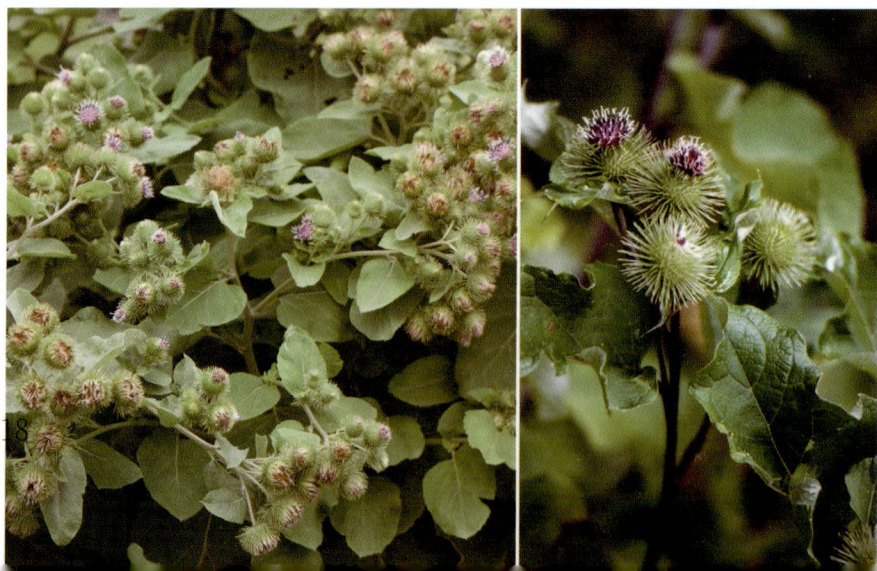

柴 胡 | 能升能降

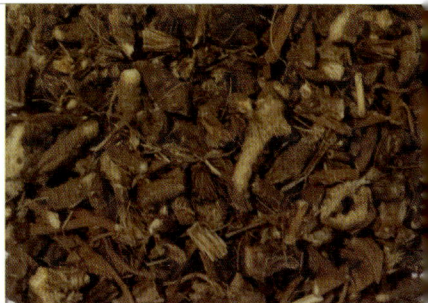

柴胡主升，前人书中屡言之，如张洁古《医学启源》云："柴胡，少阳、厥阴引经药也……引胃气上升，以发散表热"，自其高足李东垣有补中益气汤之制，借柴胡生发之气，与参、芪、术同用，振清阳而举下陷，故后世强调柴胡为升药者多，对于柴胡又为降药则论者甚鲜。

《神农本草经》谓柴胡"主心腹肠胃中结气，饮食积聚，寒热邪气，推陈致新。"知其有疏通肠胃的功能，虽未明指其可以通便，亦可于言外得其旨矣。柴胡的通便作用，可从小柴胡汤的适应证中受到启发，《伤寒论》谓："阳明病，胁下硬满，不大便而呕，舌上白苔者，可与小柴胡汤。上焦得通，津液得下，胃气因和，身濈然汗出而解。"成无己为本条作了下列注解："阳明病，腹满不大便，舌上苔黄者，为邪热入腑，可下；若胁下硬满，虽不大便而呕，舌上白苔者，为邪未入腑，在表里之间，与小柴胡汤以和解之。"方有执释本方之机制谓："上焦通，硬满开也；津液下，大便行也……胃和则身和汗出而病解。"要之，小柴胡汤所主之便秘，绝非燥屎内结，乃三焦气机不行，津液无以下输所致之"不大便"，小柴胡汤能枢转少阳，疏通三焦，俾气机调畅，津液得下，而大便自通矣。若用柴胡剂以通热结津干之燥屎，殊非所宜。

柴胡能升能降，李东垣早已有说："欲上升则用根，酒浸；欲中及下降，则生用梢。"根升梢降，这是药物效用的一般规律。朱老认为，柴胡

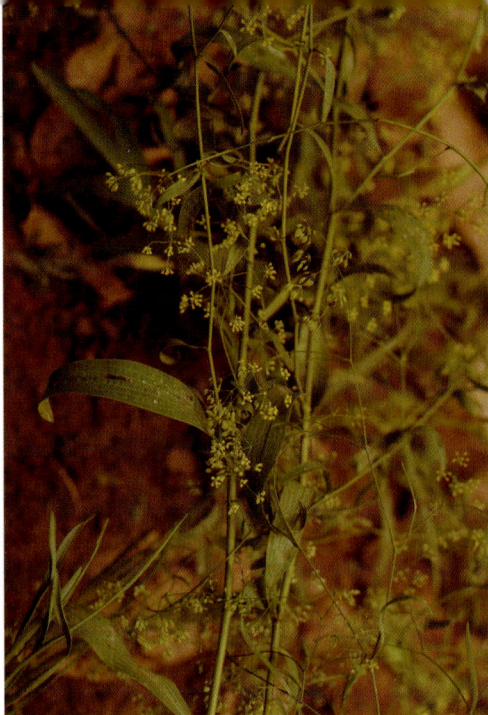

的能升能降作用，并不在东垣所说的生用、制用或用根、用梢上（何况现时药房已无根梢之分），唯在其用量之大小上。用于升提，一般用量为 3～10 g；用于下降，一般用量为 20～30 g，以上均指汤剂用量。

据朱老经验，大量柴胡的应用，一是外感热病（感冒、疟疾、肺炎、肠伤寒等）过程中，既非表证之可汗而发之，又非里证之可清可下，而见寒热往来，或发热持续不退，胸胁苦满，大便不通，用之清热通便；二是杂病中常见之肝气郁结，胁肋胀满，便下不爽，或有便意而不能排出者，用之助其疏泄，即前人所谓"于顽土中疏理滞气"之意。以上证候，虽有外感、内伤之别，但其舌上必有白苔，且多较垢腻，方可任柴胡之疏达，此为辨证之眼目，不可忽之。但血压偏高，舌质红绛者，不宜应用。

【病例】孙某，男，38 岁，工人。5 日前饮食不节，复感外邪，头痛肢楚，恶寒发热，得汗寒解，而发热不挫，体温 39.2 ℃，朝轻暮重，胸胁苦满，大便不解已 3 日。苔白黄而垢腻，脉弦数。可予和解导滞法。处方：

柴胡 15 g	青蒿子 15 g	晚蚕沙 15 g	一枝黄花 15 g
全瓜蒌 20 g	炒黄芩 10 g	鸡苏散 10 g	莱菔子 10 g

服药 2 剂后得畅便，热即挫解，休息 2 日而复。

此外，对心动过缓、变态反应性皮肤病（湿疹、荨麻疹、过敏性皮炎、玫瑰糠疹）、特发性水肿，在辨治方中加用柴胡，多能提高疗效。

〔何绍奇整理〕

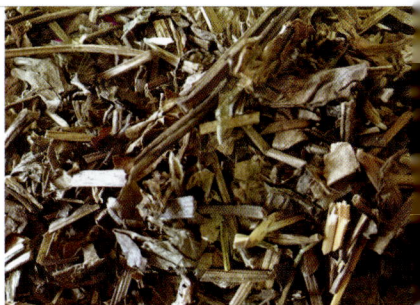

鱼腥草 | 泄热解毒，清上利下

鱼腥草，古名蕺菜，因其新鲜茎叶中有一股强烈的鱼腥气味而得名。世俗每虑此药气腥味劣，难以下咽。其实，此药阴干后，不但没有腥气，而且微有芳香，在加水煎汁时，能发出一种类似肉桂的香气，煎出的药汁如淡淡的红茶，仔细品尝，也有类似红茶的味道，芳香而稍有涩味，并无苦味及腥臭，对胃也无刺激。

鱼腥草性微寒，入肺经，有良好的清热解毒、利尿消肿的作用，故前人用之为治疗肺痈要药。近年来，鱼腥草的临床应用有所发展，常用于肺脓肿、大叶性肺炎、急性支气管炎及肠炎、痢疾、尿路感染等疾患，兹将朱老临证中配伍使用鱼腥草治疗其他疾患的经验介绍如下。

病毒性肺炎

鱼腥草有清热解毒作用，多用于治疗肺部炎性病变，朱老临证除辨证用药外，亦注重辨病用药。他结合现代药理分析，根据鱼腥草抗病毒、止咳力强，有明显抑制流感杆菌、肺炎球菌作用的特点，配伍轻宣药物治疗病毒性肺炎，每有创获。

病毒性肺炎一般来势较猛，难以速愈，单用抗菌消炎之品不易应手。朱老如遇此症，无论证属寒热均加用鱼腥草30 g（后下）。因鱼腥草虽有清热解毒作用，但不是大寒之品，故只要配伍得当，即可使邪祛正复。不过数剂，就能见功。

【病例】张某，女，31 岁，工人。

初诊（1986 年 4 月 24 日）：病毒性肺炎并发休克，正在抢救中，邀约会诊。亲属代述：始见形寒，继则高热，头痛咳嗽，胸痛，吐黄稠痰，有时带血，心悸气急，发绀，汗多。查见脉弱滑数，舌尖红，苔薄根黄腻。证属痰热壅肺，正虚邪恋。先予清肺化痰，佐以扶正，逐邪外出。处方：

> 鱼腥草 30 g（后下）　　　西洋参 8 g（另煎兑服）　　黄芩 9 g
> 杏仁 9 g　　　　前胡 9 g　　　　全瓜蒌 12 g　　　连翘 12 g
> 郁金 12 g　　　桔梗 6 g　　　　生甘草 6 g　　　　鲜芦根 35 cm

二诊：身热渐退，心悸气急渐复，咳嗽痰多，色灰白，已易咳出，胃纳差，脉细滑，苔微黄、舌尖红。余热未消，继当清化痰热，肃肺止咳。前方获效，原法出入。上方去鲜芦根、西洋参，加建曲 9 g（包煎），续服 7 剂。药后症状消失，痊愈出院。

小儿尿布皮炎

尿布皮炎俗称"红屁股"，由尿布潮湿、粗糙、不洁引起。小儿皮肤娇嫩，湿毒乘虚袭入，发于臀部肌表，而见焮红、粗糙，重则有丘疹，甚则脓疱形成，小儿因之啼哭不已。朱老取鱼腥草功具清热解毒、利尿消肿之理，配伍他药，灵活用于治疗小儿尿布皮炎，屡用获效。此疾虽位于臀部肌表，"肺合皮毛"，皮疹焮红，甚则有脓疱，均为湿热之象。而鱼腥草有较强的清热解毒作用，正如《岭南采药》所言："叶敷恶毒大疮，能消毒。煎服能祛湿热，治痢疾。"现代药理也证实了该药的抗菌作用，特别是对金黄色葡萄球菌、酵母菌、真菌都有较强的抑制作用，故临证中常用鱼腥草 30 g 煎汤，于每次换尿布时洗一次（不宜久煎）。后用滑石、青黛按 5:1 比例研细和匀，扑于患处，1 周左右即见痊愈。曾治一潘女，2 个月。出生近 20 天时，臀部皮肤焮红，其上有粟粒状丘疹，致小儿终日啼哭不已。经用鱼腥草煎汤外洗，滑黛散外扑，治疗 1 周后症状消失。此法不

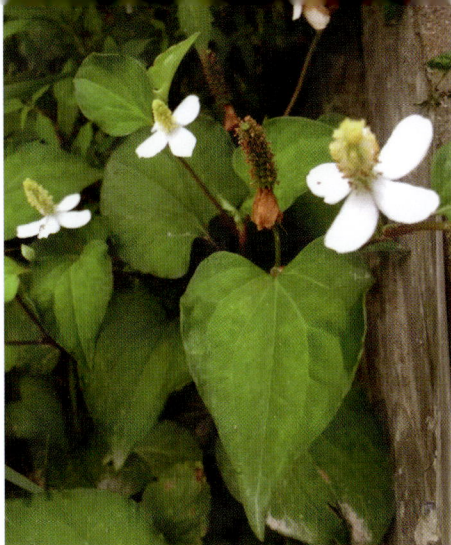

仅可用于小儿尿布皮炎，对单纯性疱疹、疖痈初起者取单味鱼腥草 500 g 煎取 700 mL 左右药液（不可久煎），局部外敷、熨洗，重症病例可加煎剂内服，多能获效。

湿热带下

带下病因甚多，其带下色黄稠、腥臭者，恒需参用清泄胞宫湿热之品，方可奏效。朱老多用鱼腥草、土茯苓这一对药。鱼腥草清热解毒见长，土茯苓利湿解毒功胜，两药合用，热毒可清，湿有去路。对带下秽臭异常者加墓头回 12 g，治疗湿热型带下，确属效佳。

【病例】洪某，女，48 岁，工人。

初诊：几月来黄白带下，连绵不断，腰酸神疲，纳呆。最近带下增多，质黏，色微黄，有腥臭。脉细而小数，舌质淡，苔薄白。此乃脾虚肾亏、湿热内蕴。姑予补脾肾、清湿热为法。处方：

鱼腥草 30 g（后下）	土茯苓 30 g	炒白术 15 g	菟丝子 12 g
墓头回 12 g	泽泻 10 g	炙蜂房 10 g	生甘草 6 g
7 剂			

复诊：服上药 3 剂后，带下已见好转，不仅量渐减少，且腥臭气亦减，纳谷渐增。唯仍有腰酸肢软，久带后脾肾两亏，非调补两脏，清泄余邪，不能收功。处方以培补先后两天，兼清带脉余邪为旨，复进 10 余剂，症除告安。

〔朱剑萍整理〕

23

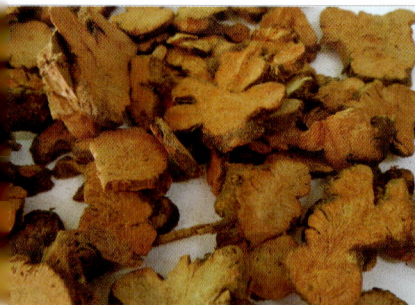

金荞麦 ｜清肺化痰，善治咳嗽

　　金荞麦又称苦荞麦、野荞麦，江苏省南通地区俗称铁脚将军草，其性凉，味涩、微辛，功效清热解毒，清肺排痰，活血消痈，祛风除湿。20 世纪 70 年代，朱老时任南通市中医院院长，挖掘民间医生成云龙先生采用金荞麦治疗肺脓肿的方法，联合中国医学科学院等单位，进行深入研究，获得国家发明奖。随着人民生活水平的提高，肺脓肿已成罕见疾病。近年药理研究发现金荞麦具有抑菌、抗癌、镇咳等作用。

　　朱老喜用金荞麦治疗肺热咳嗽，认为该药清肺泄热，化痰止咳，是一味止咳化痰之良药，用量入煎剂 30～40 g，常将金荞麦与鱼腥草合用，共事清肺化痰止咳，收效甚捷。并可根据咳嗽之属外感、内伤，参入疏风宣肺、燥湿化痰、养阴清肺等于辨证论治方中。此外，因其具有抗癌作用，对于肺癌咳嗽，也不失为一种选择。

　　【病例】姚某，男，64 岁。咳嗽反复发作 10 多年，加重 1 周，喉间痰黏难咯，口干，胸闷，动辄气短。当地医院摄胸片示：两肺纹理增多。舌质红，舌苔薄微黄腻，脉弦滑。肺肾不足为本，痰热阻肺为标，急者先治其标，拟清化痰热，止咳平喘，辅以补益肺肾。处方：

金荞麦 30 g	鱼腥草 30 g	南天竹子 15 g	炙紫菀 12 g
炙款冬 12 g	金沸草 20 g	地龙 15 g	浮海石 20 g
蜂房 10 g	怀山药 30 g	仙鹤草 30 g	甘草 6 g
7 剂			

药后咳嗽减轻，痰易咳出，气喘显减，治守原法，上方随症加减，续进 10 剂。此后痰热渐化，转从肺肾同治，以固其本，调治而愈。

〔高　想整理〕

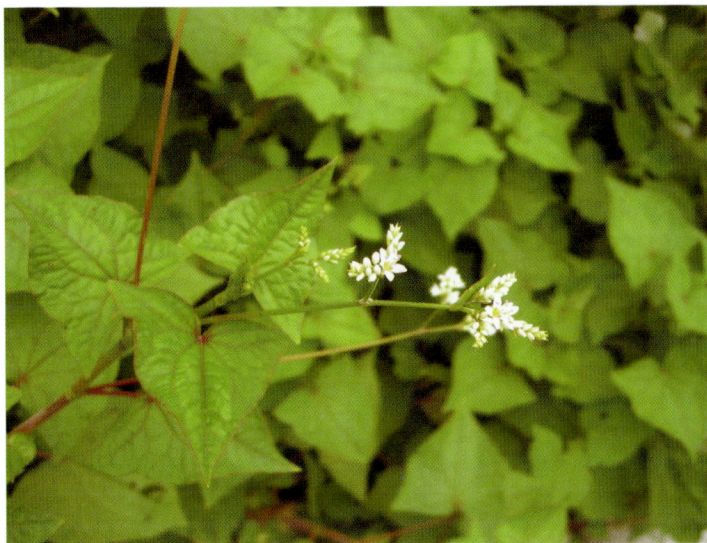

2
心脑病证药

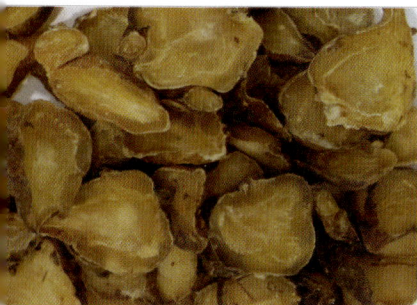

附 子 | 温五脏之阳，要善用，不可滥用

附子，为毛茛科植物乌头旁生块根（即子根）的加工品，是中药四大主药（人参、石膏、大黄、附子）之一，四大主药又称之为"药中四雄"，附子的别名为"天雄"，可见其重要。附子之功，在于温五脏之阳。古今善用附子者，首推张仲景。仅以《伤寒论》六经病中用附子者而言，在太阳篇有桂枝加附子汤、桂枝去芍加附子汤、甘草附子汤、桂枝附子汤、麻黄细辛附子汤、麻黄附子甘草汤、附子泻心汤、芍药甘草附子汤；在太阴篇有理中汤（丸）；在少阴篇有四逆汤、四逆加人参汤、通脉四逆汤、通脉四逆加猪胆汁汤、干姜附子汤、附子汤、白通汤、白通加猪胆汁汤、真武汤、茯苓四逆汤；在厥阴篇有乌梅丸。几近 20 方之多，竟占全书 112 方的六分之一强。现将朱老之用药经验简介于下。

强心救逆

在使用附子的处方中，最为重要的，乃在于其强心作用的四逆汤诸方，盖热病死于热者不多，而死于心力衰竭者众。昔章次公先生独具慧眼地指出："仲景是发明热病心力衰竭的第一人"，而抢救热病心力衰竭，也就是"救逆"的首选药物，即为附子。20 世纪 30 年代，祝味菊先生以善用附子称誉于上海，时人称为"祝附子"。虽高热神昏，唇焦色蔽，息促脉数，仍力主用附子，就是抓住了热病耗伤心力这个要害，使许多重笃病人转危为安。章先生曾在陈苏生编《伤寒质难》一书的序中说，他非常佩服祝味菊用药的"心狠手辣"。章先生亦善用附子，他对热病中期、后期，邪势方衰而体力不支，有厥脱之危者，尝用《冯氏锦囊》之全真一气汤，此方人参、附子与地黄、麦冬同用，强心救逆，养阴益气，在热病治疗中可谓别开生面。但是，祝、章两位先生这样的经验和见解，却是空谷足音，庸浅者且毁谤之，直至近30年，始重现辉煌。以四逆汤及其改进剂型治疗感染性休克、心源性休克，广泛用于内科临床，其强心升压，改善微循环的作用非常突出。

【使用标准】朱老指出，热病用附子，要见微知著，如果出现四肢厥冷、冷汗大出、脉微欲绝、口鼻气冷而后用之，即置患者于姜附桶中，亦往往不救。他曾提出以下标准：舌淡润嫩胖，口渴不欲饮，或但饮热汤；面色苍白；汗出，四肢欠温；小便色清。虽同时兼见高热、神昏、烦躁、脉数，亦当用附子，以振奋衰颓之阳气，避免亡阳厥脱之变。

30多年前，在朱老的指导下，我曾将附子用于许多例重危病人，特别是小儿中毒型菌痢、麻疹合并肺炎，虽高热脉数，亦在所不忌，有效地挽救了许多重危症者的生命。前些年，我曾在北京安贞医院儿科会诊一朱姓肺炎患者，高热持续8日不退，昏睡，烦躁不安，呼吸迫促，脉搏150次/min，而面色苍白、有汗、舌淡、溲清。我当即用了红参、附子片、龙骨、煅牡蛎、白芍、炙甘草、苏子、葶苈子、枳壳、桔梗等。病区主任看了处方，问："人参大补，附子大热，现在孩子体温39℃以上，照你们中医的说法是，邪热方炽，合适吗？"我反问她："如果心力衰竭，你们用不用抗心力衰竭药？这就是中医的抗心力衰竭药。"结果连续3天用了3剂药，病情日见好转，体温显著下降到低热，脉

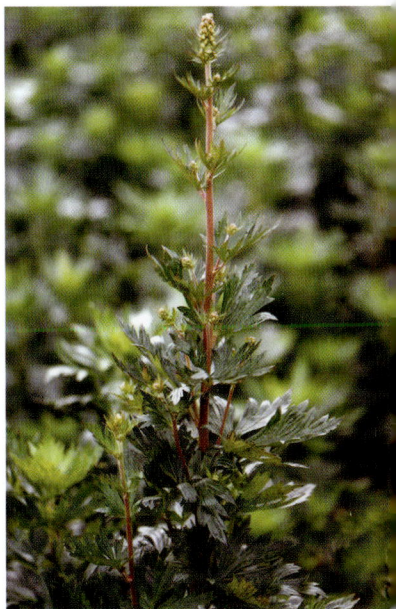

搏也降到 100 次/min 以下。现在这个小孩已经上中学了。

附子强心的有效成分为去甲基乌头碱，现代研究证实其强心作用可靠，有改善外周血及冠脉血循环，增加心肌收缩力，提高心排血量，扩张周围血管，降低外周阻力等作用。近 20 年来，已有参附注射液肌内注射或静脉滴注，更有效地发挥了附子急救的作用。急性热病如此，慢性病过程中出现的充血性心力衰竭，用附子亦有著效。盖心力衰竭以阳气虚衰为本，血瘀水停为标。对心力衰竭而见心悸怔忡、自汗短气、神疲乏力，甚至身寒肢冷、浮肿尿少、夜尿多、舌淡苔白、脉弱或结代者，朱老常用附子为主药，振奋心肾之阳，伍以人参、茯苓、白术、生姜、赤芍、白芍、桂枝、葶苈子、仙鹤草、丹参、益母草等，每收捷效。照仲景用法，附子用于厥脱之急救，挽阳气之亡失于顷刻，须用生者，其力始宏。但生附子应用不当，常致中毒。朱老认为用熟附子效果亦可，似不必拘泥。

温五脏之阳

附子温肾阳，既用于肾阳虚惫不能化气行水、尿少所致之水肿（如人参汤、真武汤），又用于虚劳之夜尿频多、腰痛神疲之证（如金匮肾气丸）。泌尿系结石方中稍佐附子 3～5 g，有增强排石之功。

附子温脾阳，对脾阳虚水谷运化失职之久泻、水泻，或暴泻损及脾阳者，附子合炮姜、焦白术、茯苓、炙甘草、人参、伏龙肝，少佐乌梅、黄连，取效亦捷。

附子亦温肺阳及肝阳，中医术语中习惯上不称肺阳虚、肝阳虚，实际上肺气虚而有寒象者即为肺阳虚（如咳喘、咳痰清稀、背冷、形寒）；肝为刚脏，内寄相火，肝阴肝血为本，肝阳肝气为用，肝阴肝血虽多不足之证，肝阳肝气亦有用怯之时。其症疲惫乏力，恹恹不乐，颠顶冷痛，胁肋、少腹隐痛，阴器冷感，脉弦缓。故肺阳虚可用附子合干姜、炙甘草；肝阳虚可用附子合桂枝、黄芪。

痹证要药

附子又为痹证要药，痹证含义很广，包括风湿、类风湿关节炎和坐骨神经痛、强直性脊柱炎、肩关节周围炎等 20 多种疾病。在痹证的研究上，朱老积有数十年之功，有益肾蠲痹丸一方，早已享誉海内外。他对病情顽缠，疼痛剧烈者，亦常配合汤药，以期迅速地控制病情，减轻患者的痛苦。其中，风寒湿相兼为痹，证情偏寒者，朱老常用附子为主药，配合桂枝、赤芍、白术、甘草、制川乌、细辛、穿山龙、生姜。风湿热痹，亦有用附子之时，常用附子配苍术、白术、黄柏、蚕沙、忍冬藤、草薢、薏苡仁、萆草。此际用附子，一方面是因为本有湿邪存在，湿为阴邪，湿盛则阳微；另一方面，因湿热蕴结，阳气被遏，故借附子之大辛大热通阳。虽同用附子，但配伍不同，用量亦不同，风寒湿痹须用大剂量（15～30 g），此则仅须小剂量（3～6 g）。肩关节周围炎亦常用附子，患者常诉肩部冷感，怕风，喜暖，晚上睡觉盖不着肩部疼痛便加剧。朱老经验以附子为主药，配合桂枝、蜂房、羌活、防风、姜黄、海桐皮、赤芍、当归、淫羊藿、细辛、威灵仙、黄芪、白术之类，15 剂为 1 个疗程，常可获效。强直性脊柱炎常须大剂量附子配合益肾壮督活血之品，如老鹿角、淫羊藿、熟地黄、补骨脂、蜂房、蕲蛇、巴戟天、䗪虫、赤芍、红花，兼吞服益肾蠲痹丸。唯此病颇为顽缠，必须坚持服药，非短时期所能见功。

抗炎作用

不唯痹证，诸多慢性炎症，亦多用附子，如慢性阑尾炎、慢性肾盂肾炎、慢性盆腔炎、慢性支气管炎等。朱老认为，不能因为有一个"炎"字，就不敢用附子，附子其实也有较好的抗炎作用。当然总的还是以辨证论治为指归。同时，附子也可与清热解毒、活血化瘀药配伍，仲景治肠痈之薏苡附子败酱散，即已开先例。汪昂《本草备要》对附子之功用说得很全面精辟："其性浮而不沉，其用走而不守，通行十二经，无所不至。能引补气药以复散失之阳；引补血药以滋不足之真阴；引发散药开腠理，以逐在表之风寒；引温暖药达下焦，以祛在里之寒湿。"可以参证。

总之，附子在临床应用广泛，用之得当，效果卓著。但也不可滥用附子。某些医生，因其温阳振颓有速效，往往滥用附子。曾有人统计过某名医一段时间的处方，无一方不用附子，无一人不用附子。还有人撰文说什么方药里都可加附子，就像做菜放味精提鲜一样，这都背弃了辨证论治精神，是欠妥的。所有药物，都有利有弊，必当用始用之。

注意事项

【关于附子的用量及用法】朱老曾多次向吾辈指出，对附子要善用，不可滥用。一是不同的人对附子有不同的耐受性，有人用30～60 g没有问题，有人仅用几克就会出现中毒反应。因此，除危急情况之外，应当慎重，不妨先从小剂量（3～6 g）开始，如无不良反应可以逐渐加大，采取递增的方式，大致以30 g为度。得效后就不必再用大量，亦可同样采取递减的方式，慢慢减下来。二是熟附子的加工，是用卤水浸泡后再在笼屉里蒸熟，其有毒的成分会受到破坏，而有效成分不变。但其蒸制过程目前仍是经验性的，建议研究单位做一些测试，为加工者提供最佳加工方案。日本的加工方法是高温高压，以破坏其乌头碱内酯，这样入汤剂就安全多了，也无须先煎、久煎（当然日本汉方医附子的用量很小）。以目前状况而言，如附子用量较大，仍以制者入药为妥。且必须先煎半小时，煎时最好加生姜三五片，或再加入蜂蜜一匙同煎更好。四川地区医生的经验是以口尝不麻为度。如果感觉口舌发麻，就应再煎。另外煎附子之水要一次放足，不能中途再添加水。

近年来，朱老与山西省著名老中医李可先生交往，对其善用附子救治危急重症之经验，甚为赞赏。其使用之剂量，一般为30 g，视病情而增至50～200 g者，一则是配伍精当；二则是煎服法适宜，久煎、分次服用，未闻有偾事者，值得学习。

【中毒及解救】附子中毒最先出现的症状是头晕，心慌，口、舌、唇、四肢发麻，说话不爽利。此际可用淘米水一大碗即服，有缓解中毒症状的作用，然后可用甘草60 g水煎服。严重者除上述症状外，兼见恶心呕吐、皮肤冷湿、胸闷、血压下降、心率慢而弱、早搏、心律不齐、体温下降，或突然抽搐，则应及时送医院急救。

〔何绍奇整理〕

桂　枝 | 平降冲逆，温复心阳效捷

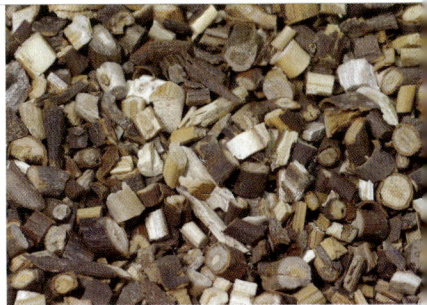

　　桂枝，味辛甘，性温，入心、肺、膀胱经，有发汗解表、温通经脉、通阳化气之功。清代邹润安指出它的主要作用有六："和营，通阳，利水，下气，行瘀，补中。"朱老对桂枝的应用功夫娴熟。他遵仲景大法，用桂枝配麻黄以解表散寒，配白芍以调和营卫，配人参以益气解表，配茯苓以通阳行水，配防己以温行水气，配黄连以平调寒热，配石膏以解表清里，配大黄以温下寒实，配牡丹皮以和营祛瘀，配龙骨、牡蛎以养心安神等。他认为桂枝加桂汤治"奔豚"其效确实；并据桂枝温阳通脉的作用应用于治疗心动过缓之症，屡屡建功，指出："欲温通心脉，桂枝用一般剂量即可；欲复心阳，常须用大量其效始著，多与甘草相伍。"兹将此两点分述如次。

奔　豚

　　奔豚究为何病？仲景描述其"从少腹起，上冲咽喉，发作欲死，复还止。"其状若江豚之上窜，发则有形，止则不见，可见是一种发作性的冲逆病。朱老认为："奔豚气之'气'字，殊堪玩味，盖其病乃气体循冲脉上下攻筑，多无实质可据。"从仲景说，"从惊发得之"，则其为情志发病，殆无疑义。此奔豚的治疗，仲景主用桂枝加桂汤和奔豚汤，前者侧重伐肾邪，后者侧重折肝火。奔豚汤本文不加讨论，奔豚用桂枝，是取其温肾制

肝、平降冲逆的作用。即使肾邪所致奔豚，亦往往挟肝邪为患，诚如朱丹溪所云："上升之气，自肝而出，中夹相火。"若无肝邪，恐不至如斯之冲逆。桂枝加桂汤治气体冲逆有效，但方中无一味理气之药，据此可以推断桂枝有疏理肝郁作用，证之临床，亦信而可证。再配合敛降肝火之芍药，则肾邪得伐，肝邪得制，冲逆自平。至于桂枝加桂汤所加之桂，是为桂枝，抑为肉桂，后世医家意见不一。其实桂枝味薄质轻，肉桂味厚质重，欲兼宣通心肺之阳，则宜桂枝；欲散下焦沉寒痼冷，则宜肉桂；当据证而酌用。

【病例】曩年朱老治一许姓妇女，腹中攻筑，有气自脐下上冲至咽，窒塞难受，经常举发，迭经多方图治罔效，诊为奔豚病。处方：

桂枝 15 g	大枣 15 g	杭白芍 10 g	旋覆花 10 g (布包)
生甘草 5 g	生姜 5 g	橘核 12 g	赭石 30 g (先煎)
荔枝核 12 g			

连进 2 剂，自觉气自咽降至胸部；再进 3 剂，冲逆已平，诸恙均瘥。

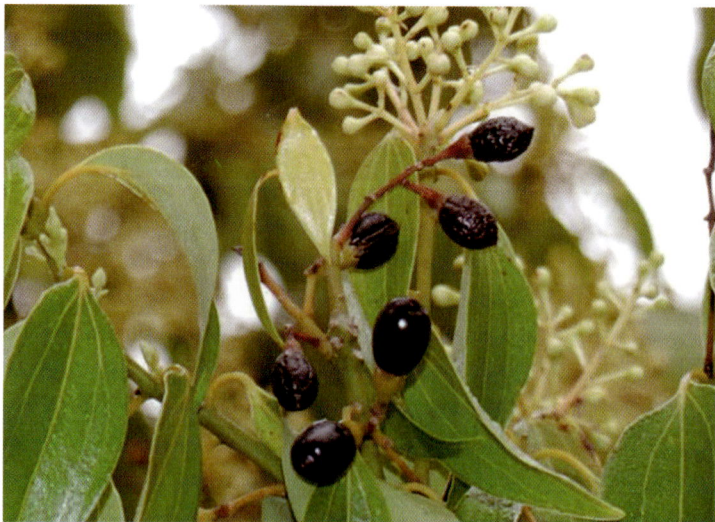

心动过缓

桂枝善于温通心阳，与甘草同用，治阳虚心悸有良效，适用于心阳不振、心脉痹闭之证。朱老经验，凡冠心病、病态窦房结综合征引起之心动过缓，引用之有提高心率的作用，常以桂枝、黄芪、丹参、炙甘草为基本方，随证佐药。盖心阳虚者心气必虚，故用黄芪以补气；心阳虚则营运不畅，故用丹参以养血活血；阳以阴为基，心阳虚者必兼见心血虚，故用甘草以柔养。此四味共奏益心气、复心阳、通心脉之功。而其中关键，桂枝的用量须打破常规。朱老用桂枝，一般从 10 g 开始，逐步递增，最多加至 30 g，服至口干舌燥时，则将已用剂量减 2～3 g，续服以资巩固。若囿于常法，虽药已对症，但量小力弱，焉能收效。

【病例】李某，女，49 岁，干部。

初诊（1980 年 7 月 10 日）：自 1971 年起患心动过缓，心率一般在 60 次/min 以下，多方求治，收效不著。今年 6 月间，突然头晕目眩，心悸心慌，昏仆于地。往某医院就诊，心电图检查：心室率 41～43 次/min，阿托品试验，即刻心率 56 次/min，8 分钟后心率降至 43 次/min。诊为病态窦房结综合征，使用复方丹参片及益气活血、温阳通脉的中药无效。顷诊面浮肢肿，胸闷心悸，神疲乏力，心率 43 次/min，血压 148/90 mmHg，苔白腻、质衬紫，脉细缓无力。心阳失展，瘀阻水停，治宜温阳通脉。处方：

太子参 20 g　炙黄芪 20 g　降香 8 g　川桂枝 10 g（后下）
川芎 10 g　当归 10 g　炒白术 15 g　炙甘草 5 g　8 剂

二诊：药后症情如故，此非矢不中的，乃力不及彀也，重其制进治之。上方桂枝改为 12 g，加丹参 15 g，婆罗子 12 g，续服 8 剂。

三诊：进温阳通脉之品，心阳略振，心动过缓之象稍有改善，心率上升至 45～47 次/min，苔薄质淡，脉细缓，前法既合，当继进治之。上方桂枝改为 15 g，续服 8 剂。服此方后，心率上升至 50～54 次/min，面浮肢肿消退。又将桂枝加至 18 g，以上方再服 8 剂，活动后心率 64 次/min，静息仍在 50～54 次/min。续予温阳通脉，佐以养阴和络，毋使过之。处方：

> 太子参 30 g　川桂枝 20 g　丹参 15 g　炙黄芪 15 g　川芎 10 g
>
> 降香 10 g　　玉竹 10 g　　麦冬 8 g　　炙甘草 5 g

连进 20 余剂后，心率维持在 61 次/min，精神振作。更以上方 20 剂量，配合蜂蜜 1000 g，熬制成膏，以巩固之。

此外，桂枝以其有温通之功，所有痹证，不论风寒湿热诸证，参用之多有良效。苔白厚、质淡者，用量宜 15～20 g；病轻或苔黄，或质微红者，用量宜 6～10 g 为是。以其善于解肌，凡面瘫偏于风寒者，用桂枝、黄芪各 20 g，防风 15 g，甘草 6 g，煎服，收效较佳。慢性盆腔炎少腹隐痛，得温较舒，舌质淡者，多为瘀阻冲任，寒凝胞脉，不宜用清热解毒之品，应予温经化瘀之桂枝、吴茱萸、小茴香、当归、艾叶、红花等，始可奏效。

〔朱步先整理〕

黄芪配磁石 | 温补镇摄治失眠症

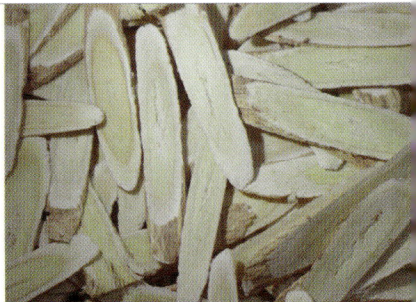

不寐一症，原因甚多。清代林珮琴云："阳气自动而之静，则寐；阴气自静而之动，则寤；不寐者，病在阳不交阴也。"证诸临床，不寐确以阴分亏虚、心火偏亢、阳不交阴居多，而养阴敛阳一法，较为常用。但由于禀赋的差异、病程的久暂以及施治的失当，阴阳的偏胜偏衰常相互移易，遂有徒执此法无效者，不得不为之通变。

朱老指出：卫气行阳则寤，行阴则寐，言生理之常；但阴阳互根，若卫阳偏衰，失于燮理，又当予温补镇摄之法。然而无论养阴敛阳，或者益阳和阴，无非使阴阳归于相对平衡而已。

参用温阳药治失眠，先圣近贤，名论迭出。如章次公先生云："有些失眠患者，单纯用养阴、安神、镇静药物效果不佳时，适当加入桂、附一类兴奋药，每收佳效。"历代治失眠的名方，着眼两调阴阳者不乏其例，比如交泰丸，黄连泻心火之偏亢，降阳和阴；肉桂温肾化气，蒸腾津液，终成水火既济之功，而擅治心肾不交的失眠症。从此意扩充，不少具有燮理阴阳作用的方剂均有安寐之功。例如《金匮要略》桂枝龙骨牡蛎汤，

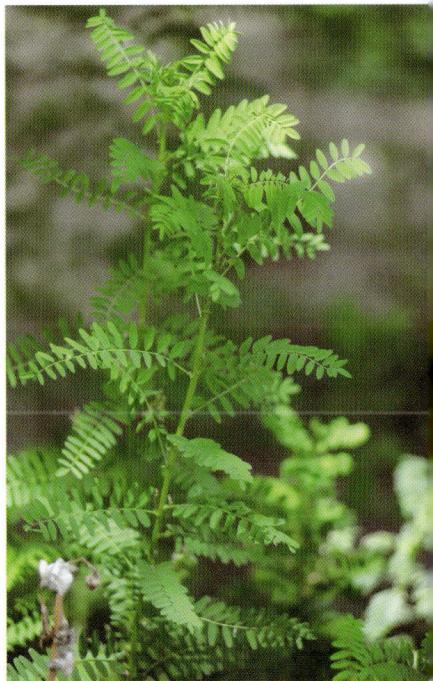

原为虚劳病"男子失精、女子梦交"而设，但桂枝与芍药、龙骨、牡蛎相配，兴奋与抑制结合，故能调节神经功能的紊乱。朱老引用以治疗失眠症，确有交恋阴阳、安神定志之功。若偏于阴虚者，适当加入百合、生地黄等，获效亦佳。

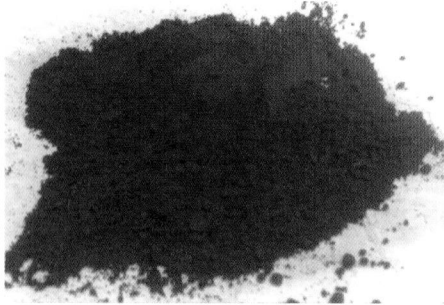

凡失眠久治不愈，迭进养阴镇静之品无效者，朱老恒用温补镇摄法以补偏救弊。常以黄芪、淫羊藿、五味子、磁石为主药，补气、温阳、益精、潜镇，动静结合，益气而不失于升浮，温阳而不失于燥烈，随证化裁，屡获佳效。同时对长期失眠引起的神经衰弱症，亦有使其脑力渐复之功。

【病例】王某，男，45 岁，干部。患失眠症已近一载，经常彻夜难以交睫，记忆力减退，头晕神疲，周身乏力，心悸阵作，夜有盗汗。曾间断使用西药谷维素、氯氮䓬等，并长期服用天王补心丹、朱砂安神丸等乏效。脉虚大，舌边有齿印，苔薄。精气亏虚，阳气浮越，当予温补镇摄。处方：

炙黄芪 20 g	淫羊藿 12 g	枸杞子 12 g	丹参 12 g
五味子 6 g	炙远志 6 g	炙甘草 6 g	磁石 15 g（先煎）
茯神 10 g	淮小麦 30 g		

服上方 3 剂，夜间即能入寐。连服 10 剂，夜能酣寐。后嘱其常服归脾丸以善后。

〔朱步先整理〕

36

延胡索配徐长卿 | 治顽固性失眠

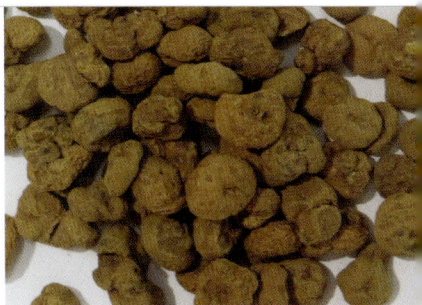

延胡索，味辛苦，性温，归心、肝、脾三经。有活血、行气、止痛等功效，临床上多用于"气血瘀滞痛证"，如胃炎和急、慢性扭挫伤，以及痛经、心律失常、冠心病（急性心肌梗死、心绞痛）等疾病。

徐长卿（图见 292 页）性味辛、温，归肝、肾两经，有祛风通络、止痒、解毒、消肿之功效。临床上多用于脘腹胀、风湿关节疼痛、湿疹、顽癣、风疹瘙痒等疾病。朱老常用此两味配伍治疗顽固性失眠，屡获佳效。

【病例】王某，女，49 岁。2005 年 3 月 28 日来诊：患者近 1 年来因家中琐事，心中懊恼，多虑乱想，倦怠，彻夜难眠，长期服"安定"（地西泮），每晚 2～3 片仍不能入睡，半年来未能工作。舌质偏红，脉细弦。其症情顽缠，气阴两耗，郁热内蕴，扰乱心神。治宜益气阴，泄郁热，宁心神，复方图治。处方：

生地黄 15 g	珠子参 10 g	延胡索 30 g	徐长卿 30 g
炒酸枣仁 30 g	珍珠母 30 g	焦山栀 10 g	淡豆豉 15 g
炙甘草 6g			

服 7 剂后，患者每晚能睡 3～4 小时，地西泮逐渐减量，但自感有胃热，大便干燥。上方加全瓜蒌 30 g，续服 7 剂，已不服地西泮片，症情续有好转，已能入睡 6～7 小时，并恢复工作。随访半年未复发。

〔按〕失眠属中医学"不得眠""不得卧""目不瞑"范畴，其病因病机有"思虑劳倦太过，伤及心脾；阳不交阴，心肾不交；阴虚火旺，肝阳扰动；心虚胆怯，心神不安；胃气不和，夜卧不安"等区分。综上所述，失眠与心、肝、脾、肾及阴血不足有关。病理变化总属阳盛阴衰，阴阳失交。辨证论治，多能收效，但顽固者，则常法恒难奏效。朱老对此等证，常于辨治方中加用延胡索、徐长卿两味，每获佳效。因延胡索含有生物碱20余种，其中延胡索乙素具有显著的镇痛、催眠、镇静作用，甲素和丑素的镇痛作用也较为明显，并有一定的催眠、镇静作用。而徐长卿经动物实验证明具有镇静、镇痛作用。在辨治方中加此两味起协同加强作用而增强疗效。

〔薛梅红整理〕

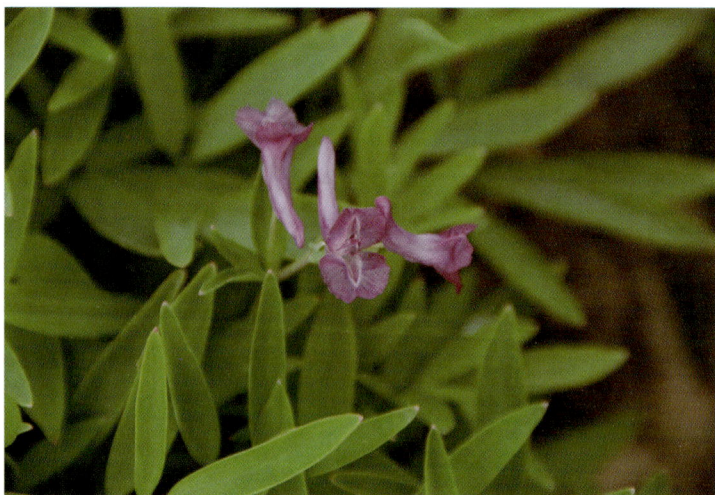

小麦 | 善养心气，擅敛虚汗

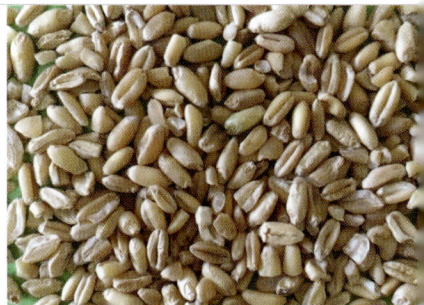

小麦为心之谷，善养心气，本草家多谓本品"面热、皮凉"。今临床所用系小麦之陈者，则其性之平和可知。

甘麦大枣汤妙用

张仲景《金匮要略·妇人杂病篇》之甘麦大枣汤，主治"妇人脏躁，悲伤欲哭，象如神灵所作，数欠伸。"相似于今之癔病。即用小麦，配合甘草、大枣，以益气润燥，宁神除烦。历代医家相当重视此方，许叔微《本事方》、陈自明《妇人良方》都载有使用本方之验案。叶天士对本方的应用尤具独到之功，屡起大证。仔细分析脏躁之临床表现，皆系精神方面的疾病，"躁"，则是烦乱不安的意思，据此，脏躁之"脏"，指心脏也，小麦善养心气，润燥除烦为主药。本方除治脏躁外，又可用于小儿夜啼、自汗盗汗、惊悸怔忡等症。临床凡"神经症"见头眩健忘、心悸怔忡、心神烦乱、夜寐不实、多梦纷纭者，以此汤为主，随症加味，多收殊效。有人以此汤制成糖浆剂，定名为"脑乐"，治疗脑神经衰弱，甚受患者欢迎。甘麦大枣汤尚可治疗百合病。考百合病多系心肺阴虚、余热逗留所致。然也有不少患者表现

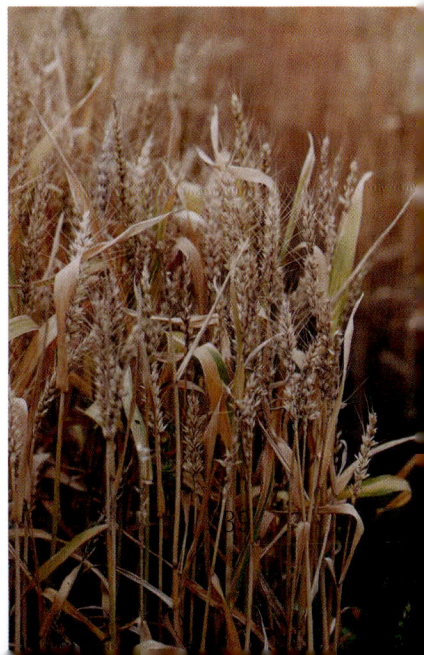

为心肺气虚者，虽为气虚，却不任参、芪之温补，此方甘平，用之最为熨贴。其小麦用量一般为 30～60 g，少则效微。

敛汗作用

汗为心液，心气虚则汗外越，故小麦又有补心气、敛汗之效能。一般治汗多用浮小麦，即干瘪之小麦，淘之浮于水面者。小麦"面热、皮凉"，浮小麦有皮无肉，故其性甘凉，尤擅敛虚汗，朱老常以浮小麦与玉米茎心（即玉米茎剥去粗皮）配伍，治疗虚汗烦热，极有功效。单用浮小麦炒焦为末，每服 6 g，每日 2 次，连服 1 周，亦效。如无浮小麦，陈小麦亦可。唯煎煮时以小麦完整不烂为佳。

小麦之麸皮也有敛汗作用，可用治盗汗、自汗，近人更用于糖尿病，其法用麦麸与面粉按 6∶4 的比例，加适量食油、鸡蛋、蔬菜拌和蒸熟代饮食，在 1～3 个月内可使尿糖、血糖下降，体重增加，全身情况显著好转。又，麦麸或浮小麦炒香，研细，每用 6～10 g，开水冲服，对于尿血、血淋也有一定效果，可供参考。

缓急治黄

"甘能缓急"，小麦也有缓解急迫的作用。《金匮要略·肺痿肺痈咳嗽上气篇》载："咳而脉浮者，厚朴麻黄汤主之。"方中之小麦，即取其能缓急镇咳。后人用小麦治阵咳、痉咳有一定效果，即受仲景此方用小麦之启迪也。

小麦之苗也供药用。张锡纯《医学衷中参西录》盛赞麦苗有治黄疸之功。然以麦苗绞汁治黄疸，实早见于《千金方》。陈藏器《本草拾遗》亦谓麦苗"主酒疸目黄"，并可"消酒食暴热"。这是值得认真研究的。

〔何绍奇整理〕

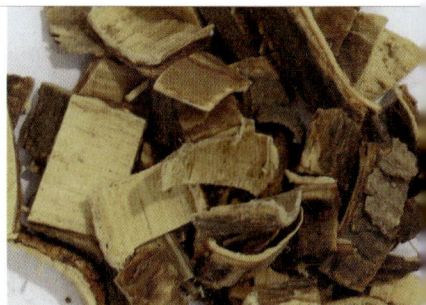

合欢皮配功劳叶

| 理气和络，擅治胸痹

　　合欢皮，味甘性平，入心、肝经。具有解郁、和血、宁心、消痈之功。主治心神不安，忧郁失眠，肺痈瘰疬，筋骨折伤。《本草纲目》认为其"和血、消肿，止痛"。功劳叶（图见 254 页），性味苦、凉，归肝、肾经，具有清虚热、益肝肾、祛风湿等作用，用于阴虚劳热、咳嗽咯血、头晕目眩、腰膝酸软、风湿痹痛等。缪希雍论述此药"直入足少阴经，补养阴气"。现代药理研究表明，功劳叶具有增加冠状动脉流量与加强心肌收缩力的作用，并对前列腺环素有较显著的促进释放作用。

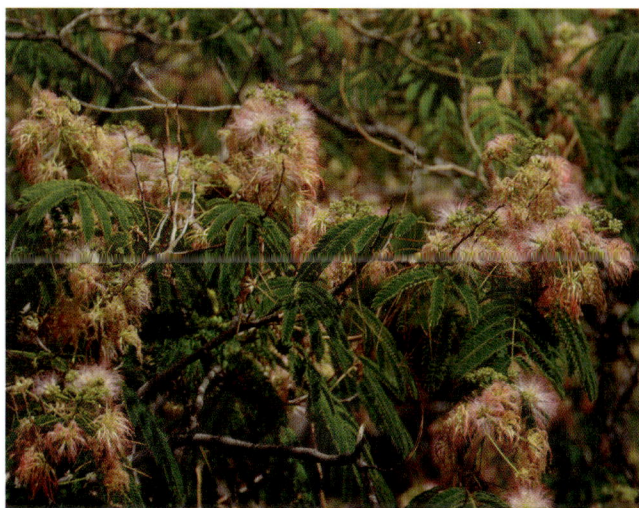

朱老认为，合欢皮之解郁和血，功劳叶之补养阴气，合而为用，适用于气阴不足，络脉失和之胸痹之候。常以两药为对，加入益气养阴方中，用于胸痹之气阴两虚，见胸闷或疼痛隐隐，少气懒言，心烦失眠，舌红少津，脉象细涩等症，验之颇效。

【病例】庞某，男，42岁，已婚，干部。2000年1月12日初诊。胸闷阵作1年余，加重2个月，心悸，乏力，头昏，夜寐欠佳。北京阜外医院动态心电图（Holter）检查示：一度房室传导阻滞、间歇性二度Ⅰ型房室传导阻滞。舌质红、舌苔薄，脉细缓。此心气逆乱，心脉失畅之咎，治宜益心气，养心神，通心络。处方：

太子参 20 g	玉竹 15 g	合欢皮 15 g	功劳叶 15 g
茯神 15 g	炒酸枣仁 30 g	川桂枝 12 g	红花 10 g
丹参 20 g	三七 6 g	降香 8 g	炙甘草 8 g

上方服完15剂，自觉胸闷、心悸、乏力诸症减轻，夜寐好转，续用15剂后复查动态心电图未见二度房室传导阻滞，守法巩固疗效。

〔高 想整理〕

太子参配合欢皮

| 功擅调畅心脉、益气和阴

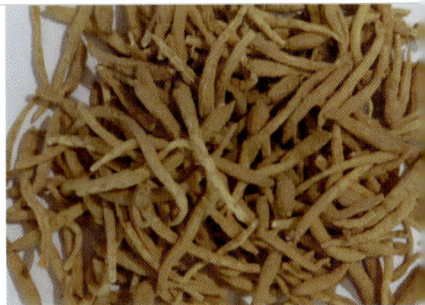

　　"萱草忘忧，合欢蠲忿"。合欢皮（见 41 页图），性味平甘，功擅宁心悦志，解郁安神。《神农本草经》谓能"安五脏，和心志，令人欢乐无忧"。盖心为君主之官，心安则五脏自趋安和。太子参，其用介于党参之补、北沙参之润之间，其性不温不凉，不壅不滑，确系补气生津之妙品。两味相伍，治疗心气不足、肝郁不达的情志病，确有调肝解郁、两和气阴之功，而无"四逆""四七"辛香升散、耗气劫阴之弊；疏补两济，平正中庸，实有相须相使、相辅相成之妙。

　　情志、血脉同受心肝两脏所主宰和调节，而心脏疾患的心悸心痛、胸闷乏力等见症，除本脏致病外，恒与木失疏泄攸关，盖气滞则血瘀，心脉失畅，怔忡、惊悸作矣。因此，在治疗心脏疾患时，朱老指出：须注重心肝同治，特别是气机郁结、气阴两耗的冠心病、心肌炎、心律失常等病证，心肝同治尤多，用药首选太子参、合欢皮，随证施方，每每应手取效。用此两味，意在益气和阴、舒畅心脉，令心气旷达，木气疏和，则胸痹心痛即可蠲除。

胸　痹

【病例1】范某，女，68 岁，城镇居民。胸膺作痛，板滞不舒，气短如室，夜寐欠安，苔薄腻，脉弦代。心电图示：房性早搏，部分未下传，左室肥厚，心肌损害。此气机失畅、心脉痹阻之候。治宜益心气，通心脉，宣痹散结，调气宽胸。处方：

太子参 20 g	合欢皮 15 g	全瓜蒌 15 g	紫丹参 15 g
薤白 10 g	郁金 10 g	降香 10 g	娑罗子 10 g
火麻仁 10 g	炙甘草 12 g		

服药 5 剂，心气复展，胸痹渐开，胸痛气窒减轻。再服 5 剂，胸痛消失。

【病例2】吴某，女，50 岁，干部。宿有冠心病、乙型肝炎病史。近日胸闷殊甚，神疲乏力，纳谷欠香，舌质衬紫，苔薄腻，脉细。证系久病痰瘀互阻心脉，心气失展，治予调畅心脉，豁痰化瘀。处方：

太子参 15 g	合欢皮 15 g	全瓜蒌 20 g	薤白 10 g
法半夏 10 g	川芎 10 g	生山楂 12 g	甘草 5 g
三七末 2 g (分 2 次冲服)			

加减共服 15 剂，胸膺宽舒，纳谷知香，体力渐复。

〔按〕上述两例，均有心气不足、胸阳失旷之见症，故均用太子参配合欢皮，以益心气，畅心脉。范案兼见气机失畅，故选娑罗子、降香、郁金调气通络；吴案瘀滞之症明显，以用三七、山楂活血化瘀。此同中之异也。

心　悸

【病例】陈某，男，23 岁，工人。心悸怔忡，不能自持，伴有头晕胸闷，舌红苔少。心率 106 次/min，早搏 4 次/min。此证肝失调畅，气阴两亏。法当调畅肝脉，益气养阴。处方：

生地黄 15 g	生白芍 15 g	合欢皮 15 g	太子参 15 g
麦冬 15 g	玉竹 15 g	功劳叶 12 g	炙甘草 10 g
生牡蛎 20 g (先煎)			

服药 5 剂，心悸、头晕、胸闷悉减，心率降至 92 次/min，早搏偶见。原方去功劳叶，加珍珠母 20 g（先煎）继续服用。

〔按〕此证心阴不足，阴不敛阳，故心率增速。方中太子参合炙甘草、麦冬、生地黄、玉竹益气养阴；牡蛎潜阳；合欢皮宽胸畅脉，故获效机。

眩　晕

【病例】陆某，女，38岁，工人。头晕、心慌、胸闷、喉梗塞，舌偏红，脉细，四末欠温，血压 90/60 mmHg。证属气机失调，阴阳失燮。当予益气阴，畅肝木。处方：

太子参 15 g	黄芪 15 g	黄精 15 g	合欢皮 12 g
丹参 12 g	川芎 10 g	淫羊藿 10 g	甘草 6 g

加减服用 12 剂，眩晕止，症悉退。

〔按〕此证舌质偏红，阴虚也；四末欠温，阳不足也。阴阳失调，脑失涵养，此眩晕之由来。方以甘平为主，配合淫羊藿柔润和阳，合欢皮系对胸闷喉塞而设。

喘　息

【病例】张某，女，60岁，城镇居民。病始干咳，近日情怀不舒，喘息不平，喉间痰鸣，两胁作胀，口干，苔中剥，脉细弦。经住某医院检查，诊为神经官能症。证为肺气失肃，肝失条达。治宜肺肝兼顾。处方：

太子参 12 g	杏仁 12 g	合欢皮 15 g	百合 15 g
黄荆子 15 g	怀山药 20 g	麦冬 10 g	绿萼梅 10 g
炙僵蚕 10 g	甘草 5 g		

加减服 23 剂，喘平症安而愈。

〔按〕证系肝气犯肺而喘逆，方取太子参、合欢皮益气调肝，百合、黄荆子、杏仁肃肺。

脏　躁

【病例】邵某，女，35岁，教师。无悲自哭，涕泪交流，举发无常，胸闷太息，每于情绪激动而加重。证乃脏躁。治当和缓心气，解郁柔肝。处方：

太子参 15 g	朱茯苓 15 g	夜交藤 30 g	淮小麦 30 g
合欢皮 12 g	石菖蒲 12 g	淫羊藿 12 g	甘草 3 g
大枣 12 枚			

服 12 剂后，因他病就诊时云已 2 个月未发。

〔按〕脏躁证用甘麦大枣汤为常法，加太子参、合欢皮益气调肝，更为合辙。

不 寐

【病例】张某，女，43 岁，干部。夜不安寐已延 2 个月之久。心慌胆怯，虚烦忧郁，头晕善忘，脉细软数，苔薄白。此心气不和、虚热内扰之候。拟除烦降火，舒郁安神为治。处方：

太子参 15 g	合欢皮 15 g	柏子仁 15 g	酸枣仁 15 g
夜交藤 20 g	秫米 20 g	知母 12 g	川芎 6 g
甘草 6 g			

加减共服 13 剂，夜卧安，虚烦宁。

〔按〕太子参配合欢皮，与酸枣仁汤合用，方随证立，疗效自见。

〔戴　坚整理〕

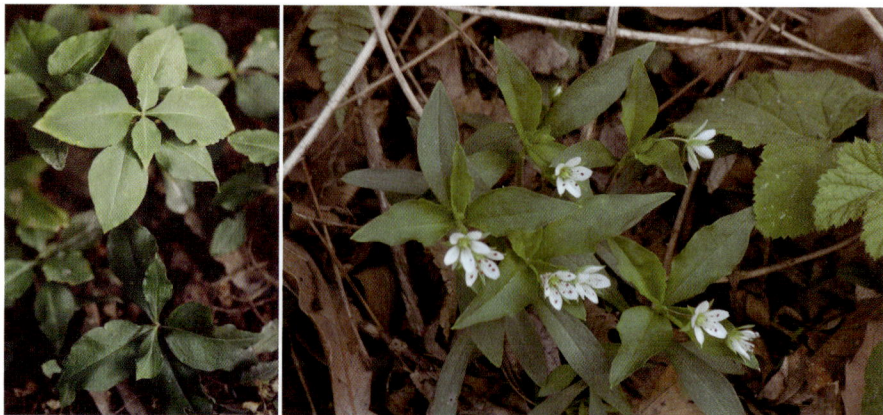

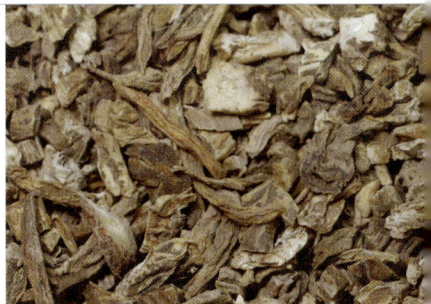

石菖蒲 | 功擅治痰

石菖蒲，辛温芳香，为开窍要药，常用于治疗健忘、多寐、神昏、癫狂、惊痫、中风失语等神志方面的疾患，而究其主要作用，乃在于入心涤痰，痰浊去，气血通，神明自复矣。

急性热病或杂病之痰蒙清窍

石菖蒲涤痰开窍的卓越作用，被广泛用于治疗急性热病及杂病之痰蒙清窍证。急性热病之神昏，多系热邪内陷所致。邪热鸱张，极易熏灼津液，炼而为痰，痰热蒙蔽心窍，则谵妄神昏作矣！雷丰《时病论》的"祛热宣窍法"即为此而设，"治温热、湿温、冬温之邪，窜入心包，神昏谵语或不语，舌苔焦黑，或笑或痉"等，方中既用犀角、连翘配牛黄至宝丹以清心泻火，而雷氏又特别指出："凡邪入心包者，非特一火，且有痰随火升，蒙其清窍"，故复以川贝母化痰，鲜石菖蒲开窍，以"救急扶危于俄顷"。此方之重点，侧重于祛热，涤痰宣窍为其次；盖痰由热生，若不重点治热，则本末倒置，徒治痰无功。此方配伍洗练，不失为热病神昏之效方，临床屡用有效。痰火盛者，随证加入天竺黄、郁金、竹沥之类收效尤著。至若湿温证，痰浊蒙蔽心包，症见身热不甚，神识呆钝，表情淡漠，时明时昧，喉间痰鸣，舌苔白而厚腻者，非菖蒲之化浊辟秽、涤痰开窍不为功，可选《温病全书》菖蒲郁金汤（鲜石菖蒲、郁金、炒山栀、连翘、菊花、滑石、竹叶、牡丹皮、牛蒡子、竹沥、姜汁、玉枢丹）。痰湿盛者，可配苏合香丸以"温开"；痰热盛者，宜配至宝丹以"凉开"。此证必俟痰浊去、机窍开，神识始得渐苏。《随息居霍乱论》之菖阳泻心汤（石菖蒲、黄芩、半夏、黄连、紫苏叶、厚朴、竹茹、枇杷叶、芦根），系从仲景泻心汤法蜕化而来，治痰浊壅闭、神识昏迷、胸膈痞塞之症甚效，盖以石菖蒲之涤痰化浊，配合芩、连之苦降，夏、朴之辛开，而奏通闭开痞之功。诚如清代周岩云："王孟英菖阳泻心汤，以菖蒲偶竹茹、枇杷叶等味亦妙。内用仲圣泻心汤三物，以菖蒲代生姜，盖义各有当也。"大能启人慧思。

神志疾病之痰浊

用石菖蒲治疗有关神志方面疾病的方剂甚多，常用的有《千金方》之孔圣枕中丹（龟甲、龙骨、远志、石菖蒲），此方可用于治疗健忘。考健忘多由思虑伤及心脾，或房事不节，耗损真阴，以致神明不安、脑力不济所致。然多挟痰浊，故安神益志、宁心化痰并重，在补益中寓宣通之意，枕中丹之意甚妙。此外，《千金方》之定志小丸（人参、茯苓、石菖蒲、远志），开心散（药物同上方，唯用量与剂型不同）等方皆用石菖蒲，均为心气不足兼挟痰浊者而设。王秉衡《重庆堂随笔》云："石菖蒲舒心气，畅心脉，怡心情，益心志，妙药也。"认为其功乃在于"祛痰秽之浊而卫宫城""宣心思之结而通神明"，可谓一语破的。

冠心病之心气虚夹痰者

从前贤心法扩充，在治冠心病之心气虚而夹痰者，症见胸闷短气，精神抑郁，多寐健忘，舌质淡、苔白腻，脉弦滑，恒用人参、酸枣仁合甘麦大枣汤以补其心气，温胆汤加远志、石菖蒲以化痰开窍，契合冠心病本虚标实之病机，故屡奏效机。朱老近年来对心肌炎或冠心病而见心律不齐、心悸怔忡、夹有痰浊、苔白腻者，恒以石菖蒲、炙远志各3g，泡汤送服"刺五加片"，每服4片，每日3次，颇收佳效。盖取石菖蒲、远志宁心化痰，调畅心气；刺五加增强机体抵抗力，调节心脏功能，三者合用，相得益彰，宜其效著也。又梅核气一病，多由情怀抑郁、痰气交阻所致。石菖蒲既长于治痰，又兼有理气之功，故用之甚为合拍。临床上常在半夏厚朴汤等方剂中加用此药，可以提高疗效。常见慢性气管炎患者服石菖蒲后，可使痰量锐减，其专于治痰之功，于兹可见矣！

〔何绍奇整理〕

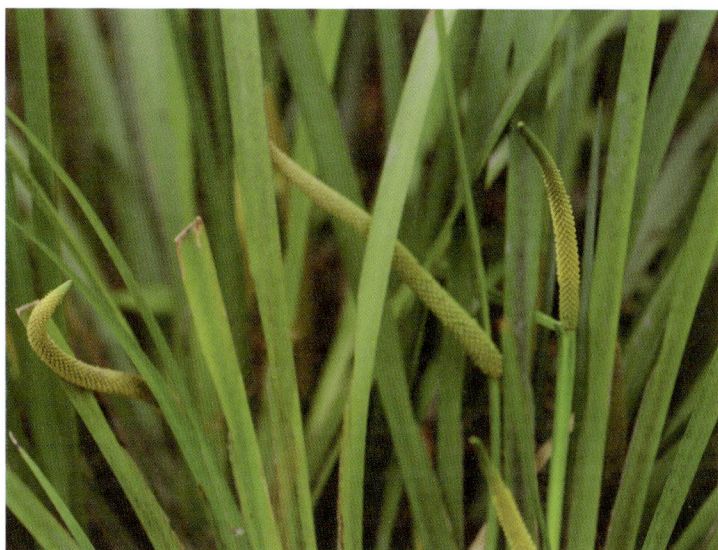

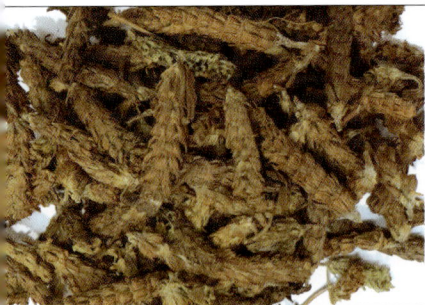

夏枯草 | 安神解毒，止血除痹

夏枯草，味辛苦、性寒，入肝、胆二经，为清肝火、散郁结之药。常用于治疗肝火上炎的目赤肿痛、头痛、头晕，也用于治疗瘰疬、痰核等病证。朱老以为该药下列之作用，有其独到之处。

安神宁志

不寐虽病因复杂，但究其发病之关键乃"阴阳违和，二气不交"，脏腑气血失和。根据朱震亨"夏枯草能补养厥阴血脉"之说，朱老认为夏枯草能散郁火之蕴结，安神以定魄。常选夏枯草与半夏合用治不寐。正如《医学秘旨》云："盖半夏得阴而生，夏枯草得阳而长，是阴阳配合之妙也。"两药合用，使"阴阳已通，其卧立至"。又《重庆堂随笔》云其"散结之中兼有和阳养阴之功，失血后不寐者服之即寐"。故朱老认为夏枯草治疗失血性不寐，尤其对阴虚火旺、肝阴不足者更为适宜。

【病例】徐某，女，38岁，患不寐症已3年，屡进养心镇静安神中药治疗，疗效甚微，需依赖镇静安眠西药，且治疗量渐增方有效。就诊时精神疲惫，夜难入寐，服地西泮（安定）2片，只能睡1～2小时，心烦易怒，舌质红，脉细小弦。证属郁火内扰，阳不交阴。治宜散郁火，和阴阳。处方：

夏枯草 15 g　　制半夏 12 g　　黄连 3 g　　肉桂 1.5 g　　甘草 6 g

连服 7 剂，夜寐明显改善。

续服 7 剂，不适感相继消失，巩固治疗 1 个月，后随访病未再发。

清泄热毒

夏枯草因其苦寒能清热，味辛能散结的作用，朱老广泛用于治疗热毒郁结之病证，如用单味药 10～30 g 煎汁代茶饮，治疗慢性咽炎、扁桃体炎；加车前草、凤尾草治疗尿路感染；加败酱草、鸭跖草、赤芍、丹参治疗盆腔炎（浓煎成 150 mL，保留灌肠，每晚 1 次，经期停用）；加橘核、荔枝核、川楝子、蒲公英治疗睾丸炎；加谷精草、密蒙花治疗葡萄膜炎；加葶苈子、大枣、鱼腥草治疗渗出性胸膜炎；加芍药汤治疗痢疾。现代药理研究证实夏枯草煎剂于体外对金黄色葡萄球菌、志贺菌属、伤寒沙门菌、大肠埃希菌、铜绿假单胞菌、乙型溶血性链球菌、肺炎链球菌、百日咳杆菌皆有较强的抗菌作用，可以说明其清泄热毒之功。

止血宁络

"夏枯草有补养厥阴血脉之功"，李时珍《本草纲目》云其治疗血崩。临床实践证明夏枯草对肺结核、支气管扩张之顽固性出血有明显疗效，为肺科一良药。处方：

> 夏枯草 15～30 g　　百部 20 g　　黄芩 10 g　　赭石 30 g
> 煅花蕊石 30 g

《本草经疏》云夏枯草治疗鼠瘘，民间还移用于治疗痔疮肿大出血属热毒者，用该药加槐花、皂角刺、败酱草、生地榆、苦参、熟大黄、赤芍、牡丹皮等，往往肿消痛定血止。

清热除痹

《神农本草经》云夏枯草"主寒热……脚肿湿痹"，《滇南本草》有夏枯草"祛肝风，行经络……行肝气，开肝郁，止筋骨疼痛、目珠痛，散瘰疬周身结核"的记载。该药治痹古有记载，今人用之较少，朱老认为该药不失为治疗热痹的一味佳药，具清火热，散郁结，通经络之功。现代药理研究示夏枯草具有明显的抗炎消肿作用。

夏枯草因其能散结，还可用治冠心病动脉硬化者，动物实验证实该药有延缓主动脉中粥样斑块的形成，具防止动脉粥样硬化的作用。朱老还认为夏枯草尤善通心气，用治胸膈之痞满，每获良效，因其苦能泄降，其辛能疏化，其寒能胜热，故可宣泄胸膈之郁窒，疏利气血之运行，其用量宜15～30 g。

该药有少数患者服后胃脘有不适感，可减少用量或辅以护胃的玉蝴蝶、凤凰衣等，即可消失。

〔潘　峰整理〕

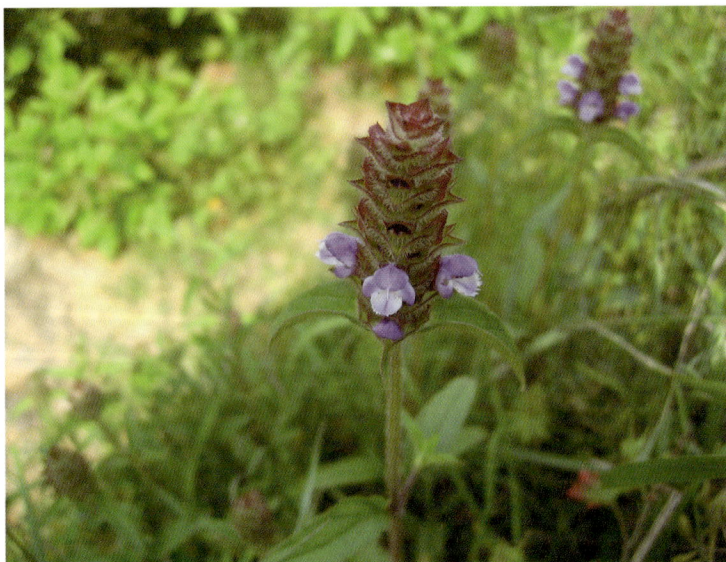

肺系病证药

细 辛 | 治咳逆，水肿，痹痛，善愈口疮

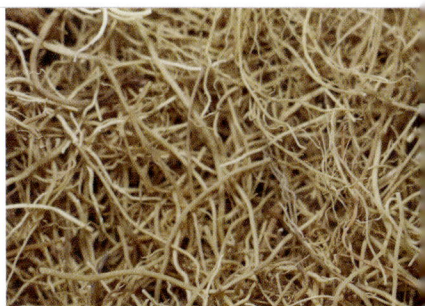

细辛，大辛纯阳，为药中猛悍之品，以温散燥烈为能事，用之得当，则其效立见，兹略举临床运用之数端于下。

降逆止咳

朱老指出，前人曾形象地把肺喻为钟，所谓"肺如钟，撞则鸣"。外而风寒燥热，内而七情致损，皆可以影响于肺，使肺气失宣散肃降之常，发为咳嗽。细辛所治之咳嗽气逆，乃为外有寒邪，内伏水饮，内外皆寒之证，小青龙汤便是代表方。此方之结构，大致分为三组，第一组药是用麻黄、桂枝解表散寒（《伤寒论》原文为"伤寒表不解"）；第二组药是用干姜、半夏蠲除水饮（《伤寒论》原文为"心下有水气"）；第三组药是白芍、五味子，甘缓酸敛、缓和药性之猛暴，使之成为有制之帅。而细辛一味，在方中独有深意，一层意思是助麻黄、桂枝解表；另一层意思是助干姜、半夏化饮；而五味子酸敛，与细辛之辛散相伍，一合一开，意在使肺之宣降复常，而咳逆自止，则是第三层意思了。仲景用药之妙，在此方得到了最充分的体现。医生治咳嗽的通病多出在两方面：一是用通套的止咳方药，见咳止咳；二是宁可用清热化痰之药，也不轻用辛温

53

燥烈之品。目前市售成药，如蛇胆川贝液、川贝枇杷膏之类，也以凉药居多，是以热咳或可有效，寒咳则雪上加霜矣。这两者都错在失去了辨证论治的精神。

【病例】董某，27岁，工人。咳嗽3个月余，遍服中西药不效，喉痒，痰多，清稀如水，夹有风泡，舌脉均无热象，他无所苦，姑拟小青龙汤原方投之：

麻黄 6 g	桂枝 10 g	法半夏 15 g	细辛 3 g
五味子 6 g	白芍 10 g	干姜 10 g	炙甘草 6 g

1剂咳减，3剂即完全告愈。

利水消肿

肾炎初起，有类风水，但有夹寒夹热之异，其症头面浮肿、畏风、苔薄、脉浮。夹热者，口渴、舌红、苔黄、脉数，朱老经验，用加减越婢加术方（麻黄、石膏、苍术、白术、蝉蜕、白花蛇舌草、连翘、金银花、车前草、野菊花、泽兰、益母草）；夹寒者，舌淡、苔白、脉不数、口不渴、畏寒，则取仲师治少阴反热之麻黄附子细辛汤（麻黄、制附片、细辛）合五皮饮（桑白皮、大腹皮、生姜皮、陈皮、茯苓皮），其效甚捷。盖细辛既温少阴之经，又兼有行水气之长，往往三五剂即可消肿。肾炎虽多见血压增高，而麻、附均有升压作用，朱老认为：有斯证即用斯药，不必避忌。事实上患者服上述处方后并无血压上升的弊端。

宣痹止痛

细辛有较好的止痛作用，风火牙痛，症见牙龈肿痛，喜吸凉风，口渴，舌红，脉滑数，常用细辛与石膏、荆芥、防风、薄荷、川芎、赤芍、蜂房、白芷、黄芩、升麻、甘草配伍，既是"火"，用石膏、黄芩正为得当，何以还用细辛？这是因为细辛有发散之长，取"火郁发之"的意思。此方加川乌、花椒，对龋齿疼痛也极有效。

细辛也常用于痹证疼痛，《神农本草经》谓其主"百节拘挛，风湿痹痛"。无论风寒湿痹、风热湿痹均可用之，但寒证用量可加大（朱老常用量为8～15g），后者则仅取其宣通经隧、冲开蕴结之湿热，用量则不宜重，一般3～5g即可。

细辛也为头痛要药，寇宗奭说其"治少阴头痛如神"。实际上风寒、风热头痛也常用之，《和剂局方》中川芎茶调散以及菊花茶调散即是其例。

口腔溃疡

口疮多属于火，但有虚火、实火之异，实火宜清宜下，虚火可补可敛。朱老治实火口疮，常以黄连配细辛，一寒一热，一直折，一发越，合奏消炎止痛之效，除内服外，也可以黄连3份，细辛1份，共研细末，蜜调外搽。对虚火口疮，则常于辨证汤药之外，用细辛15g，研细末，水蜜

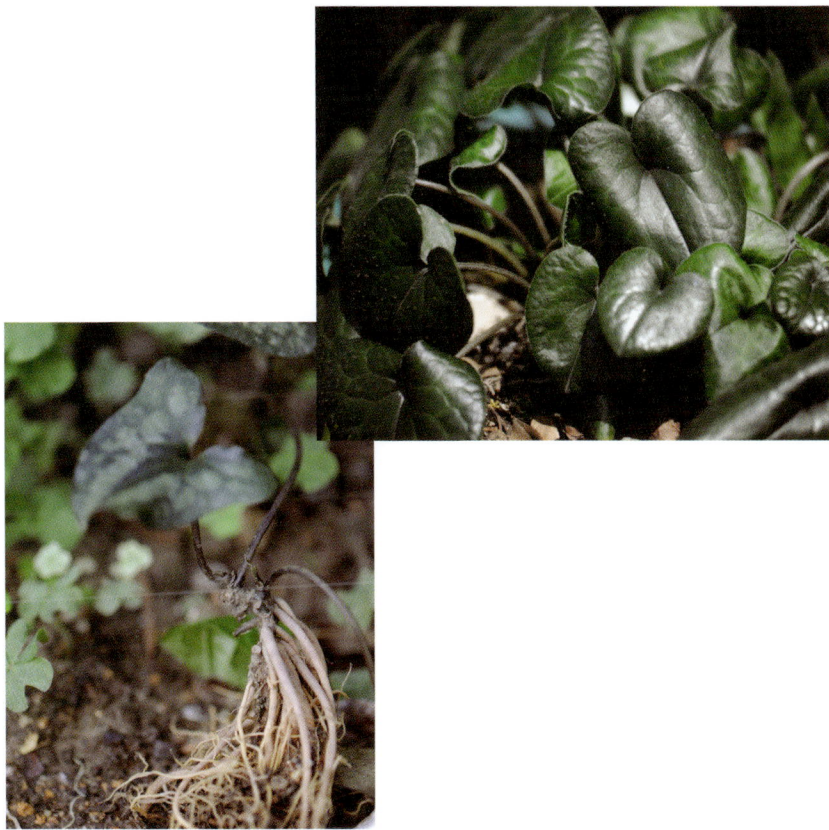

各半调匀如糊状，放置纱布中，贴在脐部，用胶布密封，2日一换，一般3日左右，口腔溃疡即可获愈合。

此外，由于细辛味辛走窜，善于通阳散结，对某些顽症痼疾如红斑狼疮、湿疹、肿瘤、帕金森病、心动过缓等，在辨治方中加用细辛，多可提高疗效。唯阴虚火旺、舌质红者忌用。

【用量探讨】关于细辛的用量，历来多有限定，如张璐说："细辛，辛之极者，用不过五分"。顾松园说："以其性最燥烈，不过五分而止"。《本草别论》说："多（用）则气闷塞不通者死"。朱老积多年经验认为，不可拘泥于前人旧说，头痛、腹痛、咳嗽、牙痛、口腔溃疡、肾炎，一般用3～6 g，类风湿关节炎、增生性脊柱炎，则可用10～20 g，以上均为汤剂用量。为求稳当计，也可先煎半小时。但若研末吞服，则需特别慎重，以小剂量为宜。顺便提及，笔者所在的医院，凡细辛超过3 g者，处方都得退回来，要由医生签字后才能取药。经笔者了解，是因为该院有一药工，患头痛鼻塞，医生在汤剂中用了6 g细辛。该药工欲求速愈，便在煎药时把鼻子凑上去熏，几分钟后便晕倒了，经一番抢救始清醒。院方查找原因，老专家认为是细辛用量超过了古圣垂戒的五分（1.6 g）之故，所以才有此严格规定。笔者认为：此错错在直接去熏，而不在细辛用量大小，此不成文的规定，实为因噎废食。

〔何绍奇整理〕

葎草 | 除蒸散结，通络利水

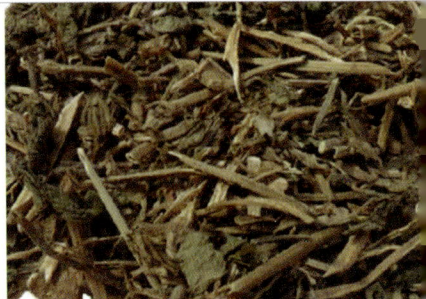

葎草，味甘苦，性寒。能清热解毒，利水通淋，并可退虚热。除内服外，煎水外洗可治皮肤湿疹，鲜草捣敷可疗蛇虫咬伤，焙干研末外掺可医湿疹破溃，诚为价廉易得之良药。朱老经过多年临床实践，扩大了葎草的应用范围，兹举数端，略述于后。

除蒸散结，擅退虚热

前人经验，葎草擅退虚热。《新修本草》载其"除疟，虚热渴"；寇宗奭亦指出，用葎草"生汁一合服，治伤寒汗后虚热"。均属信而可证。朱老经验，葎草对湿热大病后的虚热有良效。如治湿温病后期余邪未清，营卫未和，因而低热缠绵，自汗恶风者，常以葎草伍白薇，配合小剂量之桂枝汤，参以清化除邪之品，多能中鹄，恒历验而不爽。

葎草除清热除蒸外，《名医别录》载其"主瘀血"，知其兼可化瘀散结。民间经验，以葎草作丸，可治愈瘰疬，朱老因而将其移用于治疗肺结核之低热，效佳。临床以葎草配合养阴清肺之北沙参、天冬、麦冬、百合、黄精、十大功劳叶，多能使痨热迅速挫降；若配合西药抗痨，建功尤捷。

根据葎草散结、除蒸、利水多种功用，朱老常用其治疗渗出性胸膜炎。此证与"悬饮"相类，多因饮、热阻于胸胁，以致三焦不利，而呈现寒热、胸痛、气促等见症。在辨证论治方中加用萹草（干品 30～60 g，鲜品加倍），确有助于渗出液的吸收，使身热尽快下挫。朱老曾以本品独用，治愈数例包裹性胸膜炎，足见此药之奇效。

【病例】王某，男，18 岁，学生。1978 年 5 月前来就诊。其病起于 1976 年 3 月，始则恶寒发热，咳嗽胸痛，左侧尤甚，饮食不振。经某医院胸透检查，诊断为左下包裹性胸膜炎，有少量积液。经使用青、链霉素注射，配合服用异烟肼、维生素 B₆ 等，治疗 1 个月余，症状有所改善，但胸透检查，结果仍为"左侧包裹性胸膜炎"。继用前法间断治疗 2 年余，数次胸透结论同前。形体日渐羸瘦，手心如烙，胸胁作痛，纳谷不馨。朱老嘱其用鲜萹草 120 g 煎汤代茶饮，连服 1 个月，诸症次第减轻。胸透复查为：左下胸膜肥厚。遂告基本治愈。

痹 证

萹草大剂量使用，可以驱逐停潴于胸胁之饮邪。使用一般剂量，可以祛除经络之湿热，具通邪止痛之功，可用于治疗痹证。痹证证候各异，究其成因，总缘正气亏虚，风、寒、湿、热之邪入侵，留着经隧骨骱，阻遏气血运行所致。一般说来，风寒痹证以温经散寒、祛风通络为常法，而湿热痹证则当以燥湿泄热、宣通痹着为主。朱老对热痹的治疗，常以本品配

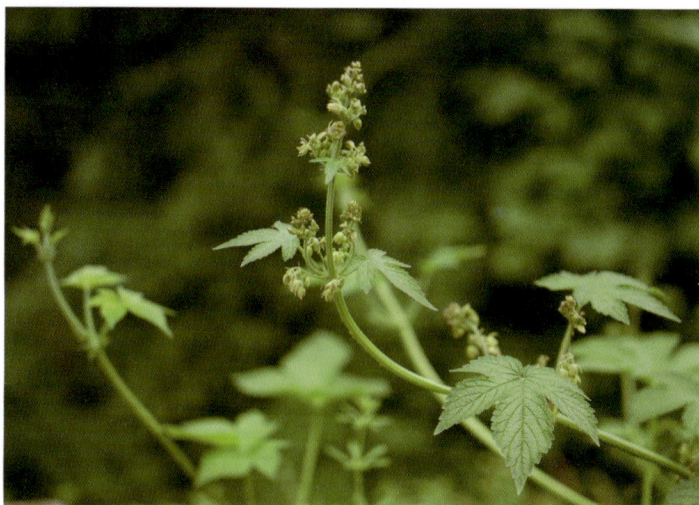

合虎杖、寒水石为主，随症选用其他药物，奏效殊捷。而热痹之血沉增快、抗链球菌溶血素"O"增高者，亦多能较快地降至正常。

【病例】张某，女，48岁，工人。起病1周，始则恶寒发热，周身关节走注作痛，继则两下肢出现多个蚕豆大小之结节，色红且痛，经使用西药保泰松等治疗，收效不著。顷诊身热未清（37.8℃），口苦而干，舌质红、苔薄黄少津，脉浮数。此热痹也，良由风湿热邪搏于血分所致。当予化瘀通络，泄热宣痹为治。处方：

> 萆草 30 g　　青风藤 30 g　　忍冬藤 30 g　　桑枝 30 g　　虎杖 20 g
>
> 寒水石 15 g　　赤芍 15 g　　牡丹皮 10 g　　地龙 10 g

连进5剂，体温正常，痹痛大减，结节基本消失。续予上方加桃仁10 g、红花6 g，又服10剂，诸恙若失。

此外，朱老治疗久痹之虚热，常用萆草配合银柴胡、白薇、秦艽等，加养营和络之品，收效亦佳。

急、慢性肾炎

具有利水泄热之功的萆草，不仅是热淋之效药，而且可以用于肾炎的治疗。急性肾炎相类于"风水"，乃风水相搏，致使肺失宣肃，不能通调

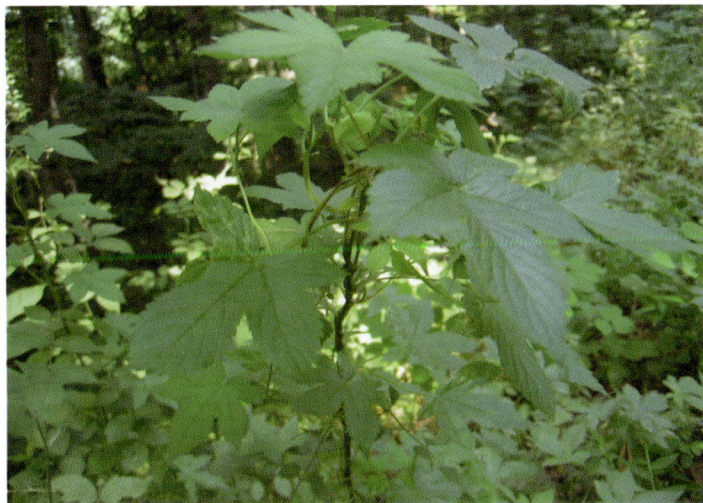

水道下输膀胱，水邪泛溢肌肤而成。在疏风宣肺剂中加用萆草，能促使浮肿尽快消退，有助于肾功能之恢复。

朱老治疗慢性肾炎选用萆草，必具备肾阴亏虚、湿热逗留之见症。斯时尿蛋白长期不消失，既有肾虚不足之"本"，又见湿热逗留之"标"。治本固为要务，而祛邪亦不可忽，盖湿热留恋，必然伤阴，病之淹缠，良有以也。

【病例】曹某，女，45岁，技术员。患慢性肾炎已2年余，面浮足肿，时轻时剧，尿蛋白长期在（＋～＋＋）之间，红、白细胞少许，腰酸肢楚，烘热头眩，舌质偏红、苔薄黄，脉细微数。迭进补肾摄精之品乏效。肾阴亏虚，湿热久踞，治宜养阴化邪。处方：

生地黄 15 g	石韦 15 g	龙葵 15 g	菝葜 15 g
熟女贞 15 g	萆草 30 g	马料豆 30 g	怀山药 30 g

连进10剂，浮肿逐渐消退。仍以上方出入化裁，共进40余剂，浮肿未再作，尿检正常，病情稳定。

〔朱步先整理〕

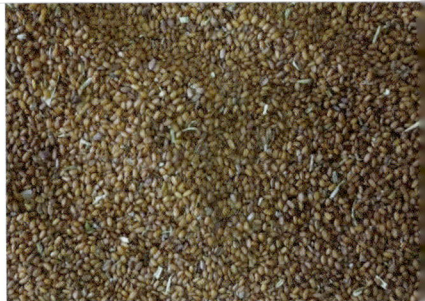

葶苈子 | 泻肺强心之佳药

葶苈子，味辛苦，性寒，入肺、膀胱经。长于下气行水，对于痰浊内阻、壅阻气道、气逆喘咳者，或水肿胀满而体气不虚者，用之多收佳效。然葶苈子有甜苦之分，《本草纲目》云："葶苈甘苦二种，正如牵牛黑白二色，急缓不同……大抵甜者下泄之性缓……苦者下泄之性急。"朱老认为，肺热咳喘多选甜葶苈，而泻水消肿则以苦葶苈为胜。

泻肺除饮

葶苈子苦降辛散，其性寒冷，故能泻肺止喘，利水消肿。朱老凡遇咳喘气阻，痰涎壅盛，而舌苔腻者，均于辨证方中加用葶苈子 10～15 g，服用一二剂后，恒奏显效。因其苦寒善泄，"通利邪气之有余，不能补益正气之不足"，故虚人须慎用，或与山药、白术等品同用始妥。

【病例】张某，男，81 岁，干部。宿有慢性支气管炎，经常咳喘，痰多气促，行走或活动后更甚。近日又发作较剧，面目浮肿，痰多如涌，气逆咳喘，难于平卧，苔微黄腻，脉弦滑。此痰浊阻肺，气失肃降之候，治宜泄化痰浊，降逆定喘。处方：

葶苈子 15 g	杏仁泥 15 g	黄荆子 15 g	竹沥夏 10 g
白苏子 10 g	黛蛤散 10 g (包)	化橘红 6 g	甘草 6 g
4 剂			

复诊：药后痰量大减，咳喘渐平，苔腻亦渐化，效不更方。原方葶苈子减为 10 g，续服 3 剂。

药后即趋平复，以参蛤散加味（自制方：红参须 20 g，蛤蚧 1 对，麦冬、五味子、紫河车各 30 g，化橘红 20 g。研末，每服 3 g，每日 2 次。对慢性支气管炎、哮喘、肺气肿、肺心病均获佳效）善后巩固之。

葶苈子泻肺定喘，师法前贤：仲景之葶苈大枣泻肺汤治悬饮；己椒苈黄丸治饮留肠间，与热互结而腹满、口干舌燥之痰饮病，均以葶苈子为主药。章次公先生对痰饮咳喘者，常取葶苈子 30 g、鹅管石 40 g、肉桂 10 g，共研细末，每服 6 g，每日 2 次，既能温化饮邪，又可涤痰定咳，收效甚佳。朱老常谓："痰饮病概括了现代医学之慢性支气管炎、支气管哮喘、渗出性胸膜炎、胃肠功能紊乱及幽门梗阻等病，以上诸病凡见面目浮肿、咳喘气逆、痰涎壅盛、呕吐痰水而肺气不虚者，均可参用葶苈子，颇能提高疗效，缩短疗程。"

抗御心力衰竭

心力衰竭的病理以虚为本，总属五脏俱虚，因虚致实，产生水饮、血瘀，上凌心肺则悸、喘。由于葶苈子有强心苷的作用，能使心肌收缩加强，心率减慢，对衰竭的心脏可增加排血量，降低静脉压。因此，风心病及肺心病并发心力衰竭者均可用之。多年来，朱老对心力衰竭患者善用扶正祛邪法取效。常以葶苈大枣泻肺汤为主，随症加味，能使临床症状和心力衰竭较快地缓解或消失，多数患者不仅病情稳定，而且可以恢复工作能力。凡见心慌气短、动则加剧，自汗，困倦乏力，苔白质淡，脉沉弱者，乃心脾气虚之证，宜加用炙黄芪、党参、白术、炙甘草以益气健脾；两颧及口唇发绀，时时咯血，脉结代，舌质紫瘀者，系心体残损、肺络瘀阻之证，应加用化瘀和络之品，如丹参、苏木、花蕊石、桃仁、杏仁、炙甘草等；如阳虚较甚，怯冷，四肢不温，足肿，舌质淡胖苔白，脉沉细而结代者，需加用附片、淫羊藿、鹿角片、炙甘草等品以温肾助阳。

【病例】周某，男，54 岁，工人。患风心病已七载，迭治未瘥。近旬来，咳喘气促，伴见咯血，面浮足肿，数用抗感染、强心、止血等西药，咯血仍未止，胸痛气急，心悸怔忡。舌边瘀斑甚多，苔薄，脉弦。心体残损，宿瘀内停，瘀血乘肺，肺络受损，诸象以作。治宜益气培本，消瘀宁络。处方：

> 太子参 30 g　葶苈子 15 g　苏木 10 g　煅花蕊石 10 g（研分吞）
>
> 麦冬 10 g　　炙甘草 10 g　三七末 2 g（分吞）　大枣 10 枚

药服 2 剂，咯血减少，咳喘趋缓，续服 3 剂，血止喘定，调理而安。

对于慢性肺源性心脏病并发心力衰竭者，朱老除辨证用药外，多加用葶苈子末，每次 4 g，每日 3 次，餐后服，奏效甚佳。一般在服药后 3～4 日，尿量增加，浮肿渐退，服药至 2 周时，心力衰竭显著减轻或消失，且无任何不良反应。

〔朱幼春整理〕

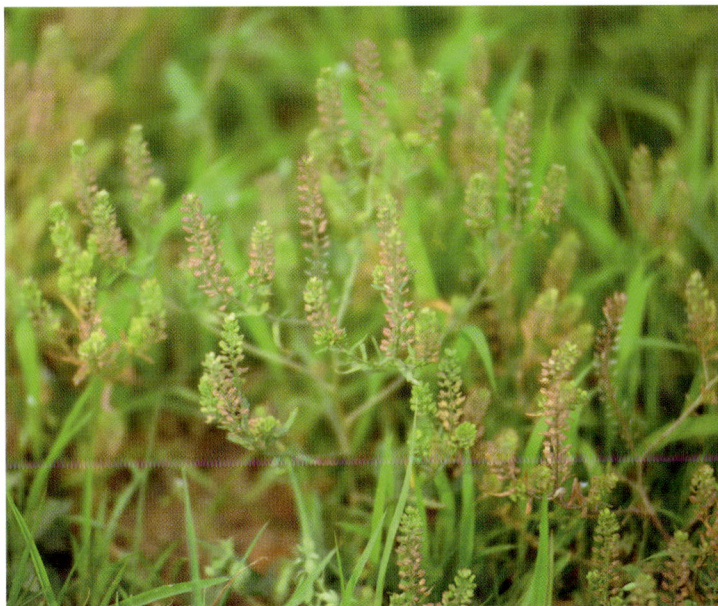

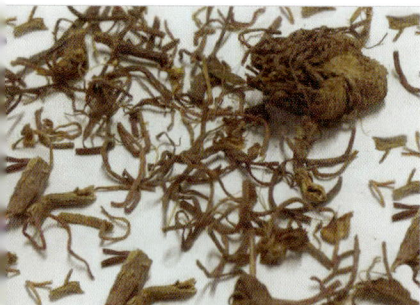

紫 菀 | 辛润宣肺，二便滞塞俱效

　　紫菀为祛痰止咳药，《神农本草经》谓其"主咳逆上气，胸中寒热结气"，是其用于咳喘痰嗽的最早记录。而其利尿通便之特殊作用，方书所载不多见。最早用紫菀利尿，见于唐代孙思邈《千金要方》："治妇人卒不

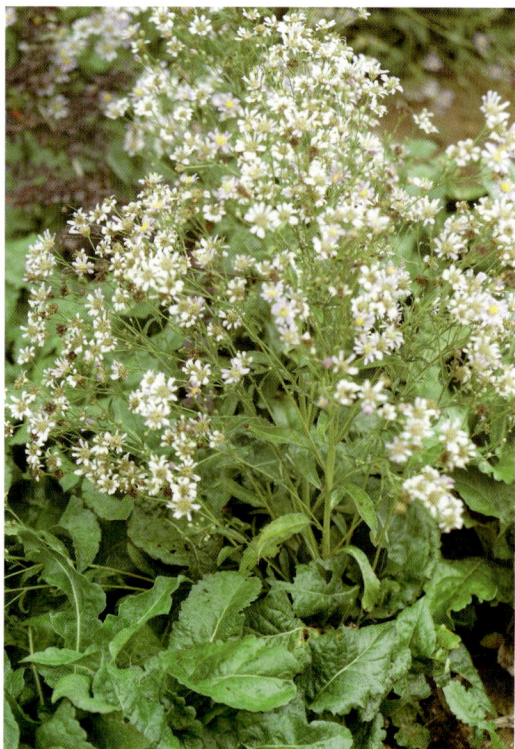

得小便，紫菀末，井华水服三指撮。"其后，宋代《太平圣惠方》以紫菀配黄连、甘草治小儿尿血，水道中涩通，用意均颇奇特。用紫菀通大便，则始于宋人史载之，据云蔡京病大便秘结，太医治之不得通。史当时初至京城，无医名，闻之，则上门施伎，却为守门者所阻，待其后诊过蔡京之脉，即云："请求二十钱。"蔡惊问："何为?"史云："用来买药。"即用紫菀研末送服，须臾大便即通，史于是名满开封。朱老指出，紫菀所以能通利二便，是因其体润而微辛微苦，观其药材，须根皆可编成辫状，故紫菀又有"女辫"之别名，其性润可知。润则能通，辛则能行，苦可泻火，故用于二便之滞塞有效。且肺为水之上源，肺气为痰火所壅，则治节不行，不能通调水道，于是小便不利；肺与大肠相表里，肺气不利，大肠失于传导，则大便亦不得通。由斯观之，紫菀所治之二便不利，必有肺气不宣之见症，非一切二便不利皆可治之也。推之凡清金润肺、消痰降气药，皆具有通利二便之功用，如瓜蒌、紫苏子、马兜铃、杏仁、桑白皮皆然。此说颇能开人悟境，记之以供同道参考。

〔何绍奇整理〕

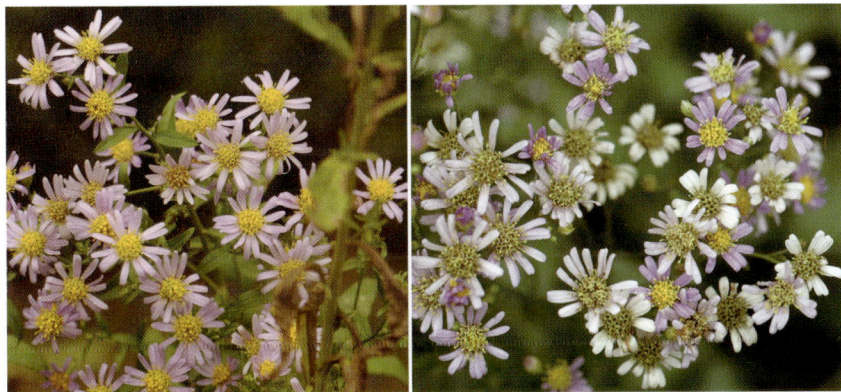

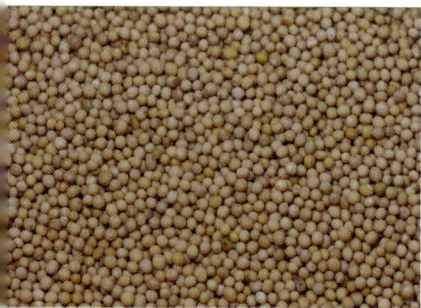

白芥子 | 利气豁痰，搜剔内外

白芥子，味辛性温，味厚气锐，内而逐寒痰水饮，宽利胸膈，用于咳嗽气喘，痰多不利，胸胁咳唾引痛；外而走经络，消痰结，止痹痛，除麻木。诚如《本草经疏》说："搜剔内外痰结及胸膈寒痰、冷涎壅塞者殊效。"朱老指出："白芥子含有脂肪油、白芥子苷、杏仁酶等成分，除作为祛痰平喘咳之剂（如三子养亲汤）外，对机体组织中不正常的渗出物之吸收，尤有殊功。"早年，朱老用白芥子、甘遂、大戟组成的古方控涎丹（又名子龙丸）治疗慢性淋巴结炎、湿性胸膜炎、胸水、腹水、支气管炎或肺炎痰涎壅盛者，以及瘰疬、流注等，有较好疗效，曾撰文刊载于《上海中医杂志》1956 年第 8 期。近 20 余年，又用白芥子为主药，治疗各种结节病，取得成功。足证吾师对白芥子一药，知之甚深，此即前人所谓"屡用达药"也。

渗出性胸膜炎

渗出性胸膜炎多为结核性，也有由风湿病、红斑狼疮等其他疾病引起者。以胸腔积液，伴见发热、胸胁胀闷、咳嗽、气急、咳唾引痛等症状为主要表现。与中医文献中的"悬饮"近似。朱老对此病常用控涎丹配合对症汤剂，每收捷效。其方用甘遂（去心制）、大戟（煮透去骨晒干）、白芥子（炒）各等份，研极细末，面糊为丸如梧子大，每服 2～3 g，每日 1 次。

服后当畅泻稀水，如服后隔半日仍未泄下者，可加服 1 次。剧泻者，则下次服药可酌减其量。但此法虚弱者慎用，孕妇禁用。

【病例】徐某，男，32 岁，工人。发热，胸痛，咳逆气促，已历 2 周，经 X 线透视确诊为左侧渗出性胸膜炎，经用抗生素尚未控制。体温 38.5℃，脉弦数（102 次/min）。听诊左肺中野以下呼吸音减弱，叩诊呈浊音，此悬饮也。当予肃肺蠲饮，以平咳逆。处方：

> 桑白皮 10 g　　炙僵蚕 10 g　　车前子 10 g（包）　　甜葶苈 12 g
>
> 杏仁 15 g　　薏苡仁 15 g　　鱼腥草 30 g　　金荞麦 30 g
>
> 甘草 4 g　　3 剂

另服控涎丹 3 g×3 包，每日服 1 包。

药后每日泄泻 2～3 次，气逆显减，胸痛亦缓，热势顿挫，此佳象也，控涎丹 2 g，每间日服 1 包，汤方续服 3 剂。

三诊：症情平稳，B 超检查已无胸水。调理而安。

控涎丹为十枣汤之变方，方中甘遂、大戟为逐水峻剂，而白芥子有搜剔停痰伏饮之长，如朱丹溪说："痰在胁下及皮里膜外，非白芥子莫能达，古方控涎丹用白芥子，正此义也。"张介宾说："白芥子消痰癖疟痞，除胀满极速。"本方不及十枣汤猛峻，用量又较小，而其功用不在十枣汤之下，故临床运用的机会较十枣汤为多。应当指出，控涎丹对促进渗出性胸膜炎的吸收虽有捷效，但注意不能以之代替中西药物的抗结核治疗。

结节病

结节病是一种原因不明、可累及全身多个器官的非干酪性上皮样慢性肉芽肿病变，可发生在淋巴结、肺、肝、脾、眼、皮肤等处。朱老在实践中体会到，此当属中医学中的"痰核""痰注"范畴，如朱丹溪说："人身中有结核，不痛不红，不作脓，痰注也。"故其治疗，当以化痰软坚散结为主，常用白芥子、生半夏、天葵、僵蚕、薏苡仁、海藻、昆布、夏枯草、生牡蛎、猫草等；夹瘀者加赤芍、穿山甲、当归、䗪虫、蜂房；夹气滞者加青皮、陈皮、姜黄；阴虚者加麦冬、天冬、百合、功劳叶；肾阳虚者加鹿角、淫羊藿、熟地黄、巴戟。此病病程较长，非短时能见其功，故医者患者，均须识"坚持"二字。案例详见临证治验卷结节病经验。

痹　证

《开宝本草》谓白芥子主"湿痹不仁……骨节疼痛"，《本草纲目》亦谓白芥子可治"痹木脚气，筋骨腰节诸痛"。朱老认为，久痹疼痛，未有不因停痰留瘀阻于经隧者，因此所谓治"骨节疼痛""不仁"云云，皆指其辛散温通，入经络，搜剔痰结之功。故常在痹证方中加用白芥子一药。如与姜黄、制南星、桂枝、蜂房、赤芍、海桐皮、淫羊藿、鹿角、制附片、当归相伍，治疗肩关节周围炎；与生地黄、熟地黄、淫羊藿、鹿角、麻黄、桂枝、制川乌、制草乌、乌梢蛇、穿山甲、骨碎补、续断、威灵仙、木瓜等相伍，配服益肾蠲痹丸，治疗类风湿关节炎、骨质增生、慢性腰腿痛，疗效均较为满意。

朱老用白芥子，一般为 10～15 g（汤剂），最大量用至 18 g，无任何不良反应。但阴虚火旺或无痰湿水饮者忌用。

〔何绍奇整理〕

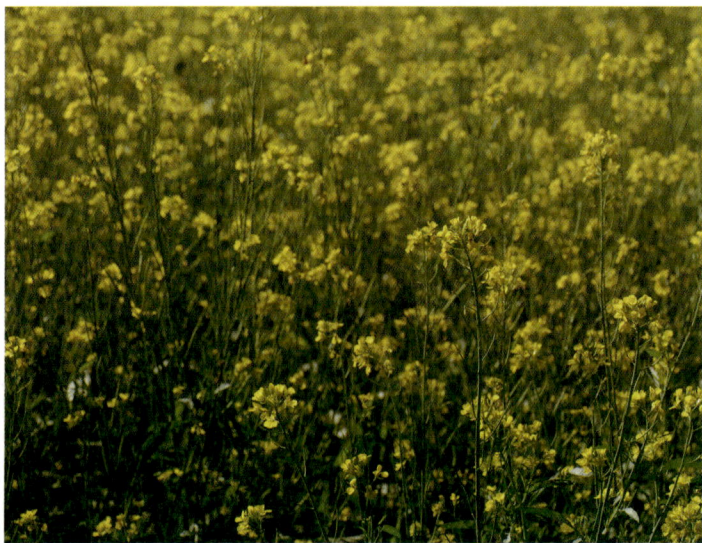

白 及 | 妙用三则

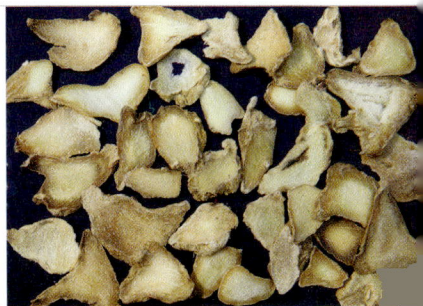

白及，味苦甘涩，性微寒，具有收敛止血、消肿生肌之功，主要用于肺胃出血等病证。对肺结核咯血、支气管扩张咯血、上消化道出血等疗效显著，实为内服外用的止血良药。朱老除擅用出血证外，对下列诸种疾患，别有经验体会。

恶心呕吐

食管肿瘤放射治疗和肝癌等介入手术后，恶心呕吐是常见的并发症之一，而恶心呕吐、呃逆咽痛、吞咽困难等难以忍受的痛苦，往往使治疗被迫中断。常用的降逆和胃剂（如旋覆代赭、橘皮竹茹之类），收效甚微。对放射治疗介入术，朱老认为系热毒之邪内遏，灼伤胃络，胃气不和，升降失调而致呕恶。《名医别录》记载，白及"主胃中邪气者，则苦寒之品，能除胃热耳"。《本草经疏》谓"入血分以清热，散结逐腐"。白及苦降清热，甘缓和中，虽属胶黏之质，但涩中有散，具有吸附、收敛、止血、生肌、清热、护膜、消肿、散瘀等一物数效的作用。正是因为白及能保护食管、胃肠黏膜，减轻其充血水肿，修补受损组织，促进愈合，因此在辨证方中加用白及，或单用白及粉，可广泛地用于胃和十二指肠溃疡、糜烂性胃炎、溃疡性结肠炎等病患。

【病例】何某，男，66岁，工程师。肝癌接受介入治疗术后出现胃部

69

不适，不能进食，稍进食物即恶心呕吐而被迫停止治疗。舌红苔薄，脉虚弱，气阴不足，胃络受损之征。予白及粉 15 g、蒲公英 30 g 煎汁调成糊状，分次徐徐咽下，每日 1 剂。

3 天后症状明显缓解，进食顺利，未再出现恶心呕吐。

咳 嗽

白及对咯血有独特的功效，对痨咳、阴虚咳嗽、百日咳的止咳效果显著。朱老指出，白及治咳，缘于其"涩中有散，补中有收"的双向特性，涩则敛肺，散则逐瘀，顽咳久咳尤为适宜。并拟白及、百部、黄精、蟅虫、葎草等组成基础方和"保肺丸"（朱老经验方）治疗肺结核病，其中白及补肺清热，敛肺止咳，逐瘀生新，消肿生肌，与诸药相伍，可修复结核病灶，提高西药的抗痨效果。对慢性支气管炎、咳嗽反复不愈者，随证加入白及，往往疗效明显。

【病例】罗某，女，55 岁，营业员。有高血压病史，服用非洛地平缓释片后咳嗽不止，停药半年多，咳嗽依然。曾使用多种抗生素、镇咳药、抗过敏药及中成药未效。阵咳痰少，咽干而痒，昼轻夜重，舌质红、苔薄微黄，脉小弦。肺阴耗损，肃降失司。处方：

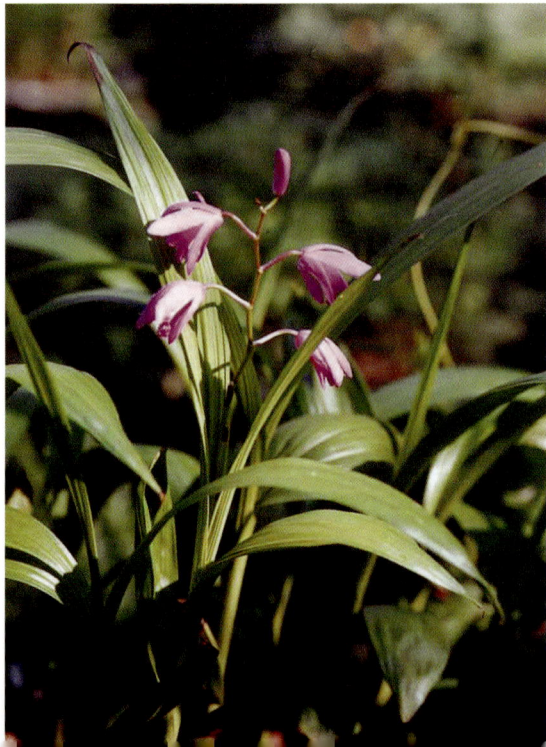

百合 15 g	北沙参 10 g	蒸百部 15 g	天冬 10 g
南天竹 15 g	桑白皮 10 g	鼠曲草 12 g	广地龙 10 g
甘草 5 g	炙枇杷叶 10 g		

连进 5 剂，咽干减轻，咳嗽依旧，将上方加白及 15 g，5 剂，咳嗽大减，夜寐安然。

尿浊、带下

临床常见的小便浑浊不清，形如米泔水的乳糜尿，或带下绵绵不断，有清稀如水，有黏稠如膏的带下病。多因病久由实转虚，脾肾亏损，固涩无权，精微下注所致。辨证属气虚者，白及配伍山药、白术、莲子；阴虚者配伍山药、女贞子、墨旱莲；夹有郁热者，配伍射干、萆薢，常获殊效。

由于其性黏腻而收敛，凡湿热较盛而苔黄腻者，暂勿用之。

〔蒋 熙 蒋 恬整理〕

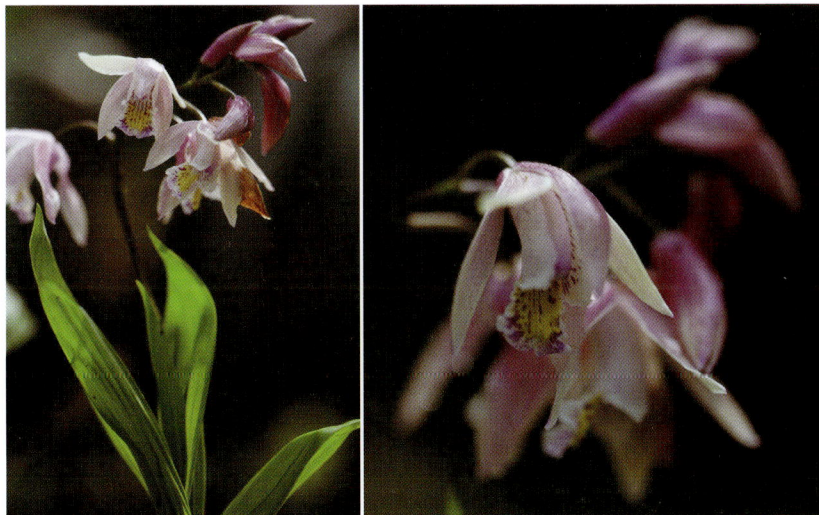

少见的变异白及花

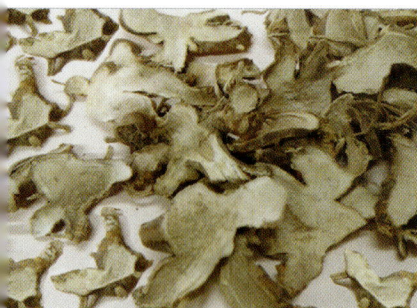

射 干 | 利咽定喘除湿

　　射干，形如乌羽、乌扇，而为其别名。苦、寒，归肺经。《金匮要略》之咳嗽上气用射干麻黄，治疟母鳖甲煎丸用乌扇。《千金方》治喉痹用乌扇膏，治便毒用射干同生姜煎服，皆取其善降之性和降火解毒、祛痰利咽之功。朱老除喉痹外，如梅核气、支气管哮喘、乳糜尿等，亦多用射干。

梅核气

　　《金匮要略》论"妇人咽中如有炙脔，半夏厚朴汤主之"之症，《医宗金鉴·诸气治法》称之为梅核气。痰凝气郁，阻滞胸咽，舌苔白腻，脉弦小滑，是半夏厚朴汤的适应证，多见情志抑郁而病的初始阶段。若情绪波动反复不愈，痰郁化热，苔黄舌红者，用泄化痰热、清肝达郁为宜，朱老用射干与夏枯草、蒲公英、郁金、绿萼梅、海蛤壳等相伍；若咽部暗红有瘀血征象者加牛角䚡，咽中梗阻往往随之如失。朱老用射干清降痰火，不直折其火势，而取其引经报使，引肺热移至大肠，痰热从大便而外泄。

　　【病例】葛某，女，47岁，教师。因家庭不和，情怀素郁不畅，近半年来，自觉咽中如物堵，胸肋不舒，口苦多梦。先后服用消炎利咽西药，半夏厚朴、丹栀逍遥丸等汤药未能取效。诊见形体较瘦，眼眶发青，情志易躁，舌红苔薄黄，脉小弦，显系肝郁化火，痰气互结。治宜清肝火，散郁结，涤痰气。处方：

射干 10 g	夏枯草 10 g	蒲公英 15 g	广郁金 15 g
绿萼梅 8 g	黛蛤粉 10 g	合欢皮 15 g	功劳叶 15 g
生白芍 12 g	炙草 6 g	决明子 5 g	

服药 14 剂，大便通畅，诸症消失。

支气管炎

　　射干对多种呼吸道急性感染性疾病有良好疗效，其代表方剂如射干麻黄汤等。支气管哮喘是一种发作性的变态反应性疾病，发作期以气促、哮鸣、咳嗽、痰多等症状尤为明显。"风""痰""气"与其发作密切相关。每于外邪袭肺（包括过敏源吸入、食入或接触，痰壅气道，肺失宣肃而致病。朱老从发时治标着手，用善降苦散的射干，配合祛风化痰的地龙、蜂房、僵蚕等虫类药，以及百部、桃仁、槟榔为基础方。喘促咳嗽能明显改

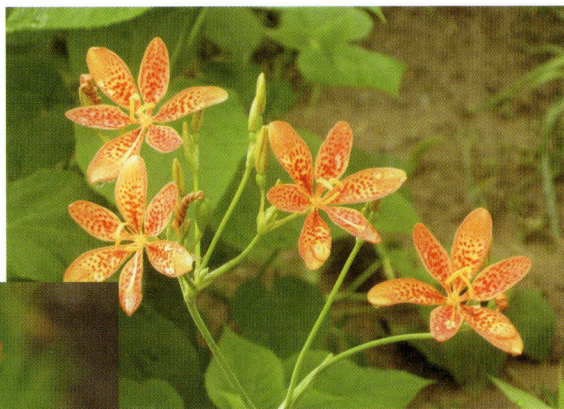

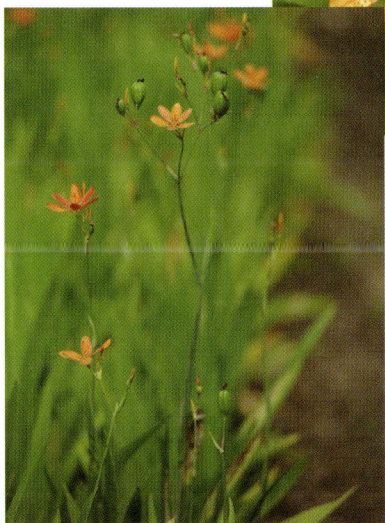

善，病情迅速控制。从现代药理来看，诸药相伍，具有抑制变态反应，活血利水，改善呼吸道通气功能，预防继发感染等功能。

【病例】朱某，女，23岁，学生。患支气管哮喘10年，发作时经常服用特布他林、酮替芬及抗生素。近胸闷、气短5天，每夜半喘鸣，喉间痰多不能平卧。常规用药，仅能临床缓解。诊见眼睑虚浮，胸膺不畅，稍咳痰白，肺部听诊：两肺闻及哮鸣音。痰浊壅肺，肺气失降。治宜化痰浊，肃肺气。处方：

射干10 g	广地龙12 g	炙蜂房10 g	蒸百部5 g
甜葶苈子15 g	桃仁10 g	槟榔10 g	苏子叶10 g
淡干姜5 g	五味子8 g	甘草5 g　5剂	

3剂服完，大便增多，半夜喘鸣渐平。肺与大肠相表里，邪从下泄也。5剂后诸症已瘥。

乳糜尿

足厥阴经络阴器、司二便，小便混浊，成乳糜状，病初多属湿滞郁热。射干治厥阴湿气下流，可配萆薢、白及，夹有出血加仙鹤草。

〔蒋　熙　蒋　恬整理〕

苦 参 | 性苦寒沉降，调心律，抗菌止痢

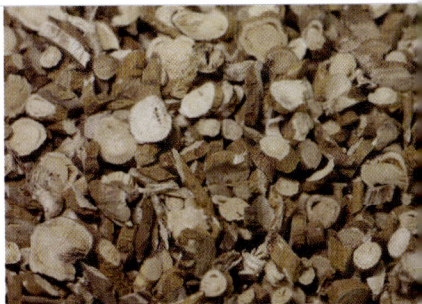

苦参，大苦大寒，纯阴沉降之品也。前人曾经指出，苦参"退热泄降，荡涤湿火，其功效与黄连、龙胆皆相近"，而"其苦愈甚，其燥尤烈""较为黄连，力量益烈，近人乃不敢以入煎剂，盖不特畏其苦味难服，亦嫌其峻厉而避之也"（张寿颐《本草正义》）。朱老指出，张氏此说诚是，但善用药者，当用其长而避其短，与领导者"知人善任"同一道理，否则良药之功竟遭泯灭，不亦惜哉！朱老用苦参，主要在以下几个方面。

痢疾、肠伤寒

苦参对痢疾有卓效。急性菌痢，症见痢下赤白、发热腹痛、里急后重者，皆由湿热壅滞所致。苦参兼燥湿清热之长，故单用亦有效，常用量6 g，研末冲服，每日3次，连用3～5日，不仅症状消失快，大便镜检恢复正常也快。加木香粉（两者比例为3∶1），其效益佳。如嫌散剂难服，可依上述比例配成苦参木香丸，研细水泛为丸，每服6 g，赤痢加红糖，白痢加白糖，开水送下。对肠伤寒带菌者，再加黄连，是为"苦参香连丸"，可使伤寒沙门菌培养阳性者转阴。在肠伤寒的治疗上，朱老常用通下疗法，常采用聂云台的表里和解丹及葛苦三黄丹（详见《临证治验卷·通下

疗法在温热病中的应用》)，一般服前方 3 日后热势未挫者，即改用后方，连用 5～7 日多可奏效。而后方即以苦参与大黄、黄连等配伍。

心律失常

心律失常属中医惊悸、怔忡等病证范畴，对于异位搏动及心律失常，过去多依"脉结代，心动悸，炙甘草汤主之"径用炙甘草汤，有效者，有不效者。近 20 余年，研究者发现苦参对多种快速性心律失常有效，实验结果表明：苦参有降低心肌收缩力、减慢心搏、延缓房性传导以及降低自律性等作用。朱老采用这一成果，在辨证用药的同时加用苦参，经长期实践证明，确有较好效果。

【病例】程某，男，28 岁，职员。素日工作劳累，兼之睡眠不足，经常头眩、耳鸣、心悸怔忡，近日心悸加剧，心率达 150 次/min，口干，心烦，掌烷，夜眠不宁。心电图提示室上性心动过速。苔薄、质红，脉细疾数。此肝肾阴虚，水不济火，君火妄动，上扰心神。治宜滋阴降火，宁心安神。处方：

苦参 20 g	生地黄 20 g	黄连 5 g	丹参 15 g
功劳叶 15 g	玉竹 12 g	生牡蛎 30 g	炒酸枣仁 30 g
麦冬 10 g	炙甘草 8 g		

5 剂药后，诸象均见好转，心悸显缓，自觉安适。苔薄、质略淡，脉细数（94 次/min）。此佳象也，效不更方，续进服 5 剂，心率已降至 80 次/min。嘱注意劳逸结合，继以杞菊地黄丸善后之。

湿疹

苦参为皮肤病要药，对湿疹的功效尤其显著。常以苦参配白鲜皮、徐长卿、紫草、牡丹皮、蝉蜕、黄柏、赤芍、土茯苓、甘草治疗急性、亚急性湿疹。痒者加夜交藤；渗出物多，甚至黄水淋漓者，加苍术、白术、薏苡仁；脾运不健加山楂、枳壳、槟榔；食鱼虾海鲜而发作者加紫苏叶、芦根；无渗出物、干燥者，加生地黄。苦参还可单味外用，渗出物多者，可以干粉撒布，或配合白鲜皮、马齿苋、徐长卿、蛇床子、荆芥、防风等作外洗剂，或将煎出液冷却后以棉纱布浸药液外敷患处，待干即换之，效果不错。

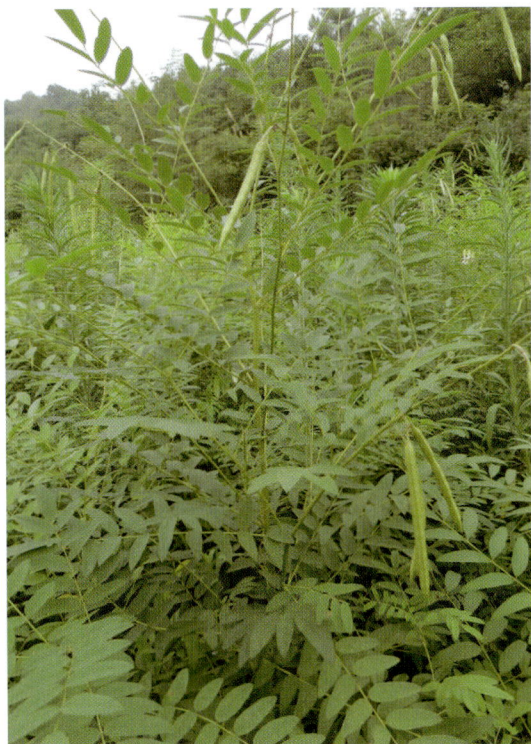

外阴湿痒

苦参在传统用药上一向认为有杀虫之功，如李时珍云："热生风，湿生虫，故能治风杀虫。"现代研究证实苦参对多种皮肤真菌有抑制作用，也有报道单用苦参治疗滴虫性阴道炎及宫颈糜烂获效者。朱老常用苦参为主药配黄柏、紫草、白芷、蛇床子、威灵仙、白矾、花椒、防风、生艾叶、雄黄作浸洗剂，每日 1 次，每次 10 分钟，对外阴湿痒有明显疗效。

梦遗

一般而论，无梦而遗，责之肾失封藏；有梦而遗，多系湿热相火。朱老指出，前人有歌云："见痰休治痰，见血勿止血，有汗莫发汗，精遗勿止涩……明得个中趣，方为医中杰。"奈何医者治遗精，率多以补涩为其能事哉！湿热相火，上扰心君，则心君不宁，下扰精室，则精关难固，故有选于苦参也。

【病例】边某，山东人，借住北京八一中学。患梦遗，来京求医半载余，以其久病体虚，处方率多补肾、固涩、补气之品。熟知愈补愈虚，每日梦遗不止，神色憔悴，而脉数、舌红、苔黄腻，明为湿热相火之证，遂遵朱老法，拟方如下：

苦参9g	黄柏9g	远志6g	茯苓15g
车前子15g（包）	萆薢15g	生白术10g	泽泻10g
生薏苡仁30g	生甘草3g		

4剂后梦遗顿愈，乃易方调理之。半年后复来京做生意，相逢于途，欣喜相告，病已痊愈，体健一如昔日云。

此外，苦参尚可用于泌尿系感染，小便淋沥涩痛，妇女赤、白带下，高尿酸血症及痛风性关节炎（能碱化尿液）等疾病。

苦参用量，除心律不齐需用较大量（15～20g）外，其他疾病，以6～9g为宜。外用不限。处方有苦参的汤剂，均宜在餐后半小时服药，空腹服之易于引起呕吐。

乳糜尿

乳糜尿，系小便混浊，白如米汤，而溲时无痛感的一种疾病，与中医学的"膏淋"近似，多为脾肾不足、湿热下流所致。朱老常用苦参为治乳糜尿之主药，盖其清热、燥湿、杀虫，其功专在下焦，较之黄柏、栀子尤胜一筹也。初起用苦参配煅白螺蛳壳、牡蛎、半夏、葛根、柴胡、黄柏，即孙一奎《赤水玄珠医案》之"端本丸"。病久脾肾两亏者，用苦参配芡实、金樱子、石菖蒲、萆薢、益智仁、山药、熟地黄、山茱萸等，亦有显效。

失　眠

对肝郁化火或心火偏亢而致失眠者最为合拍，历能清火除烦，宁心安神。处方：

苦参15～20g	黄连5g	茯苓15g	甘草6g

连服3～5剂，多获佳效。

〔何绍奇整理〕

栀 子 | 治疗胰腺炎有特效

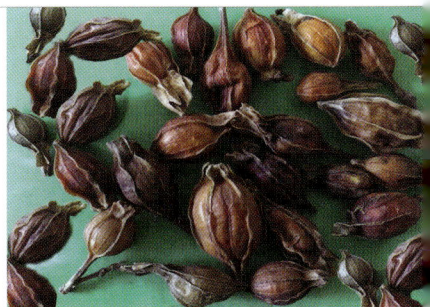

栀子为常用清热泻火解毒药，有栀子配方的名方亦甚多，如《外台秘要》中黄连解毒汤，治三焦热毒壅滞、高热、烦躁、疮痛、目赤；仲景茵陈蒿汤治湿热黄疸，栀子豉汤治心烦懊不眠；《十药神书》中十灰散治各种热证出血；丹溪越鞠丸治气郁化火，等等。而朱老在长期临床实践中擅用生栀子治疗急性胰腺炎。

急性胰腺炎属中医学"胃脘痛""心脾痛""胁腹痛""结胸膈痛"等病证范畴，其起病急骤，脘胁部剧痛拒按，疼痛可波及全腹，伴见恶心呕吐，发热（低热、潮热或高热），腹胀便秘，小便黄赤，部分病人可见黄疸。多由暴饮暴食（饮酒过多或过食油腻），脾胃骤伤，湿热结聚，波及胆胰而致。朱老认为，脾胃湿热，蕴蒸化火，乃本病发生之关键。生栀子泻三焦火，既能入气分，清热泻火，又能入血分，凉血行血，故为首选之药。辅以生大黄、蒲公英、郁金、败酱草、生薏苡仁、桃仁等通腑泄热之品，其效益彰。痛甚者可加延胡索、赤芍、白芍；胀甚者加广木香、枳壳、厚朴；呕吐甚者，加半夏、生姜，并可改为少量多次分服，必要时可先做胃肠减压，然后再加胃管注入。其病势严重、出血坏死型、禁食禁水者，则可做点滴灌肠。轻者每日1剂，2次分服；重者可每日2剂，分2次灌肠，常收佳效。

【病例】诸某，男，76岁，干部。原有胆汁反流之疾，经常脘嘈不适，近月来因连续参与宴会，频进膏粱厚味，突然上腹胀痛、呕吐、汗出肢冷，乃去医院检查，B超显像见胰腺肿大，伴有渗液；血常规：白细胞$15×10^9$/L，中性粒细胞0.86（86％）。血淀粉酶950 U/L，尿淀粉酶460 U/L；热势逐步上升。上腹胀痛经胃肠减压后已有缓和，但腹肌有明显压痛，因年事已高，又有冠心病史，故外科暂作保守治疗，禁食禁水，静脉滴注头孢他啶5 g。翌日热度上升达39.9℃，巩膜见黄染，白细胞上升至$23.5×10^9$/L，中性粒细胞达0.95（95％），血淀粉酶高达2000 U/L。又CT检查为胰头水肿、坏死出血，腹腔有渗液2处，病势仍在进展。继续使用头孢他啶6日后，白细胞总数及中性粒细胞百分比丝毫未降，腹部压痛明显，渗液3处。院方发给病危通知。家属要求朱老会诊：湿热壅阻，中焦气滞，毒邪凝结，大便5日未行，邪无出路，病即难解。苔黄垢焦腻，少津，唇燥，脉弦数。治宜清泄解毒、通腑导滞，冀能应手则吉。处方：

> 生山栀20 g　　生大黄20 g　　广郁金20 g　　赤芍15 g
> 蒲公英30 g　　败酱草30 g　　茵陈30 g　　生薏苡仁40 g
> 炒枳壳4 g　　2剂

每剂煎取汁200 mL，点滴灌肠，上、下午各1次。

灌肠后1.5小时排出焦黑如糊状大便较多，二次灌肠后亦排出糊状便，患者自觉腹部舒适，次日热势下挫，白细胞总数及中性粒细胞开始下降，灌肠改为每日1次。第3日热即退净，白细胞降为$8.5×10^9$/L，中性粒细胞0.78（78％）。第4日大黄减为10 g，继续每日灌肠1次。第7日生化指标均趋正常，外科已同意进流质，灌肠改为间日1次；其中2处腹部积液已吸收，但胰头部为包裹性积液，仅稍有缩小，外科认为不可能完全吸收，嘱3个月后手术摘除。患者仍坚持间日灌肠1次，结果40天后B超复查，包裹性积液已吸收，仅见一痕迹而已。患者注意饮食控制，少进肥甘之品，少吃多餐，迄今已10余年，未见复发。

朱老采用灌肠法治疗出血性坏死性胰腺炎之经验，引起外科专家之重

视，并提出建立科研课题，进一步实践总结，以期推广。（该课题被列为江苏省省级科研计划，业于2005年进行鉴定并获科技奖）

近据大连医科大学贾玉杰教授等研究证实：生栀子对急性出血性坏死性胰腺炎具有明显的治疗作用，可减轻胰腺的病理损害，纠正胰腺水肿、充血等病理障碍，促进代谢，改善血流，有助于胰腺的功能恢复。此与朱老之实践，不谋而合。

此外，有一民间验方"栀子辣蓼汤"（栀子10 g，辣蓼草20 g，甘草6 g）加味治卵巢囊肿甚效。气虚者加黄芪30 g，合并盆腔炎者加薏苡仁、败酱草各30 g，腹痛者加香附、川楝子各15 g。水煎分4次服，2个月为1个疗程，月经期不需停药。2个月后做B超复查，80例中治愈57例，显效23例，总有效率100％（《中国民族民间医药杂志》2003，3：145），值得参用。

〔何绍奇整理〕

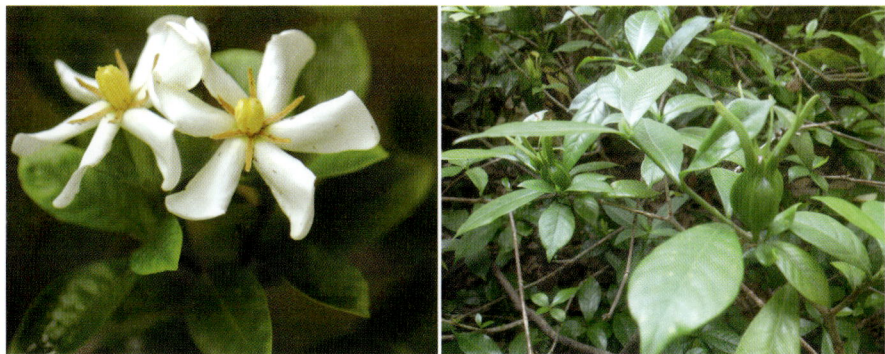

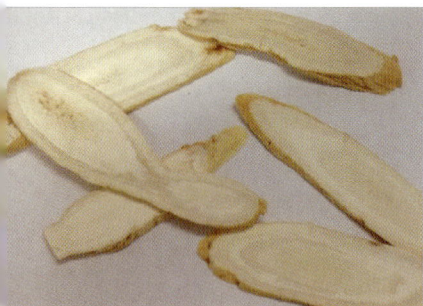

人参与五灵脂 | 同用效佳而无弊

人参、五灵脂（图见215页），为中药"十九畏"中的一对药，向来在配伍禁忌之列。两者为何相畏？同用后会出现哪些不良反应？均无一个明确的说法。章次公先生早在20世纪30年代编写的《药物学》中即指出，两者完全可以同用，希望医药界同仁勿为成说束缚。朱老认为，久病多虚亦多瘀，胃脘久痛者，恒多气虚挟瘀之证。

由于脾胃气虚，故症见乏力，面苍，空腹时则痛，得食可暂安；由于瘀血阻络，故疼痛较剧，患者痛如针扎、痛点固定，舌见瘀斑，大便隐血多是阳性。此与单一的脾胃虚寒，多见其痛绵绵，喜热喜按者明显有异，其治须以益气化瘀为主，故人参、五灵脂同用，一以益气，一以化瘀，乃症情之的对。经长期应用观察，并未发现两药同用后有任何不良反应。如朱老治疗十二指肠溃疡、慢性萎缩性胃炎的胃安散：

莪术 50 g	生黄芪 90 g	红参 45 g （或用党参 90 g）	
怀山药 90 g	蒲公英 90 g	枸杞子 90 g	鸡内金 60 g
炮刺猬皮 60 g	生蒲黄 60 g	五灵脂 60 g	徐长卿 60 g
穿山甲 45 g	玉蝴蝶 45 g	凤凰衣 45 g	甘草 30 g

共研极细末，每次4 g，每日3次，餐前服。此即以人参（党参）与五灵脂同用，有止痛、消胀、愈疡、开胃进食之功。对萎缩性胃炎病理切片

报告有肠上皮化生或不典型增生者亦有显著作用，坚持服用，并视具体病情适当调整药物（如阴虚加生地黄、麦冬、白芍，阳虚加炒白术、荜茇、高良姜之类），可获根治。

【病例】胡某，男，26 岁。患十二指肠球部溃疡，曾有多次便血（柏油样便）。最近因情绪紧张，工作劳累，又见黑便、胃痛，痛处固定拒按，痛时如针刺状。乏力，头昏，面色苍白，舌淡，脉细弱。病属气虚血瘀。处方：

红参 9 g	当归 10 g	炒白术 10 g	赤芍 10 g
白芍 10 g	茯苓 15 g	炮姜炭 6 g	炙甘草 6 g
生地榆 12 g	五灵脂 12 g	伏龙肝 50 g（先用水 4 碗，搅和，澄清后去渣及浮沫，代水煎药）	

4 剂后痛止，已无明显黑便，精神转佳。易方以胃安散，加海螵蛸 90 g、浙贝母 60 g、甘松 30 g，每日 3 次，每次 5 g，调理 2 个月余，诸症悉除，复查壁龛已愈合。

〔何绍奇整理〕

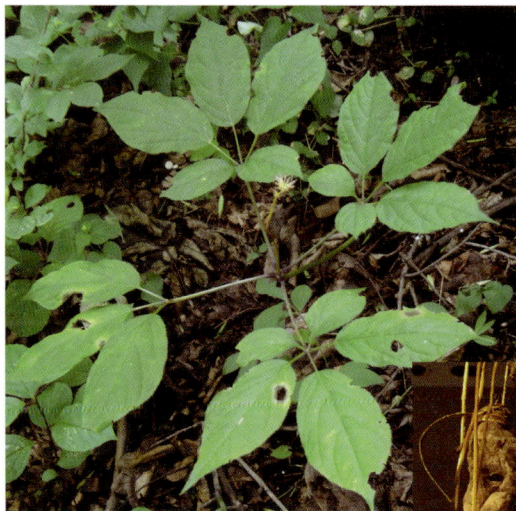

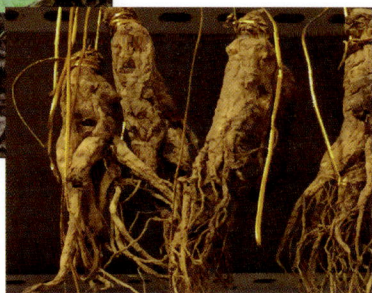

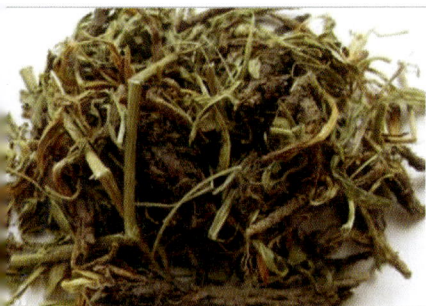

甘 松 | 醒脾，解郁安神

甘松，又名甘松香，味甘、微辛，性温，为脾胃病之要药。在宋人脾胃病方中较为常见，如《和剂局方》大、小七香丸，大沉香丸，木香饼子，木香分气丸诸方皆用之。上述诸方，用药亦大同小异，大旨不外行滞（配香附、台乌药、丁香、砂仁、藿香、莪术等），温中（配肉桂、干姜等）。

温中醒脾

甘松温而不热，甘而不壅，香而不燥，微辛能通，故兼温中理气之长。且以其芳香之气，大可醒脾，如李时珍说："甘松芳香能开脾郁，少加入脾胃药中，甚醒脾气。"从《和剂局方》诸方所列"主治"来看，诸如"脾胃气冷""不思饮食""心膈痞塞""气滞气注""脾胀脾疼""口淡"等，皆因脾胃气滞寒凝所致，温中行滞，自为正着。不过《和剂局方》中脾胃诸方有一个偏向，即香燥药用得太多，往往是集数味甚至十几味辛温香燥药于一方（其中有一个方子就以"集香丸"名之）。脾喜燥而恶润，设是虚寒而湿困之证，用之确有捷效；若是胃阴不足，舌红、口干之人，则无异于抱薪救火。何况辛温香燥之品，也不宜久服、常服，否则难免伤阴之弊。是以金元医家，皆对《和剂局方》有所指责，以朱丹溪为代表，后人未能深察，遂误以全部《和剂局方》皆为辛温香燥剂，这是不公正的。甘松这一良药，亦因此而鲜为人识，观《本草纲目》甘松条下，竟只寥寥数行而已，"主治"条下，也只是抄录《开宝本草》的"恶气、卒心腹痛满，下气"几个字，无多发明。张路玉《本经逢原》、黄宫绣《本草求真》诸书亦然。朱老治疗气滞胃痛、胸满腹胀、不思饮食脉弦细、苔白腻者，常用甘松配香附、陈皮、香橼皮、麦芽、紫苏梗、焦山楂、六神曲、大腹皮、生姜等，取效甚捷。

【病例】汪某，男，37岁，商人。素日工作较为劳累，不能按时进食，有时又常暴饮暴食，致胃脘经常胀痛，得嗳稍舒。偶遇情绪怫逆，则其胀痛更甚，纳谷欠香，苔白腻，脉细弦。劳倦伤脾，肝胃不和，气机郁滞，治宜疏肝调胃，而和中州。处方：

| 紫苏梗 10 g | 甘松 10 g | 广郁金 12 g | 徐长卿 15 g |
| 生麦芽 15 g | 佛手片 8 g | 陈皮 8 g | 甘草 4 g |

二诊：5剂药后脘胀显减，知饥思食，苔薄腻，脉细。原方损益，以善其后。

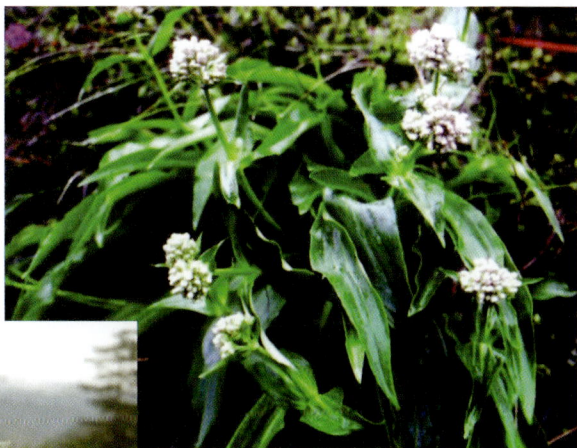

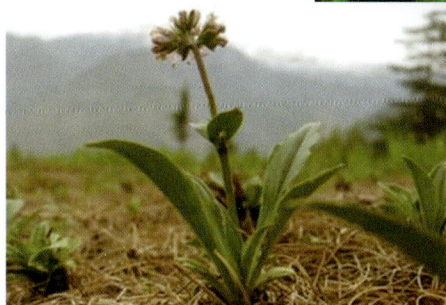

解郁安神

甘松的另一作用是解郁安神，此则人所鲜知者。朱老对胸襟拂逆，肝失条达，自觉腹内有气冲逆，胸闷如窒；或妇女经期乳胀，喜太息，无端悲伤流泪者，常用甘松，视其虚实，或与疏肝理气药伍用，或与养心安神药配合，每收佳效。

【病例】李某，女，34岁。头眩神疲，夜寐多梦纷纭，经前乳胀较甚，胸闷欠畅，太息始舒，苔薄质微红，脉弦。此肝郁气滞、气机失畅之咎。治宜疏肝解郁，而畅气机。处方：

> 甘松 12 g　广郁金 12 g　丹参 12 g　合欢皮 15 g　功劳叶 15 g
> 淮小麦 30 g　夜交藤 30 g　大枣 5 枚　甘草 5 g

5剂药后诸象均见好转，原方继服5剂而安。甘松的用量，一般为6～12 g（汤剂），又以其含芳香性挥发油，故入汤剂不宜久煎，后下效佳。

〔何绍奇整理〕

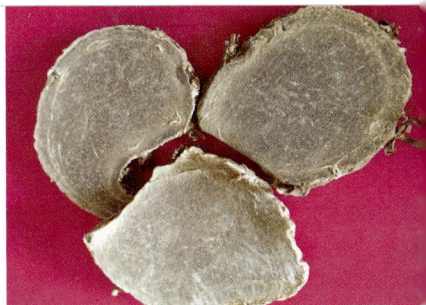

黄芪配莪术

| 治慢性胃疾，消癥瘕积聚

慢性胃疾和癥瘕积聚有其共性：由于久病耗气损精，而致气衰无力，血必因之瘀阻，因之常呈气虚血瘀之候。朱老认为此类病证应选益气活血、化瘀生新之品，方能奏养正消积之功。《本草汇言》谓："黄芪补肺健脾、实卫敛汗、祛风运毒之药也。"王执中《资生经》曾载："执中久患心脾疼，服醒脾药反胀。用蓬莪术面裹炮熟研末，以水与酒醋煎服立愈。"张锡纯《医学衷中参西录》治女科方又有理冲汤用黄芪（图见35页）、党参配三棱、莪术之例，彼指出："参、芪能补气，得三棱、莪术以流通之，则补而不滞，而元气愈旺。元气既旺，愈能鼓舞三棱、莪术之力以消癥瘕，此其所以效也。"朱老对此颇为赞赏，并加发挥，他常用生黄芪20～30 g，莪术6～10 g为主，治疗慢性萎缩性胃炎、消化性溃疡、肝脾大及肝或胰腺癌患者，颇能改善病灶的血液循环和新陈代谢，以使某些溃疡、炎性病灶消失，肝脾缩小，甚至使癌症患者病情好转，延长存活期。朱老临床具体运用这两味药物时，根据辨证论治原则，灵活掌握其剂量、配伍，如以益气为主，黄芪可用30～60 g，再佐以潞党参或太子参；如以化瘀为主，莪术可用至15 g，也可加入当归、桃仁、红花、䗪虫等；解毒消癥常伍三七、虎杖、白花蛇舌草、蜈蚣。临床实践证实，凡胃气虚衰、瘀阻作痛者，以两味为主，随证制宜，胃痛多趋缓解或消失，食欲显著增进，病理变化随之改善或恢复正常，可见其大有健脾开胃、扶正祛邪之功。朱老

指出："黄芪能补五脏之虚，莪术善于行气、破瘀、消积。莪术与黄芪同用，可奏益气化瘀之功，病变往往可以消弭于无形。因为黄芪得莪术补气而不壅中，攻破并不伤正，两药相伍，行中有补，补中有行，相得益彰。再细深究，《神农本草经》首言生黄芪善医痈疽久败，能排脓止痛；次言大风癞疾，五痔鼠瘘，皆可用之。性虽温补，而能疏调血脉，通行经络，祛风运毒，生肌长肉，以其伍莪术，恒收祛瘀生新之功。故临床运用可使器质性病变之病理性变化获得逆转。"

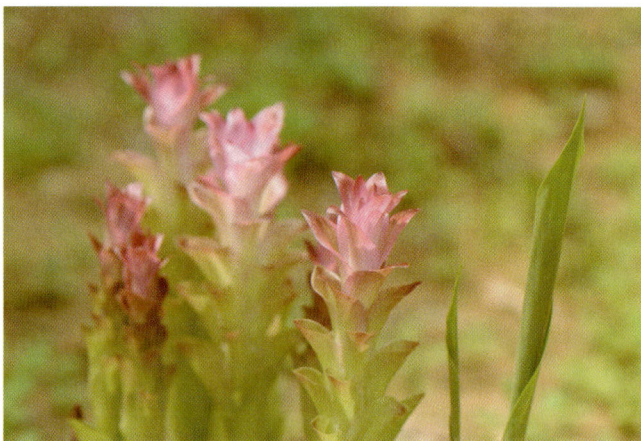

广西莪术

【病例1】高某，女，60 岁，退休工人。胃疾 20 余载，经治而愈。去年因连续食用党参煨桂圆而致口干咽燥，乃至胃疾又作。近 5 个月来，食欲显减，胃脘胀痛不适，形体消瘦，便干如栗，三日一行。苔白腻，边有白涎，质衬紫，脉细小弦。证属气血亏虚，痰瘀互阻，中运失健。姑予益气血，化痰瘀，运中土，徐图效机（1981 年 10 月胃镜检查：浅表萎缩性胃炎、胃溃疡）。处方：

生黄芪 20 g	太子参 10 g	全当归 10 g	桃仁 10 g
杏仁 10 g	莪术 6 g	鸡内金 6 g	生麦芽 15 g
绿萼梅 8 g	制半夏 2 g（分 2 次冲）		

进药 5 剂，食欲增进，脘痛已缓。仍以上方出入加减，共服药 62 剂，诸恙均除，胃镜复查未见任何异常。

【病例2】姚某，女，53岁，工人。右上腹疼痛已数月，全身乏力，口干欲饮，纳可，苔薄白，质淡红，脉细。某医院检查：巩膜无黄染，眼球血管弯曲显著。听诊心肺正常，腹部稍隆起，肝肋下8 cm，质Ⅱ度，脾未触及。肝功能：ALT正常，TTT 6 U，γ-GT 47 U/L。超声波示肝大8 cm，肝区波型活跃度差，较密集中小波。肝经疫毒已久，气血凝聚，结而为癥；但羔延既久，正气亏虚，宜软坚扶正并进。处方：

生黄芪20 g	虎杖20 g	生麦芽20 g	莪术6 g
太子参15 g	丹参15 g	鸡内金8 g	川石斛10 g
甘草5 g	三七末2 g (分吞)		

进药6剂，腹胀已除，唯夜寐不实。苔薄，脉细弦。复查：肝明显缩小，肝下界于右肋下5 cm处扪及，超声波波型明显改善，此佳象也。效不更方，原方继进之。又服中药10剂，肝肋下3 cm处可扪及，自觉已无所苦，嘱服原方20剂。目前，症情稳定，精神颇爽，调理善后之。

〔张肖敏整理〕

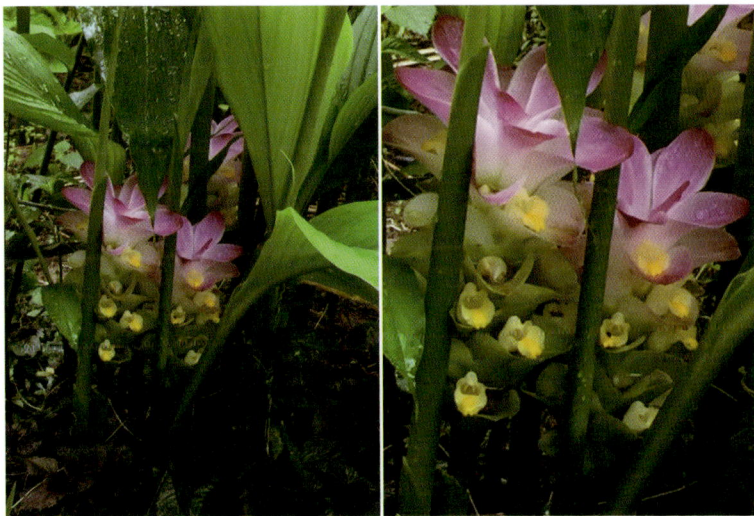

广东莪术

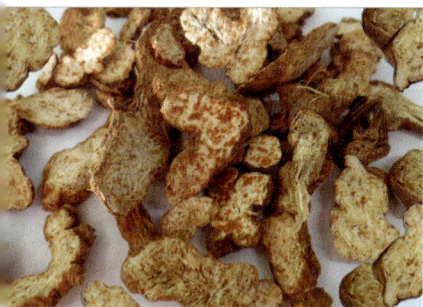

苍 术 | 升清气，除癖囊

苍术，辛苦、性温，入脾、胃二经，为燥湿健脾、解郁辟秽之要药。朱老受许叔微用苍术丸治"膈中停饮……已成癖囊"之启示，遂用苍术饮治胃下垂，竟效如桴鼓。朱老认为，《本事方》所云："脾土也，恶湿，而水则流湿，莫若燥脾以胜湿，崇土以填科臼，则疾当去矣。于是悉屏诸药，一味服苍术，三月而疾除"，确有至理。盖脾虚之证，运化失健，势必挟湿，湿浊不得泄化，清气岂能上升。而胃下垂多属脾虚中气下陷之候，故恒嘱患者每日以苍术 20 g 泡茶饮服。服后并无伤阴化燥之弊，盖以其能助脾散精也。

【病例1】孙某，男，33 岁，干部。1979 年 1 日 25 日来诊。宿有胃疾，形体瘦长，肢乏神疲，得食脘痛，且感坠胀，辘辘有声，平卧稍舒。消化道钡餐透视：胃下垂，胃小弯在髂嵴连线下 11 cm。苔薄舌淡，脉象细软。证属脾气虚弱，中气下陷。治宜健脾益气，升阳举陷。处方：

炙黄芪 20 g	怀山药 30 g	炒白术 15 g	陈皮 6 g
炙升麻 5 g	柴胡 5 g	茯苓 12 g	炒白芍 12 g
炙甘草 5 g　7 剂			

另苍术 20 g，10 包，每日 1 包，泡茶饮服。

二诊（2月1日）：药后自觉脘部稍舒，精神亦振，纳谷渐馨，余无特殊，苔薄脉细。药既获效，率由旧章。上方继服10剂，嗣即单服苍术50剂后，诸恙均除，消化道钡餐透视：胃小弯在髂嵴连线下3 cm。

【病例2】秦某，女，62岁，家庭妇女。1980年8月2日诊：恙延半载，脘腹坠胀，纳减便难。消化道钡餐透视：胃下垂在髂嵴连线下7 cm。苔薄舌红，脉象细弦。证属中虚气滞，胃阴不足。治宜补中行气，兼益胃阴。处方：

炙黄芪15 g	怀山药30 g	川石斛12 g	火麻仁12 g
炙鸡内金10 g	刺猬皮10 g	甘草5 g　10剂	

另苍术20 g，10包，每日1包，泡茶饮服。共服药45剂，症情平复。消化道钡餐透视：胃小弯在髂嵴连线下2 cm。

此外，本品乃湿证圣药。善于"泄水开郁"，对顽固性水肿，予辨治方中参用之，颇收佳效，唯热甚者不宜用。由于其具"敛脾精，止漏浊"之功，与玄参合用，一燥一润，善降血糖，可加于糖尿病的辨治方中。

〔朱婉华整理〕

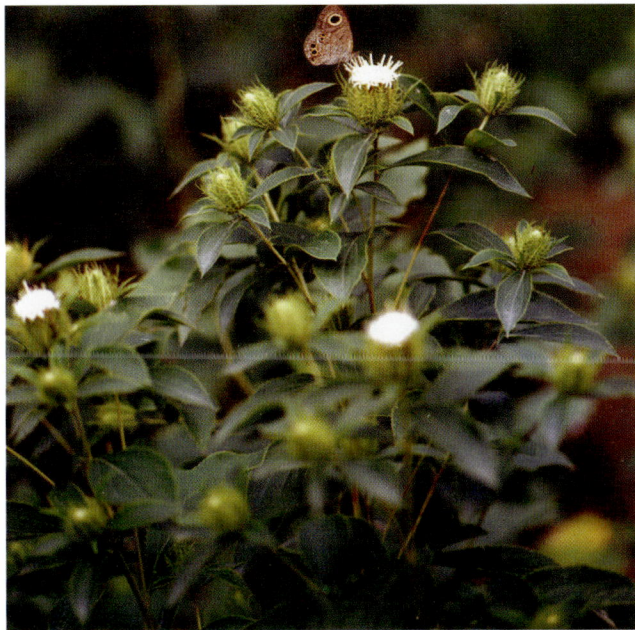

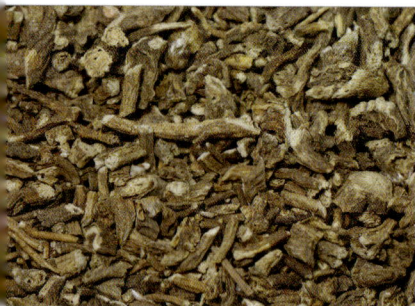

白头翁 | 功效探析

白头翁，味苦性寒，入大肠、肝、胃经。具有清热、凉血、解毒作用，为治疗热毒血痢之要药。方书载其能治疗齿痛、血痔，均与其能清泄胃肠邪热攸关。但若齿痛系虚火为患，或痔疮出血已久，症见气不摄血者，白头翁即不相宜。

苦泄升散治热毒痢疾

以白头翁为主组成的方剂，最著名的当推白头翁汤（白头翁、黄连、黄柏、秦皮），此方用治热毒痢疾确有奇功，历代延用不衰。《金匮要略》治"产后下利虚极"，立"白头翁加甘草阿胶汤"，实为治疗阴虚热痢之滥觞。苦能坚肠，寒可清热，为热痢所必需；但苦味有化燥之嫌；甘草、阿胶甘润，能养血润燥，以缓痢下之艰涩，为虚证所当投，但有留邪之弊；苦甘化合，润燥得宜，相须为用，方意美善，对后人启迪良多。

《伤寒论》云白头翁汤治"热利下重"。治疗热利，其义甚明，而治下重之理，则引起历代医家探索之兴味，此汤列入《伤寒论》"厥阴篇"，寓意良深。痢之病位虽然在肠道，但与肝火下迫有关，唯使肝火戕敛，郁勃之性得以升达，斯下重方除。张山雷《本草正义》论白头翁："向来说者皆谓苦泄导滞，专以下行为天职，且有苦能坚骨、寒能凉骨之语，唯今何廉臣著《实验药物学》，独谓其气质轻清，为升散肠胃郁火之良药……味苦又薄，合于经文轻清发散为阳之旨，其主热毒滞下，虽曰苦固能泄，而升举脾胃清气，使不陷下，则里急后重皆除，确是此药之实在真谛。何翁此论，洵有特别见解。"此论清新，耐人寻味。考白头翁"升散肠胃郁火"之说，唐容川亦有阐发，其在《本草问答》中云："白头翁，无风独摇，有风不动，色白有毛，凡毛皆得风气，又采于秋月，得金木交合之气，故能熄风。从肺金以达风木之气，使木不侮土是也，故功在升举后重，而止痢疾。"又谓："白头翁所以治下痢后重者，升散郁结故也。"唐、何二贤之论，竟相仿佛，白头翁在苦泄之中寓有升散之意，是其不同于其他苦寒沉降之品之处。《本草问答》中有载其味苦辛者，其"辛"只能从其有升散之功来理解，不少本草学专著还载其能治"瘰疬"，并有"明目"之功，可从其有清肝达郁的作用来理解，若拘于苦寒清热解毒，其义殆不可通。但此物毕竟以苦泄为主，所以张山雷又说白头翁"但终是苦泄宣通一路，不能竟以升散郁火四字简直言之，与升麻、柴胡作一例看耳。"

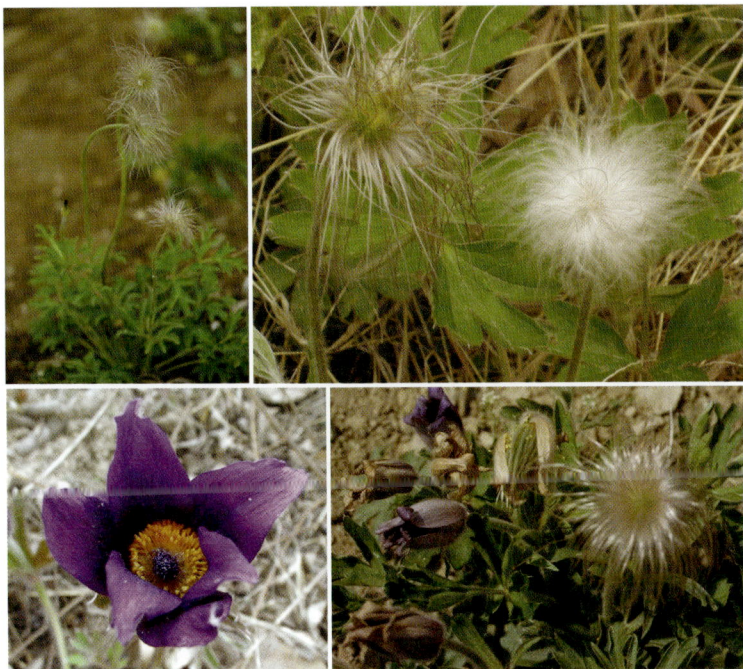

清肠化滞疗慢性泻痢

根据朱老经验，白头翁不仅可用于急性热痢，也可用于慢性痢疾及慢性肠炎。如脾气亏虚，肠间湿热未清，症见下痢缠绵不愈，泻下夹有黄色黏冻，腹中隐痛，倦怠乏力，纳谷不馨，食后脘闷腹胀，舌边有齿印，苔薄腻，脉濡滑。常予太子参、山药、扁豆、茯苓补脾益气；白头翁、木槿花、山楂清肠化滞；白芍、木香、青皮抑木镇痛；桔梗、枳壳调理升降；再随症加减，常服可获根治。

清热燥湿治带下

凡肝火下迫、湿热下注之带下，可选用白头翁，取其既能清热燥湿，又有升散郁火之功。其见症以带下黄白，连绵不断，质稠黏，有腥味，小溲短赤为特征，伴见性急易怒，腰际酸楚，少腹隐痛，妇检多为宫颈炎。朱老常以白头翁汤去黄连，加薏苡仁、山药、莲子、樗白皮等益脾固带；牡蛎、白芍平肝潜阳，效果较佳。

〔朱步先整理〕

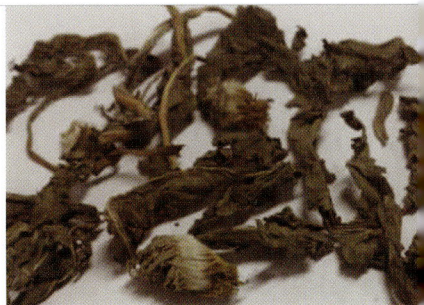

蒲公英 | 应用琐谈

蒲公英遍地皆有，寻常易得，而其功用颇为神奇。本品味甘苦、性寒。能化热毒，擅疗疔疮、恶肿、结核，又能疗喉痹肿痛，并可利尿通淋，种种治效，难以尽述。朱老对蒲公英的应用另具手眼，择其数端，简介于后。

清胃定痛

前辈医家对蒲公英能治胃脘作痛早有认识，如清代王洪绪《外科证治全生集》载蒲公英"炙脆存性，火酒送服，疗胃脘痛"，其效甚佳，当是实践经验之总结。从蒲公英之性味分析，其所主之胃痛，当属热痛之类，而王氏之应用，既炙脆存性，又送服以火酒，则其寒性已去，只存其定痛之用了，王氏可谓善用蒲公英者矣！近贤章次公先生治胃溃疡病，具小建中汤证者，恒以此汤加入蒲公英30g，疗效甚高。这一配伍方法，乍看拟属温凉杂凑，不知章先生既重视整体，又针对此病之胃黏膜充血、水肿、溃疡之局部病灶，而拟定辨证与辨病相结合的处方也。其立法制方之妙，匪夷所思矣。朱老总结了前人的经验，根据切身的体会，认为："蒲公英的镇痛作用不仅在于它能清胃，还在于它能消瘀，凡胃脘因瘀热作痛，用其最为相宜。而胃溃疡之疼痛，配合养胃之品，又可奏养胃消瘀、镇痛医疡之功。如能选用其根，晒干研末吞服，效尤佳良。"

【病例】王某，女，37 岁，教师。宿患胃脘痛，此次发作已 3 日，自觉痛如火灼，嘈杂易饥，口干口苦，大便干结，小溲近黄，前医误予辛香止痛之品，药后疼痛有增无减；苔薄黄，脉弦。此火热作痛也，当予清胃定痛之剂。处方：

| 蒲公英 30 g | 赤芍 12 g | 生甘草 5 g | 清宁丸 4 g（吞） |

药后大便畅行，脘痛顿挫，善后调治而愈。

消痈散肿

蒲公英为治疗痈疡之佳品，尤擅治乳痈。乳痈一证，妇女在哺乳期易于罹患，多系情怀不适，胃热熏蒸，乳汁排泄不畅、郁结而成。由于女子乳头属肝，乳房属胃，而蒲公英专入肝、胃二经，具有消肿散结之能，故治此证效著。朱老经验，使用蒲公英治乳痈，宜辅以理气散结之品，可以提高疗效。常用蒲公英（30～60 g）配合陈皮（10～15 g）、生甘草（5～10 g）为基本方，红肿焮痛加漏芦、天花粉；乳汁排泄不畅加王不留行、刺蒺藜；局部硬结较甚加穿山甲片、皂角刺。均以黄酒为引，其效历历可稽。

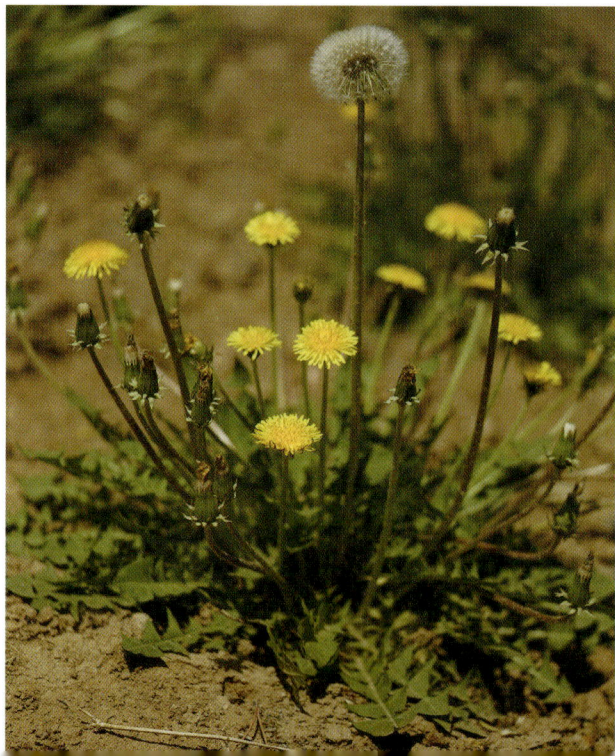

排脓治痢

痢疾一病，好发于夏秋之交，多因湿热积滞蕴结肠中，阻遏气血之运气，化为脓血下注所致。故清化湿热、行气导滞之法最为常用。朱老用蒲公英治湿热痢初起有良效，其义有二：一者本品具清热解毒作用，能清解肠中血分之毒热；二者本品有缓下作用，能解除下痢之后重。约言之，功擅解毒排脓故也。凡湿热邪毒交阻，痢下红白如脓，后重不爽者，在清肠治痢方中，加用蒲公英（一般用 30 g，鲜者其功尤胜，但需用至 60 g），可以顿挫病势，进而缩短疗程。

【病例】王某，男，27 岁，工人。先染时邪，继又恣啖荤腥，遂寒热交作，身痛无汗，下痢红白黏冻，日十余行，腹中绞痛，里急后重，脉浮滑，舌苔薄黄根腻。病甫两日，当疏肌达邪，清肠解毒兼进。处方：

葛根 12 g	荆芥 6 g	防风 6 g	桔梗 5 g	炒枳壳 5 g
生甘草 5 g	杭白芍 15 g	焦楂肉 15 g	蒲公英 30 g	

二服而热退身和，下痢日仅三四行，仍予原方出入，调理而安。

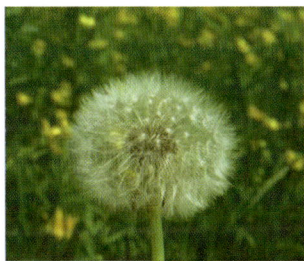

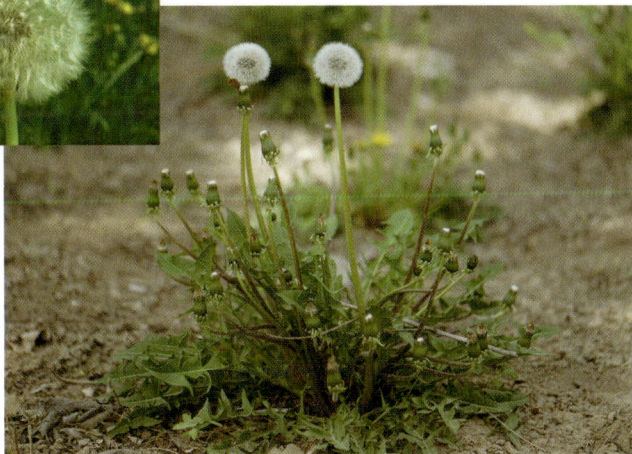

清肝达郁

蒲公英除有清肝泻火作用外，并能"达肝郁"。证诸前贤，朱丹溪《本草衍义补遗》指出，蒲公英能"散滞气"，已有达郁之意矣！盖蒲公英花发甚早，得春初少阳之气，所以饶有生发之性，与苦寒沉降之品有间。清肝兼可达郁，此蒲公英之长也。朱老进而指出："凡肝寒而郁者，宜用桂枝；肝热而郁者，宜用蒲公英，临证不可误也。"各种肝炎患者，症见肝经郁热征象，可随证选加蒲公英。蒲公英除清肝外，又能利胆，故朱老常用其治疗胆囊炎。胆囊炎急性发作，以"胆胀"而痛为主症，尽管临床表现不一，究其病机，总缘气滞、郁火、湿痰、瘀血互阻，以致胆失通降也。恒以化痰行瘀、利胆散结为治疗大法，此所以宜选用蒲公英也。

【病例】苏某，女，39岁，工人。宿患胆囊炎，1周来右胁胀痛甚剧，牵及右肩亦痛，午后低热，口干口苦，胸闷嗳气，纳少神疲，间有黏痰上泛，大便干结，恒三四日始行，舌尖红、苔薄黄，脉弦滑。此痰热挟瘀互阻，胆失通降。其午后低热，亦痰热久郁伤阴之故。处方：

蒲公英 20 g	茵陈 15 g	川石斛 15 g	决明子 12 g
黛蛤散 12 g（布包）	丹参 12 g	黄郁金 10 g	茜草根 10 g

连进5剂，胁痛大减，低热亦退，纳谷渐增，仍予原方调理20余剂而安。

〔朱步先整理〕

莱菔子 | 功用三辨

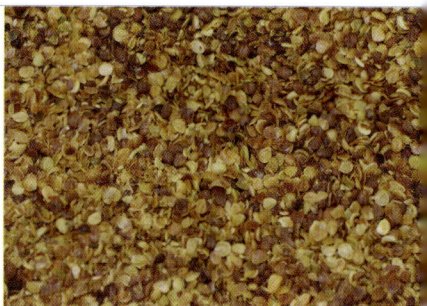

辨莱菔子非冲墙倒壁之品

莱菔子，即萝卜子，为下气、消痰、消食药。韩懋《韩氏医通》用莱菔子配伍苏子、白芥子组方，名三子养亲汤，治老人咳嗽多痰；朱丹溪《丹溪心法》用莱菔子配伍山楂、神曲、半夏、茯苓、陈皮、连翘，名保和丸，治食积，皆为名方。唯丹溪指出："莱菔子治痰，有推墙倒壁之功。"朱老认为未免过甚其辞，不足为训。盖莱菔为寻常菜蔬，其子虽辛味过于根，只不过下气之功用稍强而已，何得以"推墙倒壁"目之！附会者则以气虚人不可用，良药之功，几为其所泯，不亦冤哉？朱老指出，善识莱菔子者，当推张锡纯。《医学衷中参西录》云其"乃化气之品，非破气之品""盖凡理气之药，单服久服，未有不伤气者，而莱菔子炒熟为末，每饭后移时服钱许，借以消食顺气，反不伤气"。转思《韩氏医通》三子养亲汤也用三子微炒，击碎，谓代茶水啜用。"推墙倒壁"云乎哉！朱老治痰喘，如急、慢性支气管炎和肺炎、百日咳等，常用此味，一方面是依据传统用法，莱菔子善行气，气顺则痰降，咳喘自安；另一方面是据现代药理研究，莱菔子含抗菌物质——莱菔素，对肺炎球菌、葡萄球菌、大肠埃希菌、链球菌等均有一定抑制作用。临床用之，颇能应手。此亦吾师融新旧学理于一炉，以追求疗效的学术思想之一斑。

辨莱菔子生升熟降之不确

前人又谓莱菔子生用性升，炒用性降。朱老认为，此说又确又不确。生莱菔子味辛较甚，故生擂之水吞服后探吐，可吐风痰、毒物、饮食，此谓之升犹可。而治肺炎、气管炎、痢疾里急后重、腹胀、食积等，也屡用生者入汤剂之中而效，岂可谓之升乎？至于何以用生者不用熟者？以莱菔素即含在莱菔子油中，经炒焙之后，其作用即削弱故也。

辨人参与莱菔子并用无妨

又有谓人参补气，莱菔子破气，故服人参不宜同时服食萝卜及莱菔子者。朱老指出，此庸浅之见，不可从。人参补气，而补益药何止人参；莱菔子善消，而消伐药又何止此一味！即两者同用，也无非补消兼施之理，仲景之枳术汤，就以枳实、白术同用；厚朴生姜半夏甘草人参汤即以人参、甘草与厚朴、半夏同用，同一理也。《本草新编》说得好："或问萝卜子专解人参，一用萝卜子则人参无益矣，此不知萝卜子而并不知人参者也。人参得萝卜子，其功更神，盖人参补气，骤服气必难受，得萝卜子以行其气，则气平而易受。"张锡纯也说服莱菔子"能多进饮食，气分自得其养"。若用以行气开郁，正需要"参、芪、术诸药佐之"。可见两者不能同用之说不能成立。

〔何绍奇整理〕

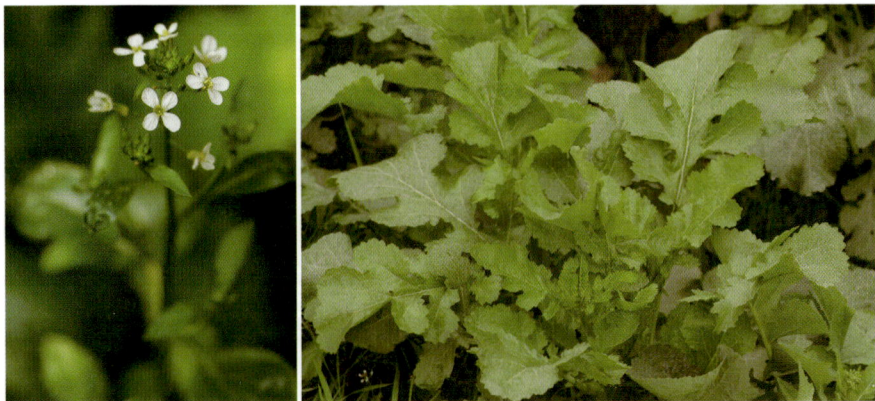

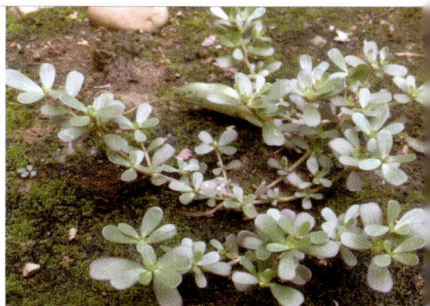

马齿苋 | 清热解毒，凉血活血

马齿苋，酸寒无毒，以其叶绿、梗赤、花黄、根白、子黑，故又有"五行草"之称。早在唐宋时期，即用以治疗小儿疳痢（《食疗本草》）、赤痢（《太平圣惠方》），近人用马齿苋预防和治疗细菌性痢疾、肠炎以及小儿单纯性腹泻，疗效颇佳，而其所以有效之故，却少见论述。朱老认为，马齿苋除擅解毒外，兼具清热活血之长，菌痢、肠炎，属于中医湿热痢的范畴，湿热之邪，聚于肠道，气血壅遏不通，故症见腹痛、里急后重、便下赤白。马齿苋既能清热解毒，又能凉血活血，且其性滑利，滑则能通，以缓滞下之苦，正与湿热痢病机相契合，故用之往往有效。反之，脾胃虚寒之泄泻、久痢，用之则其效不佳。

马齿苋之功，并不专在治湿热痢一隅，举凡实热便秘、热淋、血淋（急性肾盂肾炎）、肠痈（急性阑尾炎及腹腔脓肿）、丹毒、疮肿、瘰疬、妇女湿热带下以及消化系恶性肿瘤等疾病，均可用之。此药内服、外治咸宜，外科之湿疹、肛周脓肿、急性乳腺炎、暑令疮疖等，用鲜药一握，洗净，捣烂外敷，干则易之（每日6～8次），可收捷效。如同时以马齿苋为主药，作汤剂内服，其效更佳。

【病例】车某，女，32岁，工人。患右小腿丹毒，局部皮肤焮红、灼热、疼痛，手不可近。舌红，脉数。亟宜清热解毒，凉血散血。处方：

马齿苋 90 g	生地黄 25 g	牡丹皮 10 g	赤芍 12 g
小蓟 15 g	金银花 15 g	连翘 15 g	生甘草 6 g　5 剂

每日 1 剂。

外用马齿苋洗净捣烂，如泥状，敷于患处，用纱布固定，一日五六次换药，一周后即获痊愈。

朱老治疗急性肾盂肾炎，常以马齿苋为主药，伍入石韦、白花蛇舌草、滑石、生地榆、黄柏等；肠痈多用马齿苋伍入红藤、忍冬藤、赤芍、败酱草、制乳香、酒炒大黄、桃仁；急性乳腺炎常用鲜马齿苋与鲜蒲公英相伍，名之"二鲜汤"，其疗效较单用鲜蒲公英为高。此外，马齿苋配鱼腥草、赤小豆治盆腔炎，伍王不留行、泽兰治前列腺炎；合清胃和中之品治湿热中阻型之萎缩性胃炎、幽门螺杆菌阳性者均有良效。

马齿苋入药，用量宜大，一般干者用 30～60 g，鲜者可用至 200 g。此药可作一般菜蔬食用，且春夏季于亭园中极易大量采集。实热便秘患者，常用马齿苋做菜，大便即通畅，并且还可防治痔疮和肛裂之疼痛出血。

〔何绍奇整理〕

大 黄 | 推陈致新，延缓衰老

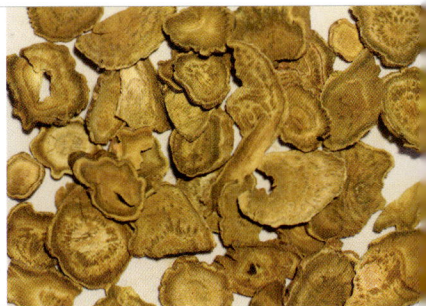

众所周知，大黄是一味攻下解毒、通利湿热之品，故《本草正义》谓其"迅速善走，直达下焦，深入血分，无坚不破，荡涤积垢，有犁庭扫穴之功"。因之世人咸目之为峻厉之剂，而不轻用之。实则大黄不仅能攻病祛邪，而且有"调中化食，安和五脏"之功（《神农本草经》）。朱老以其亲身之体验，认为大黄确有推陈致新，延缓衰老，降低胆固醇、三酰甘油及利胆消石之功。朱老过去一度血脂偏高，同时伴有冠心病及慢性胆囊炎、胆结石症，由于经常交替服用脾约麻仁丸和青宁丸，保持大便通畅，所以血脂控制正常，冠心病稳定，同时，精力充沛，看不出是耄耋之人，机体衰老现象似乎有所延缓。临床以之施治有关患者，确收推陈致新、延缓衰老之功。兹举其应用大黄之经验数则如下。

利胆消石

朱老治疗急性、慢性胆囊炎及胆结石症在辨证论治原则下，始终坚持加用大黄，其剂量视症情缓急而酌定轻重，急、实者重用 20～40 g，缓、虚者则用 5～10 g，或用青宁丸，每次 3～5 g，每日 1 次。以保持大便通畅为度，有泄化湿热、利胆消石之功。恒与柴胡、郁金、蒲公英、黄芩等伍用。

【病例】孙某，女，42 岁，干部。宿有慢性胆囊炎合并胆石症，经常发作，作则寒战高热，右胁放射至肩背部疼痛，呕吐，汗多。苔黄腻，质红，脉数。此湿热蕴于胆经，郁遏不泄之证，亟予清泄利胆之品。处方：

生大黄 20 g	柴胡 10 g	姜半夏 10 g	炒黄芩 15 g
广郁金 30 g	蒲公英 30 g	金钱草 30 g	甘草 6 g
芒硝 4 g（分冲）	2 剂		

二诊：药后得畅泄数行，寒热、疼痛显著缓解，自觉较适，前法损益。上方大黄改用 10 g，柴胡改为 4 g，黄芩减为 5 g，余同前。续服 4 剂而临床痊愈。

继以青宁丸，每次 2 g，每日 2 次以巩固之。迄今观察半年余，未见发作，B 超复查，结石影已见缩小，胆囊毛波已由（＋＋＋）减为（＋）。

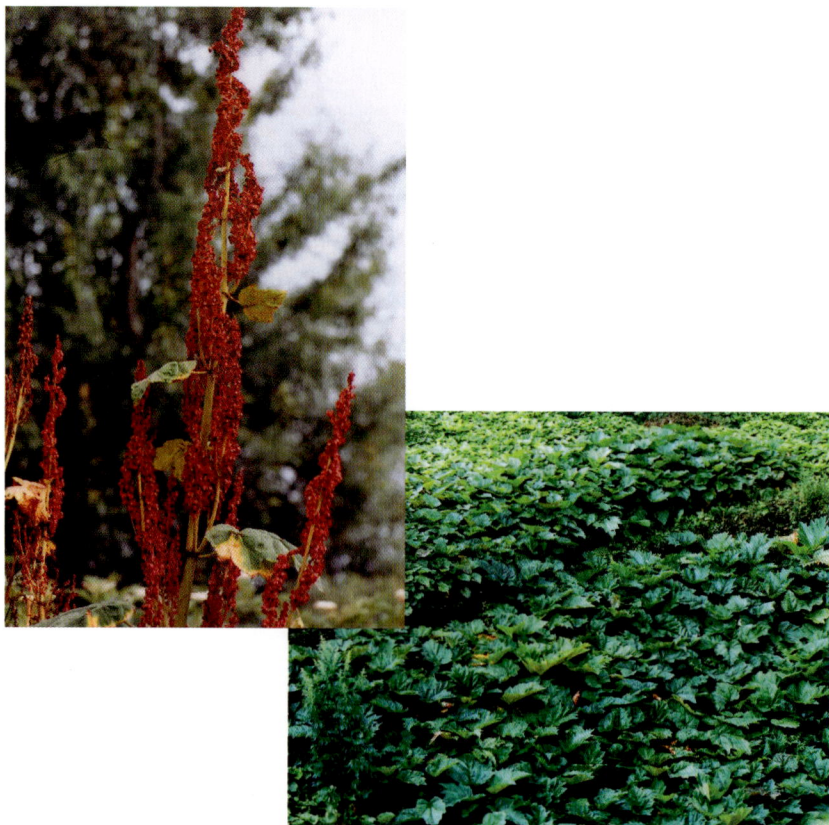

延缓衰老

人体衰老与动脉粥样硬化有密切关系，动脉硬化又与血脂水平高低相关；因为引起动脉粥样硬化病变的主要是血脂中的低密度脂蛋白胆固醇，降血脂有助于动脉粥样硬化斑块减少。所以降低血脂水平也就成为延缓衰老的措施之一。其次，人到老年阶段，由于细胞衰老，器官功能减退，脂褐质在脑细胞中的积累随年龄的增长而增加，脂褐质在细胞中阻碍细胞的正常生理功能，遏制细胞的正常活动，进而促进细胞死亡，促使人体衰老，直至加速死亡。因此，具有推陈致新、活血降脂作用的大黄，便是一味延缓衰老很有前途的药物。朱老通过亲身体验，证明它确实具有此作用，临床应用，获效亦同。习用青宁丸每次 2 g，每日 1～2 次；或生大黄研极细末，以胶囊装盛，1 次 2 粒，每日 1～2 次。一般 1 个月后，胆固醇、三酰甘油均有明显下降；持续服用，精神振爽，思维敏捷，步履轻健，大有延缓衰老之功。但体秉脾虚者，可减小剂量。

定乱致治

朱老盛赞杨栗山评价大黄之功："人但知建良将之大勋，而不知有良相之硕德""苦能泻火，苦能补虚"，可谓大黄之知音矣。大黄善于推陈致新，降阴中之浊阴，邪去正安，定乱致治。大黄对多种原因所致之急性、慢性肾衰竭或尿毒症，均有良效，因大黄善于降低血中尿素氮及肌酐，既可内服，又可灌肠，屡用得效。

【病例】谢某，男，38 岁，工人。患慢性肾炎已年余，迭治未愈；近 2 个月来，头昏困惫，纳呆，泛泛欲呕，晨起面浮，入暮足肿，溲少。经某院检查：尿素氮 61.4 mmol/L，肌酐 814.2 μmol/L；肾图提示：两肾无功能。诊为慢性肾炎、尿毒症。苔白腻质淡，脉虚弦。肾气衰竭，浊阴内凝，颇虑逆而上，昏厥萌生。姑予益肾气，降浊阴。

（1）汤方：

熟附子 15 g	姜半夏 15 g	泽兰 15 g	泽泻 15 g	生黄芪 30 g
丹参 30 g	炒白术 30 g	六月雪 30 g	接骨木 30 g	

另用益母草 90 g 煎汤代水煎药。每日 1 剂，连服 3 剂。

（2）灌肠方：

> **生大黄 15 g　　制附子 10 g　　白花蛇舌草 30 g　　丹参 20 g**

上药加水煎至 150 mL，待温点滴灌肠，每日 1 次，连用 5 日，如尿素氮、肌酐下降，可休息两日再用 5 日。

二诊：药后得畅便，自觉较适，尿量亦增，此佳象也，原法继进之。5 剂。

三诊：症情平稳，停用灌肠，继用汤方去半夏，续服 8 剂。

复查尿素氮降为 20.0 mmol/L，肌酐降为 366.8 μmol/L，改予金匮肾气丸，每晨晚各服 6 g；冬虫夏草研细末，每服 1.5 g，每日 2 次，以巩固之。

肾功能不全、尿毒症患者，肌酐、尿素氮久久不降，病情危重，又无条件血透者，朱老每于辨治方中加用生大黄 15～30 g 内服，灌肠方调整为生大黄、生牡蛎、蒲公英、六月雪各 30 g，制附子 10 g，丹参 20 g。煎取汁 200 mL，点滴灌肠每日 1 次，直至好转。有一患者，每日内服及灌肠之大黄达 85 g，也未见泄泻之象，患者甚感舒适，可供参考。

此外，慢性乙型肝炎，ALT、AST 及 STB 升高者，于辨治方中加用制大黄 15～30 g，如便次超过每日 2 次以上者，酌减其量，有泄化疫毒、恢复肝功能之效。对于中风，不论是出血性或缺血性，只要大便不稀者，均可加大黄于辨治方中鼻饲或灌肠，有泄化秽浊、调畅气机、促使病情稳定之效。湿热阻络之痹证，有红肿热痛之象者，每于辨治方中加用之，多收显效。

〔朱胜华整理〕

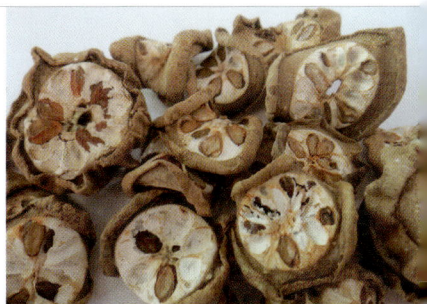

预知子 | 理气通淋

预知子，又名八月札（《饮片新参》）、八月瓜（《分类草药性》）、八月炸（《南京民间草药》），为木通科植物木通之果实。性味甘寒微辛，无毒，功擅理气和胃，故常用于肝郁气滞所致之胃痛、腹胀、胁胀、疝气疼痛、痛经诸证。且此物无香燥之弊，理气而不伤气，反有开胃进食之功，洵为妙品。

预知子又有通淋之效，为五淋（气淋、血淋、劳淋、膏淋、石淋）之要药。用治尿路结石，效果优于木通，朱老常以其配金钱草、海金沙、牛膝、滑石、王不留行、车前草用之。用于结石，预知子用量可以增大，汤剂一般可用 15～30 g。

〔何绍奇整理〕

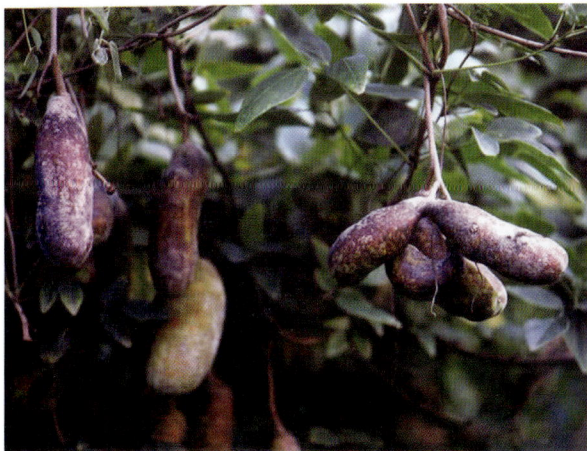

5
肝系病证药

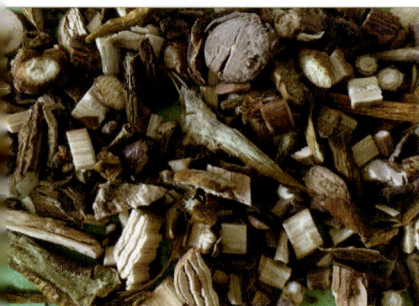

桑寄生 | 祛风湿，降压平肝，兼疗胸痹

桑寄生是桑树上寄生植物的带叶茎枝，古人认为"桑为木之精"，桑寄生"得桑之余气而生"（《本经逢原》）；详其主治，"一本于桑，抽其精英，故功用比桑尤胜"（《本草经疏》）。但桑寄生对于桑树有害，桑农见则剔除之，故"真者难得""如无，可以续断代之"，著名的"三痹汤"即独活寄生汤去桑寄生，加黄芪、续断，便是例证。近几十年国内养蚕区普遍推广良种桑，树矮，干细，枝多，叶大，欲得桑寄生更为不易矣。是以目前市售桑寄生药材，多为槲寄生，其中又有白果槲寄生，有色果（红、黄）槲寄生之分，商品名统称"杂寄生"，处方名均作"桑寄生"。

传统用法

1. 痹痛痿证 桑寄生为祛风湿、补肝肾良药。朱老指出，其祛风湿的作用，略同于桑枝，但桑枝多用于四肢痹痛，桑寄生则多用于腰腿痛。唯其性味平和，故常与独活、当归、赤芍、桂枝、细辛、牛膝、杜仲、秦艽、防风、蜂房、豨莶草等同用；湿盛加苍术、白术、薏苡仁、萆薢、木瓜；寒盛加制川乌、制附片、生姜；血瘀加丹参、没药、红花、䗪虫。其补肝肾的作用，一方面是指强筋骨而言，因肝主筋，肾主骨也。所以桑寄生不仅用于虚人久痹，亦用于痿证，两足痿软无力，或腰膝酸痛，常与续断、赤芍、白芍、豨莶草、鹿衔草、熟地、萆薢、山茱萸、肉苁蓉、淫羊藿、骨碎补、石斛、甘草同用。

2. 安胎圣药 桑寄生"安胎"之说早见于《神农本草经》，张锡纯《衷中参西录》有"寿胎丸"（菟丝子、桑寄生、续断、阿胶），用于习惯性流产之预防与治疗。胎动不安，腰酸痛见红者，用桑寄生配阿胶、杜仲、续断、醋炒艾叶、白芍，亦有良效。

朱老经验

以上均为桑寄生的传统用法。朱老用桑寄生，还注意汲取现代研究的成果，在临床上加以证实，主要用于以下几个方面。

1. 高血压病 据现代中药药理研究，桑寄生有显著的降压作用，其机制初步认为与桑寄生有中枢镇静作用和降低交感神经及血管运动中枢的兴奋性有关。朱老对原发性高血压，无论最为多见的阴虚阳亢、肝风内动证，还是肝肾两亏、冲任失调证，恒以桑寄生 30 g 为主药，前者常配合钩藤、赭石、夏枯草、牛膝、广地龙、豨莶草、野菊花、山楂、黄芩、臭梧桐、决明子等清降药物；后者常伍用淫羊藿、杜仲、制何首乌、黄柏、生地黄、枸杞子等滋养之品，屡获良效，实为其"辨病论治与辨证论治相结

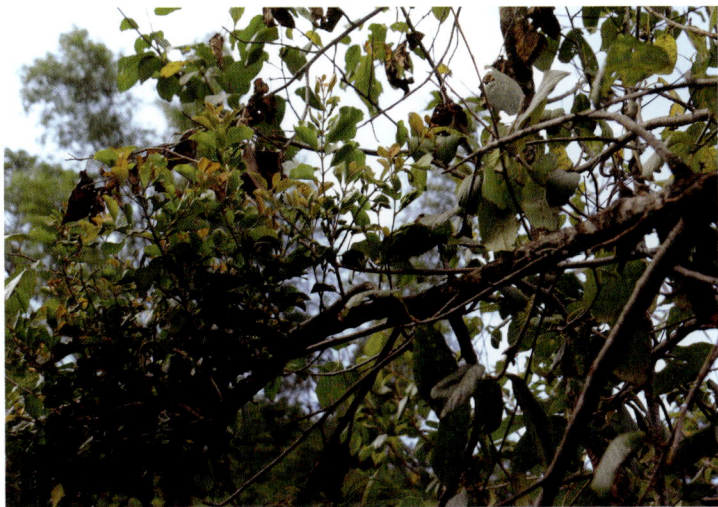

合论"的产物。笔者在国外工作时，每师其意，以桑寄生、生杜仲、葛根、野菊花、夏枯草等组成降压饮料方，研为细末装入纱布袋中，每日用30～50 g滚开水浸泡后代茶饮（也可加入绿茶或鬼灯笼一起浸泡），因外国人不善煮药，又畏煎药时散发出的气味，使用饮料方，既方便、有效、省钱，饮时用吸管吸取，又可避免直接饮服中药的苦味。

2. 冠心病　桑寄生含黄酮类物质，有扩张冠状动脉血管，提高冠脉血流量的作用。古人也有桑寄生"通调血脉"的说法（《本经逢原》），因此朱老认为桑寄生当是治疗冠心病的重要药物。新旧学理，甚相吻合，故对冠心病心绞痛、心肌梗死，也常以桑寄生为主要药物，常配伍葛根、丹参、川芎、桃仁、红花、郁金、全瓜蒌、赤芍、玉竹、麦冬、山楂、徐长卿、黄芪等使用，对心绞痛、胸部憋闷、早搏、心律不齐均有较好疗效。家兄9年前患心肌梗死住院抢救，笔者赶回四川，即以上述方药随症加减变化，不到1个月即获痊愈，桑寄生即为每方必用之药。

3. 多种病毒性疾患　早在唐代《千金要方》中，即有用桑寄生治疗血痢的处方，现代研究证实桑寄生对多种肠道病毒及脊髓灰质炎病毒有明显的抑制作用。朱老近年来常采用本品治疗病毒性肝炎或仅单项 HBsAg 阳性而无明显症状的患者，常配用僵蚕、山药、茯苓、板蓝根、蜂房、白花蛇舌草、豨莶草、生麦芽、柴胡、甘草等。对病毒性心肌炎，则常配合太子参、合欢皮、麦冬、甘草、丹参、黄芪、生地黄、玉竹、苦参、玄参使用，初步观察，均有一定疗效，仅供同道参用。

〔何绍奇整理〕

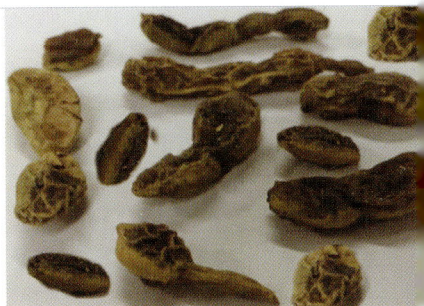

槐 角 | 润肝燥以定风眩

　　槐角为槐树所结之实，苦酸咸寒，能凉大肠而止痔疮出血，泄湿热而愈淋带滞下。槐角之清利湿热，有别于龙胆草、知母、黄柏之类的苦寒沉降，胃气弱者亦可施用。朱老认为："槐角能入肝经血分，泄血分湿热是其所长；又能润肝燥、熄肝风。"矧肝主藏血，主疏泄，其经脉环阴器、抵小腹，故便血、带下、热淋往往与之相关，而长于清肝、泻肝之槐角，均可建功。此外古人有"折嫩房角，作汤代茗，主头风、明目、补脑"之说，验之临床，信而可证。故此药除善泄下焦湿热外，不可遗其凉肝定风

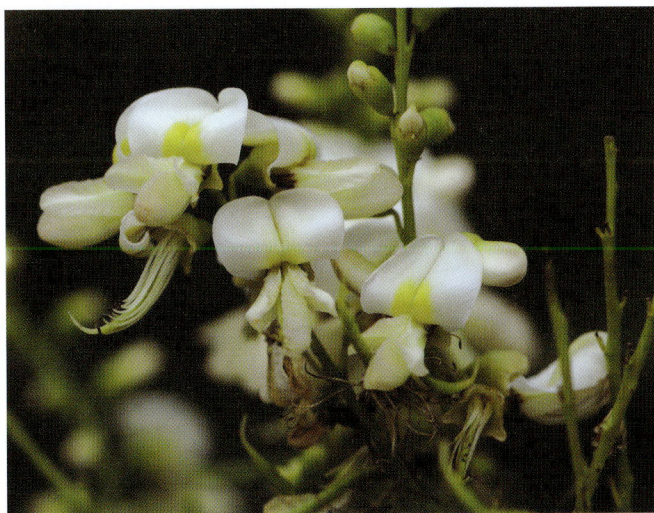

之功。凡肝经血热、风阳鼓动之眩晕，悉可选用。此味与川楝子相较，两者均能疏泄厥阴，但川楝子入肝经气分，槐角入肝经血分。肝气郁结不疏，川楝宜之。肝郁血热风动，槐角宜之，临证不可不辨。

【病例】周某，女，38岁，教师。有眩晕宿疾，近因操持烦劳，旧恙复作，面时烘热，肢麻口干，心下漾漾欲吐，带下频仍。舌质红、苔薄黄，脉弦劲。肝阴不足，风阳上扰。拟养阴清肝，以定风眩。处方：

> 生槐角 15 g　　川石斛 15 g　　决明子 12 g　　生白芍 12 g
>
> 夏枯草 12 g　　杭菊花 10 g　　稽豆衣 10 g　　车前子 10 g（包）
>
> 生牡蛎 30 g（先煎）

连进 5 剂，眩晕已除，诸恙均减，嘱常服杞菊地黄丸善后。

〔朱步先整理〕

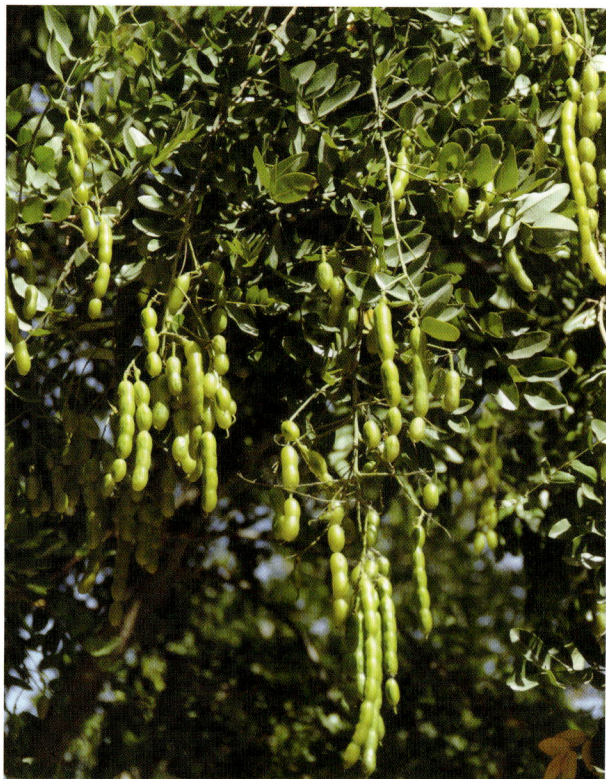

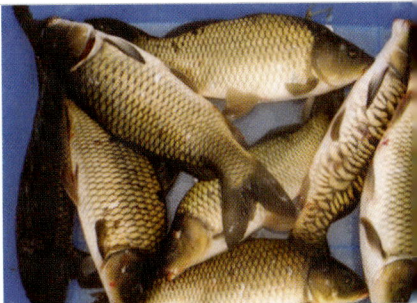

鲤 鱼 | 独擅消水有殊功

　　鲤鱼为寻常服食之品，但独擅消水之功。晋代葛洪即用鲤鱼消水，唐代孙思邈亦倡之，宋代《太平圣惠方》《圣济总录》均收载了不少以鲤鱼为主药的消水方剂，内容精湛，足资效法。由是可知用鲤鱼消水，渊源有自。

　　历代鲤鱼方消水记载，首考葛洪《肘后备急方》，用鲤鱼的处方数处见之。如卷四"治卒大腹水病方第二十五"之"鲤鱼赤豆汤"，卷三"治卒身面肿满方第二十四"之"鲤鱼醇酒汤"，卷三还载有用鲤鱼、泽漆、茯苓、泽泻、桑白皮组成的消水方剂，以其配合泻肺行水之品，复方图治，立意甚超。

　　唐代《千金要方》用鲤鱼治疗妇人诸种水气病颇具特色。如该书《妇人方》之"鲤鱼汤""由鲤鱼一头重二斤，白术五两，生姜、芍药、当归各三两，茯苓四两组成，主治妊娠肿大，胎间有水气。"此证近似于今之妊娠期羊水增多症，此方系从仲景真武汤化裁而出，即以仲景原方去附子，加当归、鲤鱼，变温肾行水之方为调营安胎、崇土消水之剂。朱老多年来以此方治疗此病及子肿之头面、遍身浮肿，多获佳效。有服一二剂即愈者，其效之捷，令人惊叹！患者服此方后，不久即腹内鸣响，旋即小便增多，肿热渐消，且无不良反应，亦不碍胎气。我们在实践中体会到，上方如不用鲤鱼，疗效即差；如仅用鲤鱼煎汤或以鲤鱼少加陈皮、生姜、赤豆之类煎服，亦同样有效；如易以鲫鱼或其他鱼类，疗效即明显降低。是知鲤鱼之消水，确有殊功。

至宋代，《太平圣惠方·食治水肿诸方》载："治水气，腹大脐肿腰痛，不能转动"，用赤小豆五合，桑白皮三两，白术三两，鲤鱼（一条）三斤，以水一斗，放一处煮，候鱼熟，取出鱼，尽意食之。并告诫："勿食盐"。又"治水肿，利小便，鲤鱼粥方"，用鲤鱼一头，商陆二两，赤小豆三合，紫苏茎叶二两。两方配伍奇巧，其中鲤鱼粥方取紫苏茎叶之理气发汗，商陆之逐水，鲤鱼、赤小豆之和中消水，兼扶正气，开鬼门，洁净府，竭尽治水之能事。从前人用方之意扩充，以鲤鱼为主，结合辨证用药，广泛用于肝硬化腹水、血吸虫病腹水、肾炎水肿，疗效历历可稽。

鲤鱼安胎方

鲤鱼不仅消水，且安胎气，《太平圣惠方·食治妊娠诸方》载有用鲤鱼为主的两则安胎方剂，构思甚为精巧。其一，"治妊娠，因伤动，腹里疠痛，宜服安胎鲤鱼粥方"，由"鲤鱼一斤、苎麻根二两、糯米五合"组成。以方测证，此方殆适用于妊娠早期因劳累损伤胎气，以致胎漏行红，欲作小产者。其二，"治妊娠，胎脏壅热，不能下食，心神躁闷，鲤鱼汤方"，用"鲤鱼长一尺、生姜一两、豆豉一合、葱白一握"。推究此方，殆适用于妊娠之外感高热证，其邪热有伤胎之势，诸药相伍，具扶正达邪、安胎解热之功，可供临床参用。

鲤鱼具有扶正、补土、消水、安胎之多种作用，而随证化裁之妙，又在善用者变通之。

【病例】陈某，女，34岁，农民。宿患血吸虫病，近年来，形体消瘦，食欲欠佳，腹部逐渐胀大，某医院确诊为肝硬化腹水，经中西药物治疗效果不显。顷诊肝区刺痛，亢热体倦，腹大如鼓，小溲不多，大便尚调，月经虽行而量少，其色紫黑，舌质偏红、苔薄黄，脉弦数。肝功能检查：ALT 60 U/L，TTT 13 U/L，清蛋白、球蛋白倒置。证属鼓胀。缘肝脾两伤，癥块癖积，疏泄失职，血瘀水停所致。当予调养肝脾，化癥消癖，疏络行水为治。处方：

北沙参 15 g　　　丹参 15 g　　　泽兰 15 g　　　泽泻 15 g

制黄精 20 g　　　石见穿 20 g　　　路路通 10 g　　　炙䗪虫 10 g

生牡蛎 30 g（先煎）

连进 5 剂，未见显效。仍予原方，每日 1 剂。另嘱每日觅鲤鱼 1 尾，去鳞甲、内脏，加赤小豆 60 g，不放盐，煮服。第 2 日尿量显增，半月后腹水退净。续予原方去泽泻，加生黄芪 30 g，嘱隔日服 1 剂，共进 20 余剂，此间未饮鲤鱼汤，但小便一直正常。后予复肝散，善后巩固，半年后复查，肝功能正常，基本治愈。

〔何绍奇整理〕

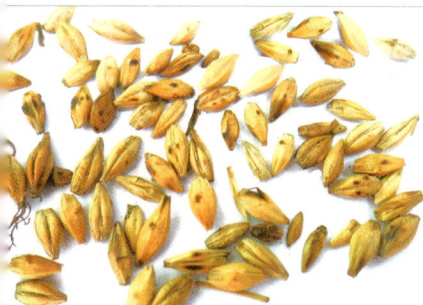

麦 芽 | 疏肝妙品

　　麦芽系大麦发芽而成，也称大麦芽，为临床习用的消食积中药。一般用于伤于米面饮食，症见胃脘胀满、纳呆、腹泻的患者。麦芽与神曲、山楂等份，炒微焦，研细末，拌匀，为"焦三仙"，再加焦槟榔，则为"焦四仙"，大能开胃进食、和中止泻。小儿伤乳、吐奶、腹泻，单用麦芽亦效。此外，炒麦芽大剂量 120 g 煎汤用于回乳，每日 1 剂，每次饮一大碗，不出两三日即收著效。此皆医家尽知者。

　　朱老指出，麦芽又为疏肝妙药。诚如张锡纯所说："虽为脾胃之药，而实善疏肝气。"盖七情之病，多从肝起，即王孟英所谓肝主一身之里也。肝气易郁，郁则疏泄失职。疏与泄，均有"通达"之意，而扶苏条达，木之象也，故肝郁之用药，疏泄以复其条达之常而已。常用药如柴胡、香附、川芎、薄荷梗之类，一般多用柴胡疏肝散，朱丹溪用越鞠丸，叶天士《临证指南医案》则常用逍遥散去白术、甘草之壅，加郁金。但疏肝之药，率皆辛温香燥升散，故只可暂用，不可久用；且宜用小量，不宜大量。尤其是肝病日久，肝阴不足，又兼肝郁气滞者，不疏肝则无以行滞，疏肝则香燥之药难免伤阴。昔魏玉璜有见于此，而拟一贯煎一方，于甘润之中，加川楝子一味，川楝子虽能泻肝行气，细究之犹不免苦寒伤中之弊。唯麦芽疏肝而无温燥劫阴之弊，虽久用、重用亦无碍，而且味甘入脾，其性微温，不仅不败胃，而且能助胃进食，大得"见肝之病，知肝传脾，当先实脾"之妙。朱老治慢性肝炎，肝阴不足，症见爪甲少华，口燥咽干，烘热肢软，纳谷不馨，食后胀闷不适，大便干结，两胁胀痛，舌红苔少，脉细数者，也常用一贯煎加减，但多以生麦芽易川楝子，药如枸杞子、北沙参、麦冬、制何首乌、木瓜、蒲公英、生麦芽、生地黄、黄精、鸡血藤等。如肝火炽盛之目赤、烦躁不安、胁肋胀痛，当用川楝子以泻肝止痛者，亦必加大量生麦芽以为辅佐。生麦芽用量以每剂 30 g 为宜。

〔何绍奇整理〕

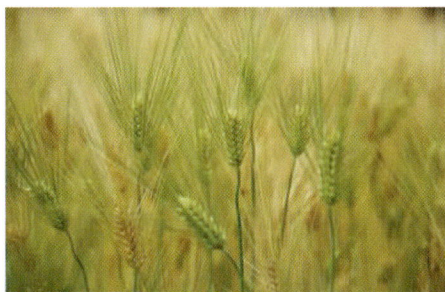

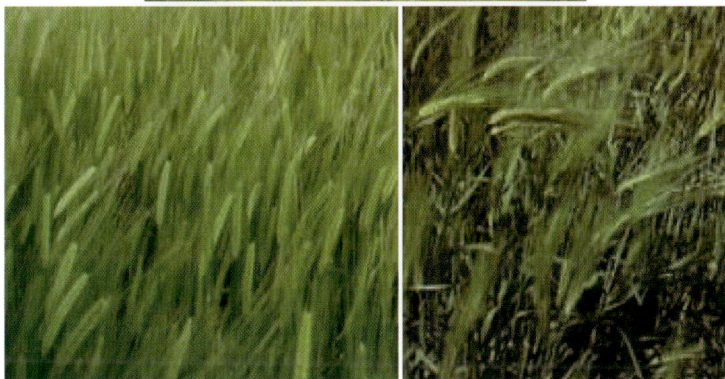

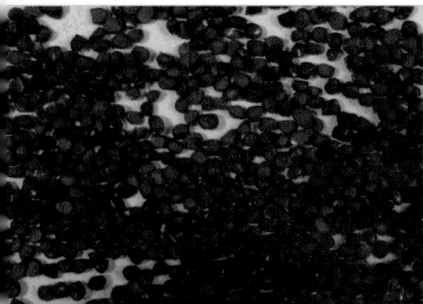

莪茼子配楮实子 | 消鼓胀腹水

　　肝硬化腹水昔称鼓胀，以肝、脾、肾三脏为病变中心。初则气机郁结、血脉壅塞，继则癖散为鼓，病邪日进，正气不支，变端蜂起。其腹水的出现，往往是病症晚期之征兆。消退腹水，减轻临床症状，实为施治的关键。一般说来，其正气之虚衰不出伤阴、伤阳两途，而温阳尚易，育阴最难。盖养阴则碍水，利水则伤阴，故用药掣肘。朱老经过多年探索，抓住肝硬化腹水本虚标实，瘀积为水的特点，运用莪茼子配楮实子为主的治疗方法，收到一定的效果。

　　莪茼子一味，《神农本草经》称其"味苦微寒，主五脏瘀血，腹中水气，胪胀留热"。能活血行瘀，化浊宣窍，清热利水，故用于此证很为合拍。朱老指出："'主五脏瘀血'一句最堪玩味，须知肝硬化腹水不仅瘀滞肝脏，其他脏器亦多伴见瘀血，只有着眼整体，才能改善局部。"

　　楮实子（图见 141 页）甘寒，入肝、脾、肾三经，养阴清肝，又能利水气。两味合用，养阴兼有化瘀之功，利水而无伤阴之弊。凡阴虚水停，很为合辙；阳虚者酌加温阳之品，亦可应用。莪茼子每日用 15 g 左右，楮实子每日用 30 g 左右。补脾益气加黄芪、太子参、炒白术、山药；养阴加北沙参、川石斛、珠子参；温阳加淫羊藿、肉桂、制附子；解毒消癥加白花蛇舌草、龙葵、半边莲；化瘀通络加蜣螂虫、䗪虫、路路通、丝瓜络；活血利尿加益母草、泽兰、泽泻等，随症制宜。

【病例】张某，男，48岁，农民。宿患肝硬化，近2个月来腹部逐渐膨大，下肢浮肿，形瘦神疲，纳谷不馨，溲短色黄，确诊为肝硬化腹水。肝功能：麝浊10U，麝絮（+），锌浊18 U，ALT 80U/L。舌质红、苔薄白，边有瘀斑，脉弦细微数。此鼓胀重症也。缘肝脾久损，气阴两伤，血瘀癖积，水湿停聚所致。拟扶正达邪、消瘀行水为治。

处方：

菴闾子 15 g	泽兰 15 g	泽泻 15 g	楮实子 30 g
赤小豆 30 g	白花蛇舌草 30 g	生黄芪 30 g	莪术 10 g
粉防己 12 g			

连进5剂，尿量渐增，腹水渐消，纳谷较馨。原方续进15剂，腹膨足肿全消，唯肝功能尚未完全正常，续予复肝散，以巩固善后。

〔朱步先整理〕

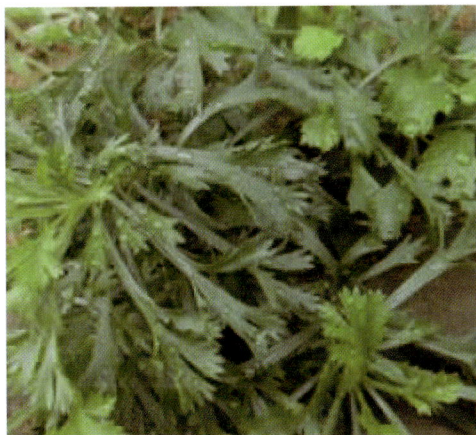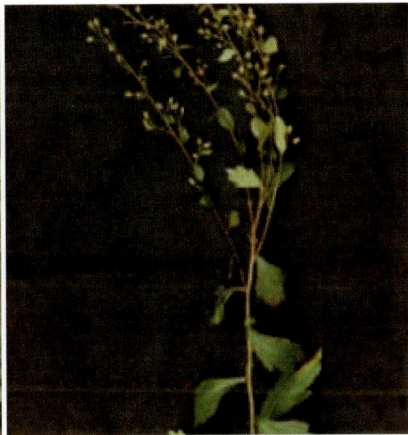

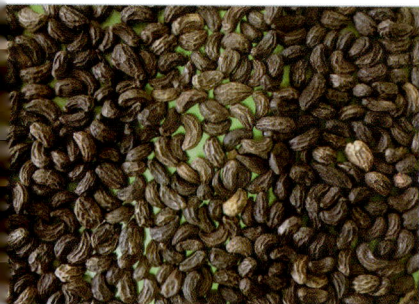

女贞子 | 补虚延寿之上品

女贞子为木犀科常绿乔木植物女贞的成熟果实，味甘苦，性凉，以补肾之阴见长。一般用于肝肾阴虚，目暗不明，视力减退，须发早白，腰酸耳鸣及阴虚内热等症。朱老据其特性和长期临证实践，认为女贞子是一味长寿之果，天然绿色之品，对当今人们膳食结构失衡和环境污染引发的现代病，以及自身免疫紊乱导致的风湿病，女贞子的功效应赋予新的内涵和扩大应用。

降压、减肥

《神农本草经》谓女贞子："主补中……久服肥健，轻身不老"。高脂血症、肥胖症、糖尿病、高血压，同属代谢紊乱所致的疾病，对心脑血管构成严重的威胁，因而与心脑血管疾病的产生密切相关。"女贞子久服肥健，轻身不老"："肥健"指强壮健体，而非增肥增胖；"轻身"即减肥身轻也。因此朱老形容女贞子是清除体内垃圾、延缓衰老的延寿之品。现代药理研究证实，女贞子富含亚油酸、亚麻仁油酸，能降低血脂，改善心肌供血。朱老拟定"泄浊轻身茶方"，其组成有：女贞子、荷叶、丹参、普洱茶、枸杞子、生黄芪各5g，泡饮代茶，坚持长期饮用，对降低血脂、血糖和减肥、预防关节病有效。

【病例】赵某，男，57岁，干部。高脂血症病史7年，因服用辛伐他汀、非诺贝特、脂必妥等出现肝功能异常，而不敢使用任何降脂药物。一度采取低脂饮食，但不能坚持，血脂始终不降。查总胆固醇 8.2 mmol/L，三酰甘油 4.9 mmol/L，低密度脂蛋白 5.3 mmol/L，形体丰腴，大便偏干，舌苔薄微腻，脉小弦。浊瘀内阻，脾肾失调，即予泄浊轻身方，泡饮代茶。并嘱清淡饮食，适当运动。服用 3 个月后，血脂基本正常，体重减轻 4 kg。

清热蠲痹

女贞子用于补阴，然而清热之功未必尽人重视。《本草正》："养阴气，平阴火，解烦热骨蒸"。女贞子的补阴，与生地黄不同的是补而不腻；女贞子的清热，与黄连不同的是清中带润。朱老从长期临床实践中观察到，女贞子既能除骨蒸劳热，又能清络中之郁热。对症中热邪炽，或阴热伏出现的关节红肿疼痛，皮肤烘热或隐现红斑，或口干潮热，大便干燥等，女贞子有清热蠲痹之功，非苦寒之品所能及。常配伍生地黄、忍冬藤、寒水石、萆草、秦艽等，病情能得到有效的控制。

【病例】黄某，女，62 岁，职员。类风湿关节炎 1 年多，先后使用泼尼松及中药治疗均未效。手足小关节肿胀，屈伸不利，周身疼痛，活动困难，身烘掌烷，口干咽痛，大便干燥。舌红少苔，脉象细数。RF 145 kU/L，ESR 95 mm/1 h 末。郁热伤阴，络脉痹闭。治宜清热养阴，宣痹通络。处方：

女贞子 30 g	生地黄 30 g	忍冬藤 30 g	秦艽 12 g	玄参 12 g
青风藤 30 g	穿山龙 40 g	赤芍 15 g	白芍 15 g	甘草 6 g

连服 14 剂，身烘掌烷、口干咽痛明显好转，但关节仍疼痛、僵硬，上方加蜂房、䗪虫各 10 g，女贞子改为 45 g，再进 10 剂。

后以上方略作调整，连服 2 个月后，关节肿痛消失，舌面生苔，脉亦平和，ESR 28 mm/1 h 末，继续巩固治疗。

扶正升白

女贞子对体质虚弱者有明显的扶正功效，易患感冒者，朱老用女贞子、炙黄芪，对预防呼吸道感染，增强体质，疗效确切。用于白细胞减少症，常与制何首乌、松节、鸡血藤加入辨证方中，收效满意。现代药理证实女贞子能调节免疫，升高白细胞，促进造血功能。

润肠通便

女贞子 30 g，生何首乌 15 g，煎汤代茶饮服，是老年人便秘保健方。老年人便秘多系虚秘，一般因肝肾亏虚，津液耗伤，女贞子甘润而滑，有补肾阴、生津液、润肠道之效。

此外，女贞子还用于抗肿瘤、调整内分泌、降血糖、护肝等方面，值得进一步研究和应用。

〔蒋　熙　朱婉华整理〕

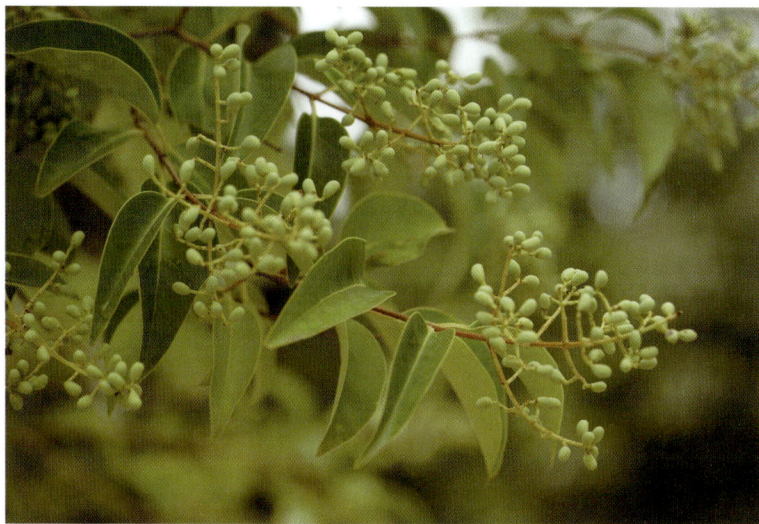

西红花 | 善活血化瘀，兼利胆退黄

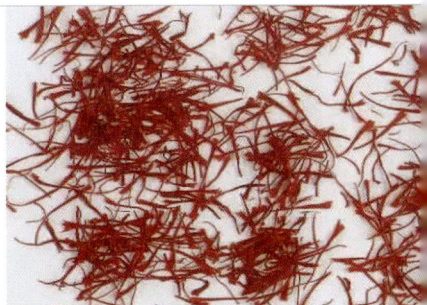

西红花，又叫番红花或藏红花，原产西班牙，在伊朗、沙特阿拉伯等国家也有栽培，我国仅西藏有移植栽培，故名西红花，为珍稀名贵中药材。具有活血通络、化瘀止痛、散郁开结、凉血解毒之功。常用来治疗血瘀引起的闭经、胸腹胁肋等疼痛，也可治疗跌仆损伤、抑郁痞闷、温病发斑等。《品汇精要》谓其"主散郁调血，宽胸膈，开胃进饮食，久服滋下元、悦颜色，及治伤寒发狂"，特别是它的养血之功能早已闻名于世。早在明朝西红花就传入我国，在《本草纲目》中已将它列入药物之类。藏药中很多传统方剂以它为主。

朱老在临床上常有肝硬化长期残留黄疸不退，使用一般利胆退黄药物无效者前来就诊。他在辨证处方时再给予西红花 0.5～1.0 g，每日晨起泡茶，徐徐饮之，坚持月余，往往能收到良好的效果。经 B 超检查发现此类病人经治疗后的门脉血流速度较治疗前有明显提高。这与西红花兼有活血利胆双重功效密切相关。

【病例】李某，男，52岁，工人。肝炎病史 10 余年，病程迁延，肤、目黄染，面颈部见赤缕、蜘蛛痣，朱砂掌，苔薄、舌红，脉细弦。B 超提示肝硬化，门脉高压（门静脉直径 14 mm），门脉血流速度减慢（14 mm/s），肝功能检查 ALT、AST 轻度异常，STB 波动于 35～60 μmol/L。曾使用茵栀黄、苦黄、亮菌甲素等多种治疗，效均不佳。

嘱其用西红花每日 1 g，泡茶徐饮，佐以养阴清热之剂，坚持一个月。复查肝功能 STB 下降，因西红花价格昂贵，改为每日 0.5 g 继服。STB 下降至 30 μmol/L，B 超示门脉血流速度 16.5 mm/s。

现代药理研究也证明，西红花酸钠盐及西红花酸酯具有利胆作用。通过改善微循环，促进胆汁的分泌和排泄，从而降低异常增高的球蛋白和总胆红素。可用于肝硬化的治疗，并可以提高细胞中 GSH（还原型谷胱甘肽）的浓度，有利于肝脏的解毒功能。

〔陈淑范　朱　彤整理〕

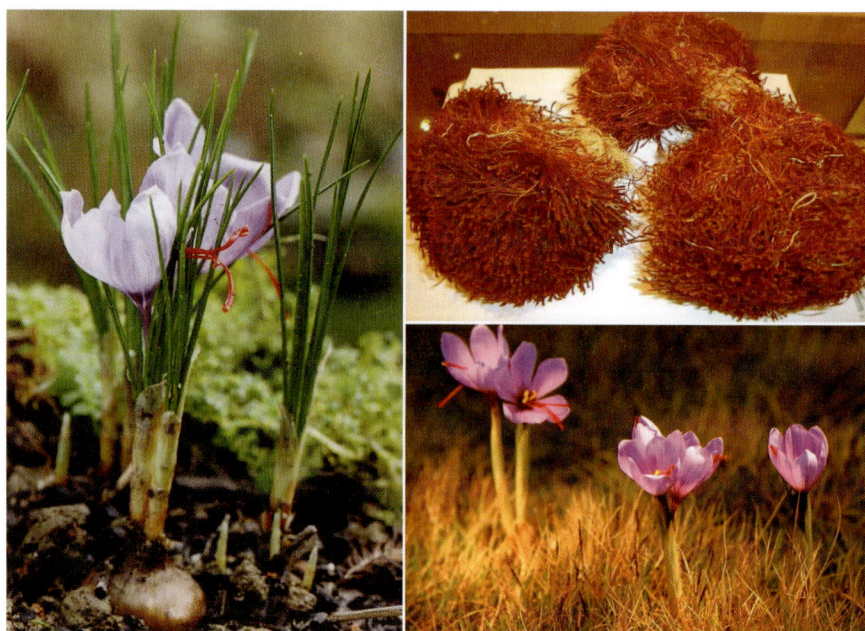

草 薢 | 功效阐析

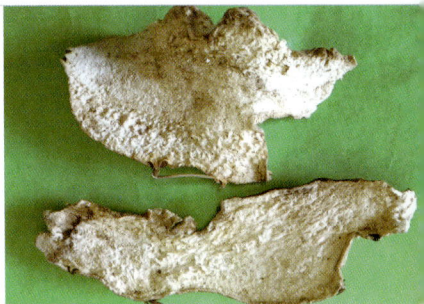

草薢，味苦性平，入肝、胃、膀胱经。《本草纲目》云："长于去风湿，所以能治缓弱顽痹、遗泄、恶疮诸病之属风湿者……能治阳明之湿而固下焦，故能去浊分清。"这段论述，从其祛风湿之主要作用，联系其归经来作分析，析理精当，要言不烦。

由于草薢具有泄浊分清之功，所以高脂血症用之有降脂作用，且疗效持久，而无任何不良反应。以之研细末，每服 5 g，每日 3 次，连服 2~3 个月，多收佳效。

用草薢祛浊分清的方剂，最著名的要数"草薢分清饮"（草薢、益智仁、石菖蒲、乌药），此方所以能治尿浊（乳糜尿），端赖草薢祛胃家湿热之功。由此也可反证此方主治胃家湿热之证候，肾虚尿浊用之无效。

善治风湿顽痹

草薢能祛风湿，因此善治风湿顽痹，腰膝疼痛。许叔微《普济本事方》"续断丸""治风湿四肢浮肿、肌肉麻痹，甚则手足无力，筋脉缓急"之症，药用：续断、草薢、当归、附子、防风、天麻、乳香、没药、川芎。方中续断益肝肾，附子温经，防风、天麻祛风，当归、川芎、乳香、没药活血定痛，萆薢祛风湿。立方面面俱到，值得效法。著名的"史国公药酒"中也用萆薢，取其祛风湿之功。一般而论，萆薢所治之痹证，当系风湿或湿热为患，而寒湿痹痛不堪用。续断丸以萆薢与附子同用，当可用于风湿偏寒之证。若舍附子等温热药，则寒湿痹痛不可妄投。

朱老对风湿痹痛及痛风也常用萆薢，尤其是下肢重着，筋脉掣痛，伴口苦溲黄者，取萆薢与薏苡仁相伍，配合黄柏、威灵仙、牛膝、地龙、当归、徐长卿等，每每应手。此法也适用于坐骨神经痛属风湿者，可供临床验证。

痿　证

萆薢又可用治痿证，刘河间《素问病机气宜保命集》"金刚丸"，用萆薢、杜仲、肉苁蓉、菟丝子各等份，研为细末，酒煮猪腰子，同捣为丸，梧桐子大，每服50～70丸，以治"骨痿"。骨痿的治疗大法，当补肾益精，何以要用萆薢？以其兼夹湿热之故。盖肾之阴阳不足，骨弱而髓减，则筋脉空虚，湿热得以乘隙而入，徒知补虚，不知祛邪，焉能收效？所以《日华子本草》称其能"坚筋骨"，非益肝肾强筋壮骨之谓，乃邪去正自安之意耳。陈无择《三因极一病证方论》制"立安丸""治五种腰痛"，用萆薢配合补骨脂、续断、木瓜、杜仲，并云："常服补肾，强腰脚，治脚气。"观其配伍，与金刚丸有异曲同工之妙。

用萆薢的方剂难以索解者，有《泉州本草》治"阴痿失溺"的一则验方，用萆薢6 g，附子45 g，煎服。"阴痿"阳虚居多，故用附子，"失溺"何以堪萆薢之利湿乎？盖阳虚而阴痿失溺，故用附子温阳以摄下元，而阳虚气不化，每多湿浊阻滞，是以用萆薢兼以祛邪，殆取"通以济塞"之义。

尿浊及泌尿系感染

萆薢分清饮所治之尿浊，以小便混浊，色白如浆，中夹脂块或夹血，舌苔黄腻，脉濡数等为主症。朱老用此方，萆薢恒用至30 g，往往奏效较速。此证缠绵时日，每见尿浊时作时止，或朝轻暮重，小腹气坠，面色少华，神疲乏力，一派脾虚清气不升之象，斯时论治，当以益中气、升清阳为主，如补中益气汤，但每有用此汤难以应手者，则因证多兼夹之故，必须权衡主次，适当兼顾，始能中的。兼夹湿浊，可以用此汤加萆薢、车前子及生、煅牡蛎；若热象明显，再加黄柏；兼见湿热伤阴之象，可再纳入生地黄；兼夹瘀热，可用此汤加牡丹皮、小蓟；若伴见肾虚腰痛，则宜用此汤加杜仲、菟丝子、芡实。务期与病证相应。

朱老经验，萆薢不仅可用于尿浊，尚可用于泌尿系感染，其证候以湿热邪毒客于膀胱，以致小便频数而痛，尿色黄赤，口中黏腻不爽，舌苔根部微腻为特点，用萆薢宜伍入石韦、萹草、滑石、通草等，以清泄渗利下焦湿热，有较好疗效。

妇女带下

妇女带下病因不一，审其系阳明湿热下注，以致带脉失固者，用萆薢去浊分清，甚是合拍。所以朱老治此类带下喜遣此药。其配伍规律，即以萆薢、薏苡仁、车前子利湿；当归、白芍、牡丹皮养血凉营；牡蛎、海螵蛸收敛固带。随证佐药，可以奏功。

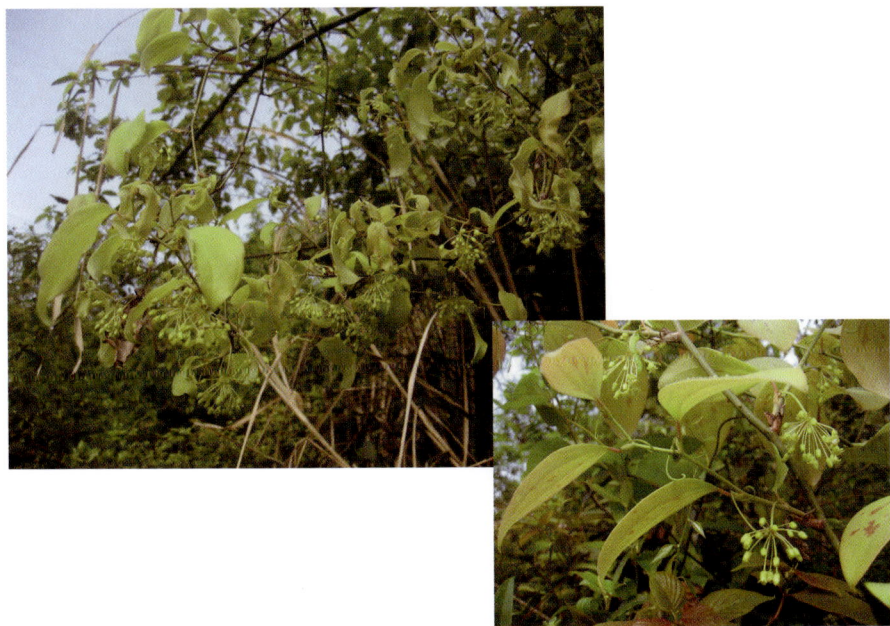

【病例1】汪某，女，25 岁，工人。湿热下注膀胱，4 日来小溲频数，灼热刺痛，颇为痛苦；口苦纳呆，腰酸痛；苔黄腻、质红，脉数。尿检：红细胞（＋＋＋），脓细胞（＋＋）。治宜清泄渗化，以利下焦。处方：

萆薢 30 g	生地榆 30 g	木槿花 10 g	萹草 20 g
石韦 15 g	滑石 15 g	通草 8 g	甘草梢 6 g

二诊：4 剂药后小溲频数刺痛大减，口苦、腰痛也见好转。苔黄腻渐化，脉数已缓。尿检正常。乃湿热渐化之征，前方可继进之。上方去生地榆，续服 4 剂。

药尽即瘥，继以六味地黄丸善后之。

【病例2】殷某，男，56 岁，农民。

初诊（1986 年 4 月 15 日）：左足跖趾肿痛已 3 月有余，经检查血尿酸达 21 mg％，（当时正常值为 5 mg％，现＞416 μmol/L 为异常）*，诊断为痛风。近日右手食指关节也红肿疼痛，口苦，溲黄，苔黄腻、质衬紫，脉滑数。此湿热夹浊瘀阻于经隧之候。治宜化湿热，泄浊瘀，蠲痹着。处方：

萆薢 30 g	生薏苡仁 30 g	土茯苓 45 g	黄柏 10 g
威灵仙 15 g	徐长卿 15 g	广地龙 12 g	生甘草 8 g
10 剂			

二诊（4 月 26 日）：药后指趾肿痛稍缓，口苦已释，溲黄也淡。苔腻稍化，脉数较平。此湿热浊瘀有泄化之机，守法继进。上方续服 10 剂。

三诊（5 月 10 日）：症情平顺，血尿酸降至正常值，嘱间日服 1 剂，以巩固善后。

〔朱步先整理〕

---

* 尿酸惯用单位与法定单位换算因子为：59.5/0.0168

黄芪配地龙 | 治慢性肾炎

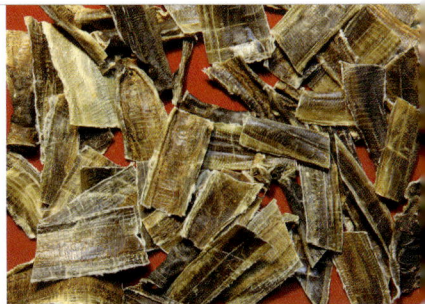

慢性肾炎在中医属水气病范畴，以耗损精血，伤及肾气为其共性。肾气不足则气化无权，关门不利，水湿潴留，故气病水亦病；气虚则无力鼓动血液运行，络脉瘀滞，血不利亦可病水。气、水、血三者互相影响，而以气为矛盾的主要方面。多年来，朱老致力于"慢性肾炎"治疗的研究，确认益气化瘀为行之有效的法则。在药物的选用上，受王清任补阳还五汤启示，筛选出黄芪与地龙相配伍的方法。黄芪（图见 35 页）每日用 30～60 g，地龙每日用 10～15 g。朱老常谓："慢性肾炎水肿是标，肾虚是本，益气即是利水消肿，化瘀可以推陈致新。"又谓："肾主藏精，乃真阴真阳之寓所。补肾途径有二：一曰填精以化气，一曰益气以生精。气病及水，益气补肾饶有利水之功，故宜先用此法以消退水肿，促进肾功能之恢复，继则配合填补肾精以巩固疗效。"补气以黄芪为主药，以其能充养大气，调整肺、脾、肾三脏之功能，促进全身血液循环，提高机体免疫能力，同时兼有利尿作用。化瘀以地龙为要品，能走窜通络，利尿降压。两药相伍，具有益气化瘀、利尿消肿、降低血压等多种作用。在辨证论治的前提下，以两药为主组成方剂，药后往往可收浮肿消退、血压趋常、尿蛋白转阴的效果。

【病例】顾某，男，22 岁，工人。8 年前曾患肾炎，经治而愈。近 2 个月来又感不适，头眩腰酸，面浮足肿，尿少色黄，舌尖红，苔薄腻，脉细弦。尿检：蛋白（＋＋），红细胞（＋），白细胞（＋），透明管型少许。血压 136/104 mmHg。肾气亏虚，瘀浊留滞，拟益肾泄浊为治。处方：

生黄芪 30 g	广地龙 12 g	泽泻 12 g	生山药 20 g
漏芦 15 g	菝葜 15 g	石韦 15 g	净蝉蜕 6 g
淫羊藿 10 g	川续断 10 g		

连进 5 剂，浮肿渐消，精神颇爽。仍以上方出入加减，共进药 24 剂，面浮足肿消退，血压及尿检正常，嘱常服六味地黄丸善后。

〔朱步先整理〕

刘寄奴 | 治瘀阻溺癃

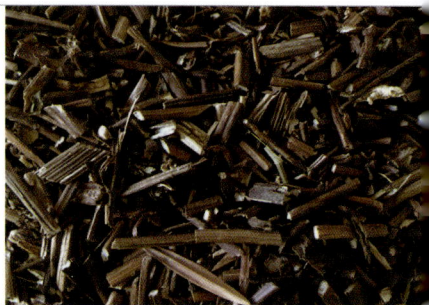

刘寄奴，味苦性温，入心、脾二经，为活血祛瘀之良药。凡经闭不通、产后瘀阻作痛、跌仆创伤等症，投之咸宜。而外伤后血尿腹胀，用之尤有捷效。

除癥治痢

《本草从新》载其能"除癥下胀"。所谓"下胀"者，因其味苦能泄，性温能行也。而"除癥"之说，殊堪玩味，经验证明，此物对"血癥""食癥"等证均可应用。所谓"血癥"，盖因将息失宜，脏腑气虚，风冷内乘，血气相搏，日久坚结不移者也。在妇女则经水不通，形体日渐羸瘦，可予四物汤加刘寄奴、牛膝、红花、山楂之属。引申之，肝硬化腹水用之亦有佳效。而"食癥"，则因饮食不节，脾胃亏损，邪正相搏，积于腹中而成。此物民间用于治疗食积不消，凡食癥已成，或食积长期不消，以致腹中胀满，两胁刺痛者，以此物配合白术、枳壳、青皮等，见功甚速，大可消食化积，开胃进食。其"消癥"之说，确属信而可证。

刘寄奴也可治痢，《圣济总录》载："用刘寄奴草煎汁服"，治"霍乱成痢"。历代医家沿用之，《如宜方》即以其与乌梅、干姜相伍，治"赤白下痢"。今人用其治疗菌痢颇验，想亦赖其化瘀消积之能也。此外，还以之治疗黄疸型肝炎，不仅可以退黄疸、消肝肿，并能降低转氨酶及麝浊。

利水之功

朱老对刘寄奴的应用，不仅如上述说，常告我辈曰："刘寄奴的活血祛瘀作用，可谓尽人皆知，而其利水之功则易为人所忽略，良药被弃，惜哉！"《大明本草》虽有其主"水胀、血气"之记载，但后世沿用不广。以此品直接作利水之用者，当推《辨证奇闻》"返汗化水汤"，此汤"治热极，止在心头一块出汗，不啻如雨，四肢他处，又复无汗"，药用：茯苓30 g，猪苓、刘寄奴各10 g。并云："加入刘寄奴，则能止汗，而又善利水，而其性又甚速，用茯苓、猪苓，从心而直趋膀胱。"这是对刘寄奴功用的另一领悟。朱老认为，刘寄奴由于有良好的化瘀利水作用，因此可用于治疗瘀阻溺癃症，尤适用于前列腺增生症引起之溺癃或尿闭。所谓溺癃，指小便屡出而短少也，久延可致闭而不通。而前列腺增生则与瘀阻相关，凡瘀阻而小便不通者，非化瘀小便不能畅行。李中梓治"血瘀小便闭"，推"牛膝、桃仁为要药"。而朱老则用刘寄奴，其药虽殊，其揆一也。

前列腺增生引起之溺癃，常见于老年患者，其时阴阳俱损，肾气亏虚，气化不行，瘀浊逗留，呈现本虚标实之症。若一见小便不利，即予大剂淡渗利尿，不仅治不中鹄，抑且伤阴伤阳，诚为智者所不取。朱老治此症，抓住肾气不足，气虚瘀阻这一主要病机，采用黄芪与刘寄奴相伍，以益气化瘀；配合熟地黄、山药、山茱萸补肾益精；琥珀化瘀通淋，沉香行下焦气滞，王不留行迅开膀胱气闭，组成基本方剂，灵活化裁；如瘀阻甚者，加肉桂、牡丹皮和营祛瘀；阳虚加淫羊藿、鹿角霜温补肾阳；下焦湿热加败酱草、赤芍泄化瘀浊，收效较著。

【病例】张某，男，68岁。患前列腺增生症已五载余，曾使用有关西药治疗，收效不著，病情时轻时剧。半月前，突然尿闭不通，当即住院治疗，经导尿并注射雌二醇等，病情有所缓解。顷诊面黄少华，腰酸肢楚，小溲频数而不畅，夜间尿次尤频，一般每夜有10～15次，唯量少而涓滴不尽，小腹坠胀，舌上有紫气、苔薄，脉细弦、尺弱。肾气亏虚，失于固摄，故小便频数；瘀滞留阻，水道不畅，故小便量少而涓滴。亟宜益肾化瘀，以展气化。处方：

生黄芪 30 g　　刘寄奴 20 g　　怀山药 20 g　　大熟地 15 g

山茱萸 10 g　　丹参 10 g　　牡丹皮 10 g　　泽兰叶 10 g

王不留行 10 g　　肉桂 5 g（后下）　　沉香片 3 g（后下）

琥珀末 2.5 g（分吞）　　甘草 6 g

连进 5 剂，小溲渐爽，尿次减少，诸症大减，续予原方出入，共服 30 余剂，排尿接近正常，精神转振。嗣后间断服药，一切正常，并以六味地黄丸长期服用以巩固之。

〔朱步先整理〕

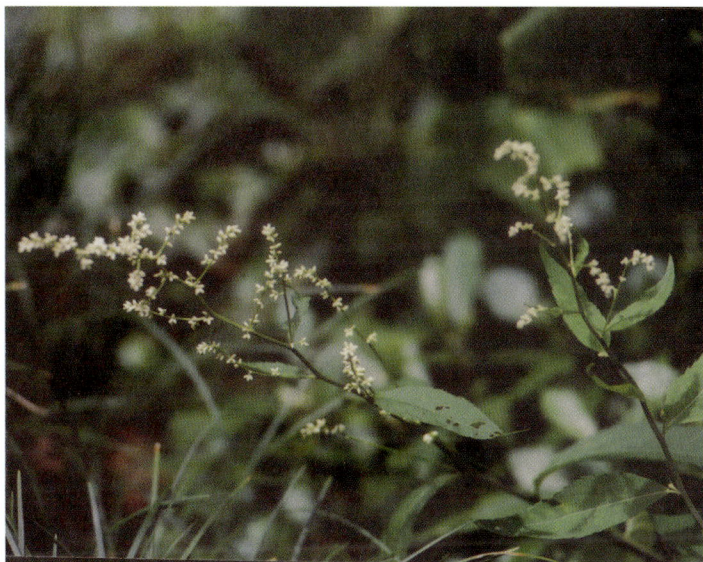

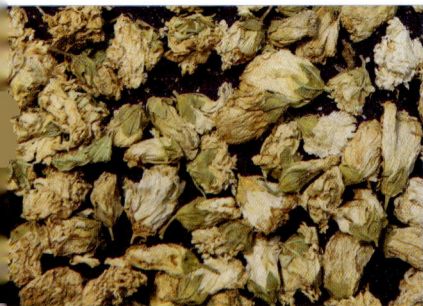

木槿花 | 泄下焦瘀浊

　　木槿花，又称白槿花，其性味诸家本草所说不一。李时珍以为甘平、无毒，但尝其药汤有苦味，用之又可清热，似以甘苦、微寒较当。此物以擅治赤白痢著称，《冷庐医话》载："木槿花治赤痢甚效……凡是赤痢者，以花五六朵，置瓦上炙研，调白糖汤，服之皆愈。采花晒干，藏之次年，治痢亦效。"验之临床，信不诬也。其所以能治痢者，盖因其能清热解毒，一也；能入血分，活血排脓，二也；其性滑利，能缓解下痢之后重，三也。唯用于热毒痢较佳，寒湿痢则不相宜。可配合白头翁、秦皮、苦参、白芍、山楂之属，随证治之。此物也可用于湿热泄泻，凡肠间湿热逗留，泻下溏垢臭秽者，即可应用，朱老常以之与蛇莓相伍，收效较彰。若慢性泄泻，脾气亏虚，肠间湿热未清者，则在补脾扶正方中，参用泄化湿热之品。朱老常以仙鹤草、桔梗、白术、山药、白芍等，配合木槿花以治之，曾创订"仙桔汤"，用治慢性痢疾及泄泻，屡奏殊功。

　　朱老精研本草，他从《本草纲目》关于本品能"利小便，除湿热"的记载中，受到启发，因而广泛应用于下焦湿热证，其中包括淋病、痢疾、泄泻及带下等疾患。朱老治疗急性泌尿系统感染，常以此品配合生地榆、生槐角、生地黄、白花蛇舌草等，每收捷效；若肾盂肾炎，则以滋肾阴、泄湿热为主要手段，采用知柏地黄配合木槿花、生地榆、生槐角、血余炭等，因证活用。至于此证久延，阴伤及阳，而湿热未清者，亟须把握主

134

次，明辨标本，其制方一面用淫羊藿、仙茅、生地黄、熟地黄、山药等培补肾阴肾阳，一面用木槿花、白花蛇舌草、茜草根、海螵蛸等泄化下焦瘀浊，其效可操左券。

基于木槿花能泄化下焦瘀浊这一特定作用，朱老恒用其治疗肾炎，苟辨证确切，应用得当，即可见效。

【病例】张某，女，6岁。患急性肾炎已延3个月余。长期使用青霉素，并配合益气、养阴、利尿之中药，尿检蛋白长期逗留在+～++之间，红细胞、白细胞少许。症见周身轻度浮肿、尿色淡黄、脉细、苔薄。揣度病情，乃余邪未清、瘀浊逗留、肾阴亏虚之候，鉴于前曾多次使用培本之剂无效，爰以清泄法徐图之。乃予木槿花、龙葵各30g，研极细末，每日早晚各服3g，服药5日后复查，尿检正常，周身浮肿尽消，嘱其将药末服完，遂告痊愈。至今四载余，一切正常。

由此可见清泄法也有降低尿蛋白之功，值得深思。一般说来，尿蛋白的出现，多系脾肾亏虚，不能固摄精微所致。但若湿热瘀浊蕴结，肾气因病而虚者，非泄化瘀浊不为功。但无论或补或清，均应吻合病情，绝不可一见蛋白尿，先存成见，即投补益，而废弃辨证论治的精神。至于木槿花与龙葵并用之意，朱老指出："二物性皆滑利，滑可去着，能祛肾间湿热，排泄瘀浊毒素，邪去则正自安也。"二物祛邪又不伤阴，非淡渗之属所可同日而语。此例用药恰当，故建功甚速，是木槿花之功，亦朱老善用木槿花之功也。

〔朱步先整理〕

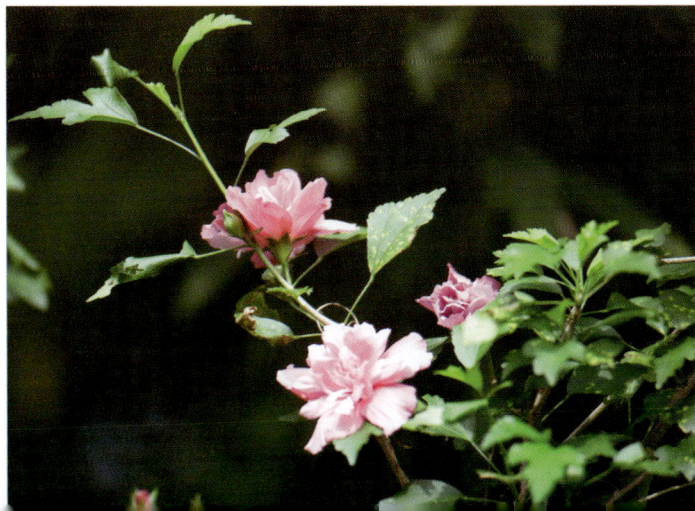

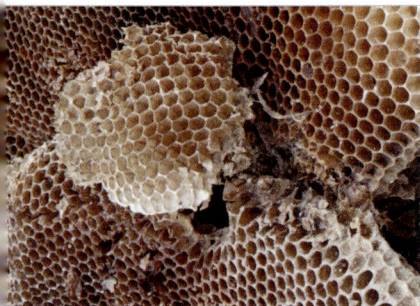

蜂 房 | 疗带下清稀，阳痿久咳

蜂房不仅有祛风攻毒作用，而且有益肾温阳之功，治清稀之带下为朱老之创获。凡带下清稀如水，绵绵如注，用固涩药乏效者，朱老于辨证方中加用蜂房，屡奏良效。朱老认为："带下清稀，乃肾气不足，累及奇经，带脉失束，任脉不固，湿浊下注所致。利湿泄浊之品，仅能治标；而温煦肾阳，升固奇经，才是治本之图。"朱老用蜂房，每伍以鹿角霜、小茴香等通补奇经之品，即是此意。若带下因湿热下注，又有肾阳不足见症者，也可在清泄湿热方中加用蜂房，全在临证时化裁变通。

【病例1】张某，女，53 岁，工人。腰痛如折，带下频多，质如稀水，面黄形瘦，体倦乏力，脉细、尺弱，苔薄白、舌质淡。曾服补脾化湿及固涩束带之品，多剂罔效。此肾阳不足，累及奇经之候也。治予通补奇经，固任束带。处方：

蜂房 10 g	全当归 10 g	云茯苓 10 g	巴戟天 10 g
鹿角霜 12 g	绵杜仲 12 g	菟丝子 12 g	小茴香 6 g
怀山药 15 g			

连进 5 剂，带下即止。嘱再服 5 剂，以巩固疗效。

此外蜂房尚有两种功效，世人多忽之，朱老特为指出：

一是用治阳痿不举及遗尿，具有佳效。因其温肾助阳之功，殊为稳捷。治遗尿单味研末，每服 4 g（年幼者酌减），每日 2 次，开水冲服即可，一般 4～7 日奏效。至于阳痿者，除肝经湿热遏注不泄，致宗筋痿而不举者外，凡精血亏损、下元不足而致之阳痿，创订"蜘蜂丸"（花蜘蛛 30 只，炙蜂房、紫河车、淫羊藿、肉苁蓉各 60 g，熟地黄 90 g，共研细末，蜜丸绿豆大，每服 6 g，早晚各 1 次，开水送下）治疗此症，收效甚佳。现花蜘蛛难觅，改用锁阳 90 g 亦效。

【病例2】岳某，男，34 岁，干部。由于工作过度，紧张劳累，体气日见虚弱。近 3 年来，阳事痿而不举，神疲腰酸。苔薄质淡，脉细尺弱。此肝肾亏损，宗筋失养，故痿而不举，可予蜘蜂丸一料消息之。药服 1 周即见效机，继服而愈。

二是治慢性支气管炎，久咳不已，不仅高效而且速效，真是一味价廉物美的止咳化痰佳药。蜂房治咳，仅《本草述》提到"治积痰久嗽"，余则甚少见之。但民间也相传其有治咳定喘之功，乃验之临床，信不诬也，殆亦温肺肾、纳逆气之功。每取蜂房末 3 g（小儿酌减），鸡蛋 1 枚（去壳），放锅内混合，不用油盐炒熟，于餐后一次服，每日 1～2 次，连服5～7 日可获满意之效果。

〔朱步先整理〕

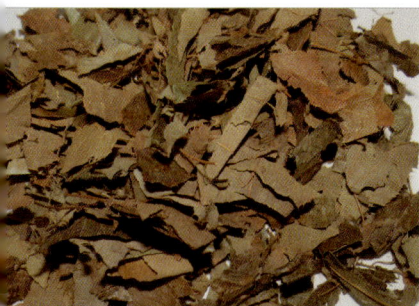

淫羊藿 | 燮理阴阳之妙品

　　淫羊藿亦名仙灵脾。味辛甘，性温，入肝、肾二经，功擅补肾壮阳，祛风除湿。凡肾阳亏虚所致之阳事不举，小便淋沥，经脉挛急，风湿痹痛，老人昏眊，中年健忘诸症，用之恒有佳效。朱老擅用此品，常谓："淫羊藿温而不燥，为燮理阴阳之佳品。"其用大剂淫羊藿（20～30 g）配合熟地黄、仙茅、鹿衔草，起顽痹之大症，取其温肾阳、逐风湿之功；用淫羊藿配合丹参、合欢皮、炙甘草，治阳虚之心悸、怔忡，取心阳根于肾阳之意；用淫羊藿配合高良姜、荔枝核，治多年之胃寒痛，取益火生土之意。至于配合紫石英治妇女宫寒痛经、闭经、不孕；配合黄荆子、五味子、茯苓治水寒射肺之咳喘；配合吴茱萸、川芎治寒厥头痛均能应手收效。爰举验案三则，借见随证应用之一斑。

【病例1】武某，女，46岁，教师。子宫全切除术后半年，怯冷烘热阵作，四肢及眼睑肿胀，揣度脉证，乃手术后损伤冲任，阴阳失燮之候也。治宜补益气血，燮理阴阳。处方：

淫羊藿 15 g	潞党参 15 g	紫丹参 15 g	仙茅 10 g
茯苓 10 g	炒白术 10 g	炙黄芪 30 g	淮小麦 30 g
生地黄 12 g	生牡蛎 20 g（打碎）	甘草 5 g	大枣 6 枚
10 剂			

二诊：夜寐较实，怯冷已除，唯烘热、肢肿未已，苔薄白，脉弦细。上方加泽兰、泽泻各10 g，10剂。

药后神疲好转，烘热退，肿胀消，能操持家务。原方间服，10余剂后遂能上班工作。

〔按〕冲任二脉起于胞中，根于先天。冲为精血钟聚之所，任为阴经之承任。奇脉之精血，阴中涵阳，浑然一体，一有亏损，则阴阳失却动态平衡，是以怯冷烘热诸症蜂起。患者因行子宫全切除术，损伤冲任，故见症如斯。朱老取淫羊藿、仙茅温润和阳，生地黄养阴，牡蛎潜降，庶几阴平阳秘，余药为补气养血之品。此方先后天并调，意在互相资生，阴阳相燮，气血兼补，故诸恙悉退矣。

【病例2】潘某，女，40岁，会计。

初诊（1982年7月21日）：经事淋沥，将及半载，迭进清营摄血之剂未效。诊得形体丰腴，头眩神疲，怯冷倍于常人，稍事活动，即感疲乏，腰酸气坠，漏下色红，时多时少，苔薄质淡胖，脉细、重按无力。此形盛气衰、气不摄血之候。治宜益气温阳，以固冲任。处方：

淫羊藿12 g	炙蜂房12 g	潞党参12 g	补骨脂12 g
炙黄芪15 g	煅海螵蛸15 g	仙鹤草20 g	怀山药20 g
茜草炭10 g	甘草5 g		

二诊（8月6日）：服上方13剂后，神疲较振，腰酸腹坠亦释，经事淋沥之量显著减少，每次数滴，日行数阵。苔薄腻、质淡胖衬紫，脉细。前法既合，毋庸更张。上方加炮姜炭3 g，10剂，漏下遂断。

〔按〕一般而论，崩证势急，漏下则连绵不断而势缓。但崩证不愈，

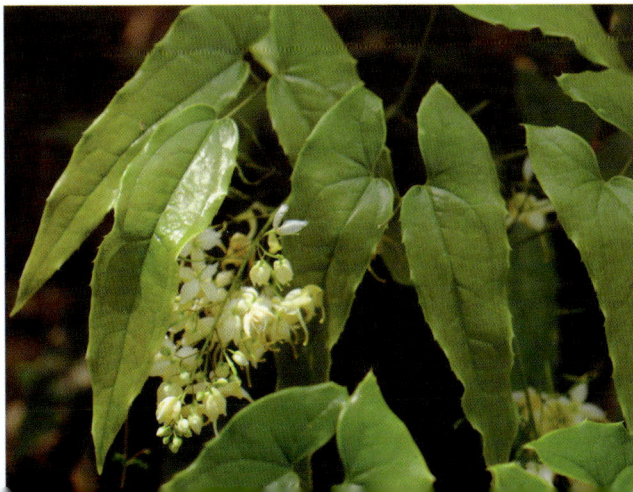

可致漏下，漏下不愈，亦可崩败。凡暴崩宜补宜固，漏下宜清宜通，此为常法。此证因漏下半载，阴伤及阳，医者囿于常法，见血投凉，故尔无效。朱老见其形体丰腴，但怯冷乏力，断为形盛气衰之候，遂予益气温阳，固摄冲任，确是治本之图。其中淫羊藿配合炙蜂房益肾调冲，是朱老独到之经验；茜草根配合海螵蛸，能行能止，无兜涩留瘀之弊。阴阳得以燮理，残瘀得以潜消，漏下自已。

【病例3】李某，男，46岁，工人。3年前罹黄疸之疾，经治已愈。近半年来因将息失宜，遂觉神疲异常，周身乏力，食欲不佳，大便时溏。经某医院确诊为早期肝硬化，肝功能异常，肝大肋下3 cm，质Ⅲ度，并予活血化瘀之剂，药如当归尾、赤芍、三棱、莪术、丹参、生山楂等，连服30余剂，更觉神疲不支。顷诊诸恙如前，面黄少华，舌质淡衬紫、苔薄白，脉弦细尺弱。此肝肾阳虚、精血亏损之证。宜益肾温阳，以治其本。处方：

淫羊藿15 g	仙茅15 g	炙黄芪15 g	大熟地黄20 g
山茱萸10 g	云茯苓10 g	紫河车10 g	怀山药30 g
炙甘草6 g	鹿角霜12 g		

服药10剂后诸恙均减，精神渐振，仍予上方续进30余剂。嗣经复查肝功能已恢复，肝在肋下1 cm，肝质Ⅱ度，续予师订之"复肝丸"，调治而愈。

〔按〕对早期肝硬化的治疗，当区别虚实，不可妄行攻逐。证有"瘀"之表现，近世流行活血化瘀之治法，但若不审瘀之由来，拘守化瘀一法，未有不偾事者。盖乙癸同源，肾精亏虚，肾阳不足，必然导致肝之气阳亦虚；肝气不足，则疏泄无力，气虚则血涩不利，因而瘀阻；肝木不能疏土，势必影响中焦运化。这一恶性循环，均基因于下焦之虚乏。朱老治慢性肝炎、早期肝硬化等，凡证属肾阳不足者，均以温肾培本为主，选用淫羊藿配合仙茅、熟地黄、山药、鹿角霜、紫河车等温润不燥，以填下焦，疗效历历可稽。

〔朱婉华整理〕

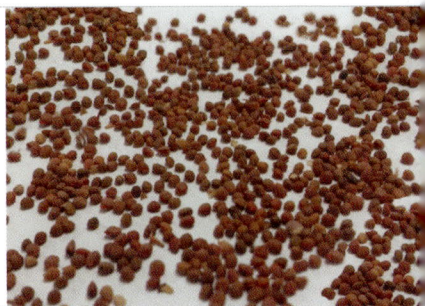

楮实子 | 补阴妙品

楮实子，为桑科植物楮树或构树之果实。楮与构两者同属同类，唯楮为小乔木，构为灌木，上部之叶不分裂，其他完全相同，入药之功效亦同（见叶橘泉《本草推陈续编》）。甘寒无毒，入肝、脾、肾三经，为"补阴妙品，益髓神膏"（《药性通考》）。功能补肝肾，壮腰膝，疗盗汗，退骨蒸，起阳痿，通二便，又能清肝热，退目翳。为虚劳及老弱之要药，乃利水而不伤阴之妙品，杨氏还少丹（地黄、山药、肉苁蓉、杜仲、牛膝、枸杞子、山茱萸、远志、小茴香、巴戟天、五味子、楮实、茯苓、石菖蒲）用之。此方加续断、茯神，去茯苓，则为"打老儿丸"。此二方均为朱老治虚劳常用之方，谓其阴阳兼调，温润和平，而无偏胜之弊。

良药不可弃

自宋以后至今，用楮实子者颇少。朱老指出："如此良药，且处处有之者，竟尔废用，实属可惜。"而究其废用之理，一云"久服滑肠"。楮实子确含大量油质，据文献记载，含油量达 30% 左右。但正因其富含油脂，足以润沃枯朽，且老弱多阴虚肠燥，大便艰涩，用楮实子正合"燥者润之"之理，为何不可用之？二云"久服令人成骨软"。此李时珍之言，李氏又引《济生秘览》，以楮实子煎汤可治骨鲠，便以为软骨之明证。此道听途说之言，不足为训。黄宫绣《本草求真》竟尔谓楮实子乃纯阴之品，

141

其所以久服令人骨痿者，乃其性属阴寒，虚则受其益，过者增其害，云云。纯属"纸上妙语"，益阴之药多多，何独楮实子一味服之为害乎？任何药物，贵在实践中加以体会，以明其性味、效用，切忌人云亦云，或凭空推理，否则良药之功，竟遭泯灭，实属憾事。

〔何绍奇整理〕

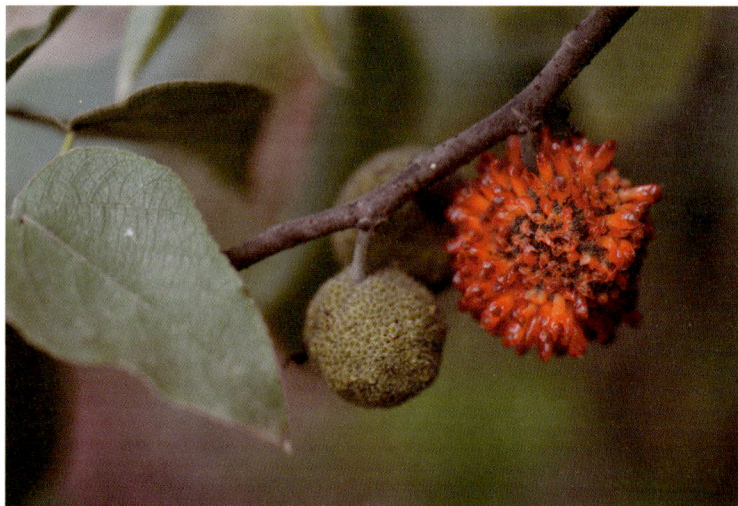

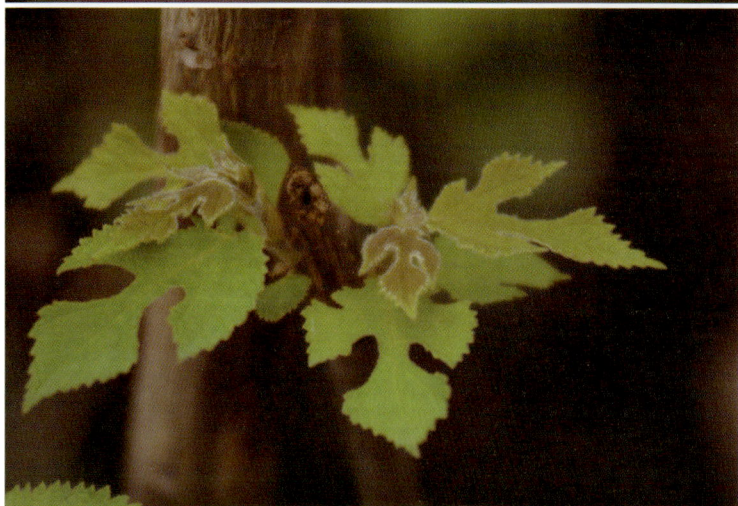

地　榆 ｜护胃抗痨，蠲痹通淋

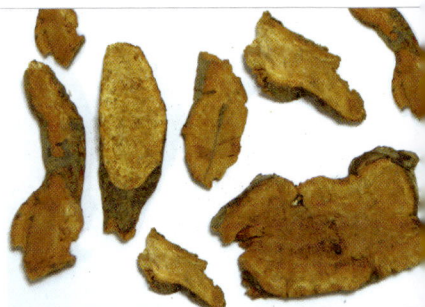

地榆，性微寒，因味苦酸涩，又名酸赭或涩地榆；具解毒医疮之功，故俗呼之为"流注草"，入肺、肝、肾和大肠、胃经，是一味常用的凉血止血、清热解毒良品。擅治诸般血证及痔漏、痈肿、湿疹、金疮等，为外敷治疗烧烫伤的著名单方。现代研究证明，地榆有较强的收敛止血作用和广谱抗菌作用，故其实际医疗作用，远非上述数点。朱老对地榆研究精深，别具匠心：在应用上，治病范围广泛，疗效历历可稽；在炮制上，发现该药生用止血作用较炒炭为优，主张一概生用，不必炒炭；在剂量上，突破常规，一般用 10～20 g，大量用至 30～60 g，未见不良反应，而建功尤捷。兹择数端，略述于次。

护膜治胃

地榆外用治水火烫伤效果卓著，为众所皆知，它能控制创面渗出，起到预防和控制感染，消除疼痛，促进新皮生长，创面迅速愈合等作用。朱老于斯触类旁通，巧将本品移用于内科消化性溃疡之胃痛及上消化道出血之呕血黑便。谓地榆不但长于清热凉血、收敛止血，而且对溃疡病的壁龛有护膜疗疡之功，非仅出血时服，尚可作为溃疡病常规治疗药物。治溃疡病他常以之与温中补虚或疏肝和胃之剂并用；治上消化道出血，每随证加入温运脾阳、养血摄血之黄土汤中，或用本品单味即"单方地榆汤"清泄郁热、凉血止血，屡获佳效。

【病例】赵某，男，42岁，干部。胃脘痛已8年余，经常胃痛吞酸，食后两小时许痛作，冬春较剧，便难不爽。3年前经钡餐检查确诊为胃小弯溃疡，去年曾吐血。今又发作，量多盈盂，色紫成块，口干欲饮，苔黄质红，脉弦。证属胃有郁热，迫血妄行，予地榆汤以凉血止血：生地榆45g，水煎服，2剂。

二诊：药后胃部颇适，吐血渐止，苔黄稍化，质红略淡，脉小弦。前法既合，继进2剂，并用生地榆60g，延胡索、海螵蛸各30g，共研细末，每服3g，每日3次，餐前服，以善其后。4个月后钡餐检查，壁龛影已消失。

抗痨散结

痨乃结核病之通称，发于肺者称肺痨，生于颈部为瘰疬，此两者临床最为常见。概因体质虚弱，痨虫传染所致，皆有阴虚火旺之潮热、盗汗征象。前者尚见咳嗽、咯血等肺失清肃、阳络灼伤之症；后者恒呈颈部坚块，破溃成瘘等肝经郁火、痰瘀互结之征。朱老习以生地榆抗痨散结治疗肺痨、瘰疬，乃取其清热解毒、疗疮除瘘之功。他认为本品对上述证候具有较好疗效，《神农本草经》："止汗""除恶肉"；《名医别录》："除消渴，补绝伤""止脓血，诸瘘、恶疮"；《药品化义》："解诸热毒痈"《大明本草》："吐血鼻衄"等记载，均是有力佐证。现代实验也证明地榆煎剂对人型结核分枝杆菌有抑制作用。朱老在实践中体会到，该药味苦性寒对结核潮热尤具卓效。一陈姓肺痨患者，连续发热4个月，迭治未愈，经用生地榆30g，青蒿子、葎草各20g，百部15g，甘草5g，一药而热挫，再药而平。

对于浸润型或空洞型肺结核，朱老常采用以地榆为主药的"愈肺丸"（生地榆150g，小蓟、石韦、制黄精各90g，研极细末，另取生地榆300g煎取浓汁泛丸如绿豆大，每服6g，每日2次），可取得一定疗效。对于颈淋巴结结核，亦每以地榆为主，配合疏肝理气，化痰软坚，散瘀解凝之品而组成的"消瘰汤"收效较为满意：

生地榆 20 g	柴胡 4 g	赤芍 12 g	白芍 12 g
炙僵蚕 12 g	天葵子 12 g	小青皮 6 g	生牡蛎 30 g
炙蜈蚣 2 g (研吞)	甘草 5 g		

蠲痹清热

地榆治痹，医林鲜见，其实《神农本草经》早有"止痛"，《本草纲目》也有浸酒"治风痹"之记载。朱老擅治痹证，对痹痛化热或湿热之痹，因瘀热内阻而见发热缠绵，关节热痛者，恒投生地榆于辨证论治方药中，多配伍葎草、知母、青蒿、秦艽、虎杖等清热除蒸、蠲痹通络之品，每可应手，并能使血沉、抗链球菌溶血素"O"得到较快下降。乃用其敛戢邪热，除痹止通之功也。或有虑曰地榆性寒味涩，恐于痹无益？殊不知本品微寒而不凝，性涩而不滞，止血尚能行血，敛热又可化瘀，《本草选旨》有"以之行血""以之治血中之痛"之说，况临床治痹每加入大队活血祛风、蠲痹通络剂中，何弊之有？

【病例】周某，女，23 岁，教师。低热缠绵，两腿酸楚，关节疼痛，五心烦热，腰腿怕冷，已 5 个月，抗链球菌溶血素"O"88 IU/mL，血沉 40 mm/1 h 末，诊为风湿性关节炎。曾用青霉素治疗周效，血沉、抗链球菌溶血素"O"仍未下降，遂来就诊。苔薄腻、质微红，脉细弦。乃湿热流注经隧，痹闭不利。治宜化湿热，通痹着。处方：

生地榆 30 g	生地黄 15 g	葎草 15 g	寒水石 15 g
徐长卿 15 g	全当归 12 g	肥知母 10 g	淫羊藿 10 g
桑枝 30 g (酒炒)	生石膏 15 g (先煎)		桂枝 6 g (后下)
甘草 5 g 5 剂			

二诊：药后症情好转，腿已温，药既奏效，原方续服 10 剂。

三诊：精神渐复，低热已平，手心仍烘热，复查血沉 18 mm/1 h 末，抗链球菌溶血素"O"500 IU/mL。舌苔微腻，脉细弦。病情逐渐缓解，温热亦趋泄化，痹闭已获疏通，阴损尚未悉复，原方损益，以善其后。上方加银柴胡12 g，连服25剂而获痊愈。

清利通淋

淋证乃湿热毒邪，注于下焦，膀胱不利使然，依临床表现之不同，主要有热淋、血淋及劳淋之分，与现代医学的泌尿系感染相似。朱老治淋常用生地榆，并视为常规要品，他将这味善治下焦血分湿热之药，扩用于治疗下焦气分淋证，实为一大创获。生地榆所以能治淋者，盖缘其能解毒抗菌消炎，一也；擅入下焦除疾，二也；性涩可缓尿频，三也。生地榆通中寓涩，祛邪而无伤肾耗阴之弊，诚非其他淡渗清利之品所可比拟。凡遇急性或慢性泌尿系感染急性发作，皆相适宜。热淋者，可配合八正散；血淋者，可配合小蓟饮子；劳淋者，可配合知柏地黄汤等，随证活用。朱老通过长期实践，以本品为主制订的"清淋合剂"疗效明显，具有广谱抗菌作用，对常用抗生素治疗无效的病例仍然有效，无任何不良反应，曾系统观察100例，总结成文发表。

【病例】沈某，女，39岁，工人。旬前突发小溲频数刺痛，口干腰酸，尿检：红细胞（+++），白细胞（++），蛋白（+），脓球（+）。尿培养：大肠埃希菌>10万。苔中黄、边尖红，脉滑数。此湿热蕴注下

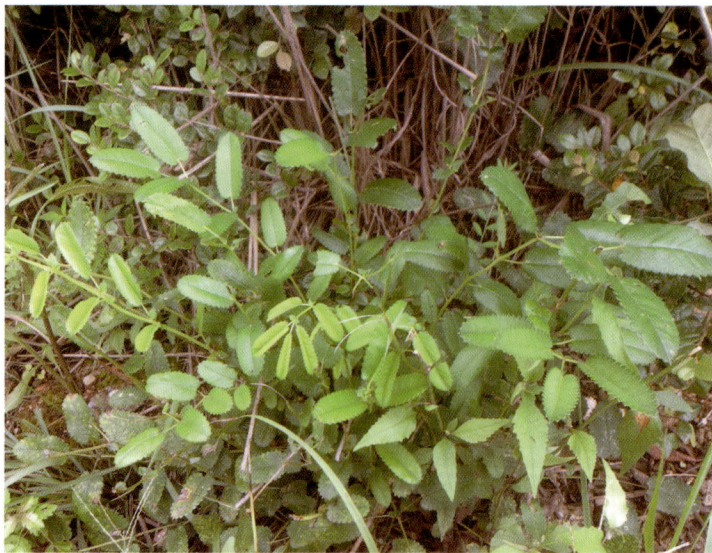

焦，而肾阴有耗损之征者，径予清淋汤治之。处方：

生地榆 30 g　　生地黄 30 g　　生槐角 30 g　　白花蛇舌草 30 g

木槿花 12 g　　甘草 5 g　4 剂

二诊：药后尿频急刺痛已缓，尿检亦好转，药既奏效，守方不变，原方 6 剂。

三诊：症情稳定，上方地榆、白花蛇舌草、生槐角、生地黄用量均减为 15 g，继进 8 剂以巩固之。

四诊：尿培养已转阴，以知柏地黄丸善后之。

以上仅举大概，朱老应用远不止此。总之，地榆是一味很有前途的止血、清热、抗菌、消炎药物，值得探索，以尽其用。

〔姚祖培整理〕

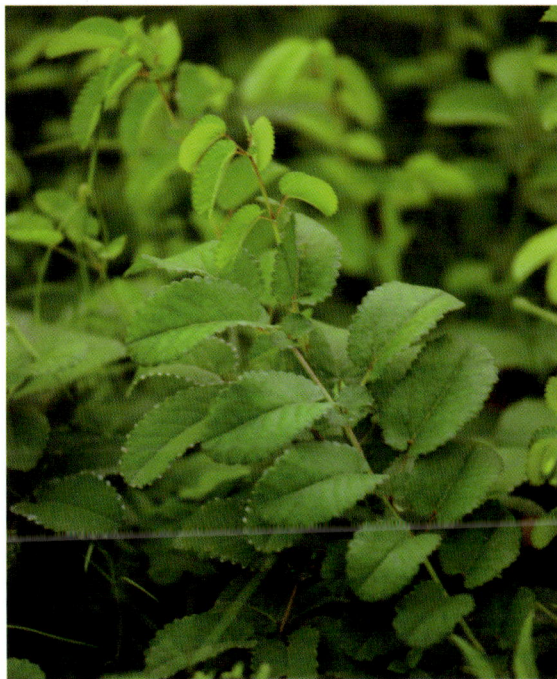

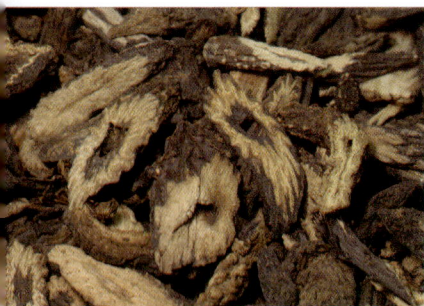

肉苁蓉 | 平补之良药

肉苁蓉，味甘咸，性温，归肾、大肠经，有补肾益精，润肠通便之功效。其功效特点是益肾填精，治虚损，暖下元，利腰膝。故常用于治年老肾虚腰痛、头昏、发白、耳鸣、记忆力减退及阳痿、遗精、白浊等症。在《神农本草经》中记载："主五劳七伤，补中，除茎中寒热痛，养五脏，强阴，益精气，妇女癥瘕。"《名医别录》云其："除膀胱邪气，腰痛，止痢"。《日华子诸家本草》谓其："治男子绝阳不兴，女绝阴不产，润五脏，长肌肉，暖腰膝，男子泄精，尿血遗沥，带下阴痛。"

朱老长于用益肾壮督法治疗顽痹、老年病及疑难杂证。肉苁蓉益精养血助阳，具有阴阳双补之效，温而不热，暖而不燥，补而不峻，滑而不泄，为平补之良药。作用与制何首乌相似，但肉苁蓉性较之略温一些，何首乌苦涩微温，为滋补良药。朱老常用之与巴戟天相伍，肉苁蓉温补肾阳中兼有润燥的作用，而巴戟天温阳助火之力较强。再配伍熟地黄、补骨脂、怀山药，用于肾阳虚衰之腰膝足冷，酸软乏力，头昏耳鸣，阳痿，遗精等症，并能用于年老体弱，肢寒不温，神疲等症。配伍狗脊、补骨脂、鹿角霜、鹿衔草、穿山龙等治疗肾虚型强直性脊柱炎。配党参、白术、芡实、金樱子等治慢性肾炎蛋白尿。治痤疮配生山楂、生薏苡仁、蒲公英等常获佳效。配威灵仙、骨碎补、䗪虫、蜂房等治疗腰椎退行性变、膝关节骨性关节炎等。高血压病、失眠、更年期综合征等病，往往责之机体阴阳失衡，治疗不可一味平肝潜阳，滋阴降火，而应注重燮理阴阳。肉苁蓉用于滋补阴精之方剂中，更能使阳生阴长，阴阳平衡。

朱老还从肉苁蓉润五脏，长肌肉中悟出其道，用于治疗肌营养不良，肌萎缩等症，常用肉苁蓉配淫羊藿、炙黄芪、炒白术、当归、党参等，此乃先、后天互补，精血互生，以使肌肉得以濡养。

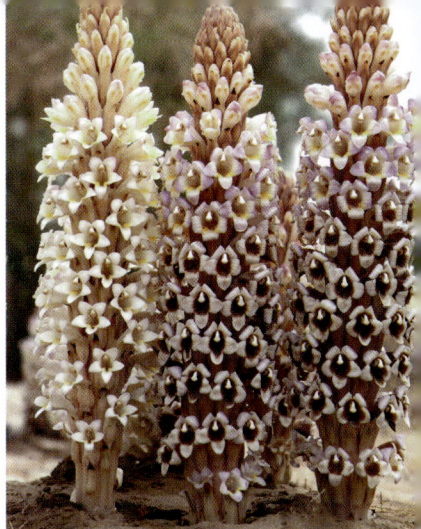

肉苁蓉也可用于治疗妇科病证，如经前期紧张综合征，以肉苁蓉配淫羊藿、仙茅、远志、石菖蒲、佛手、夜交藤、生白芍、煅龙骨、煅牡蛎等药。对于乳腺囊性增生，可用肉苁蓉配锁阳、巴戟天、当归、山茱萸、夏枯草、天葵子、枸橘、鳖甲、蟅虫、白芥子、桃仁、海藻、牡蛎等药。需要注意的是，炮制方法的不同，对其作用亦有影响。如肉苁蓉采收后晒干或埋在沙土中使其干燥，则长于补肾益精，阴阳双补；而盐苁蓉，长于补肾壮阳，主治肾虚腰痛，并有润肠通便作用；酒苁蓉，则长于温通肾阳，强筋健骨，主治下元虚冷，腰膝酸软，阳痿，阴冷，宫寒不孕。

【病例】赵某，男，66岁，干部。因反复腰膝疼痛3个月就诊，患者3个月来时感腰膝疼痛，行走稍久尤显，腰膝乏力，头晕，夜寐欠妥，舌质红，苔薄白，脉细弦。有高血压病史3年，血压130/88 mmHg。摄腰椎片示腰椎退行性变。辨证属肾虚，关节络脉痹阻，治宜益肾壮腰，蠲痹通络。处方：

肉苁蓉10 g	补骨脂20 g	骨碎补20 g	威灵仙30 g
独活20 g	蟅虫10 g	蜂房10 g	全当归10 g
鸡血藤30 g	甘草6 g		

7剂药后，腰膝疼痛减轻，再以前方加减，配合益肾蠲痹丸调治月余，病情消失，行走自如。

朱老指出，肉苁蓉性温而质润，故阴虚火旺、大便溏薄或实热便秘者忌用。用量一般8～15为宜。

〔吴　坚整理〕

149

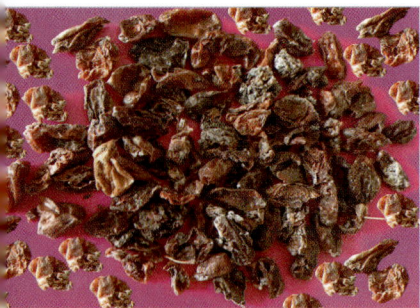

山茱萸 | 长于补肾敛汗

山茱萸，又名山萸肉，性微温，味酸涩，入肝、肾经。功效补益肝肾，涩精固脱，用于头晕目眩，耳鸣如蝉，腰膝酸痛，阳痿遗精，尿频遗尿，崩漏带下，内热消渴等症。以其药性平和，壮阳而不助火，滋阴而不黏腻，收敛而不留邪，为历代医家所喜用。《本草纲目》云："山茱萸，主治心下邪气寒热，温中，逐寒湿痹，去三虫，久服轻身；有强阴益精、安五脏、通九窍、止小便淋沥之功；久服明目，强力长年"。仲景以山茱萸为君创制"金匮肾气丸"，成为传世名方。

朱老认为，山茱萸其性温，味酸涩，温能主补，酸可收涩，乃收敛固涩良药，用于汗证颇适，用量宜大至 20～30 g。盖汗为心液，心苦散乱而喜收敛，心气虚则自汗出，心为肝之子，子虚则补母，故用山茱萸补益肝肾，诚如《医学衷中参西录》所言："山茱萸，大能收敛元气，振作精神，固涩滑脱。收涩之中兼具条畅之性，故又通利九窍，流通血脉，治肝虚自汗。"《本草求原》亦云："止久泻，心虚发热汗出"，即此谓也。朱老尝用于体虚多汗，易感冒者，以山茱萸配以益气固表之黄芪、党参，收涩敛汗之五味子等；阴虚盗汗者山茱萸合当归六黄汤加减；对于大汗不止，四肢发冷，脉搏微弱，体虚欲脱者，则以山茱萸加入四逆汤中。

【病例】黄某，男，35 岁，市场营销。2011 年 2 月 21 日初诊。近两年夜间汗出明显，自诉从事营销工作，经常饮酒。伴见发冷，口苦唇燥。舌质红、苔薄黄腻，脉细。从阴虚挟湿调治。拟养阴清热，固表止汗。处方：

山茱萸 20 g	全当归 10 g	干地黄 10 g	生黄芪 15 g
黄芩 10 g	黄连 5 g	黄柏 10 g	苍术 10 g
白术 10 g	麦冬 10 g	糯稻根 30 g	甘草 6 g
5 剂			

2 月 26 日复诊：盗汗减而未已，乏力稍减，黄腻苔已退，舌边见齿痕。上方加太子参 15 g，怀山药 30 g，去苍术、黄柏。5 剂。

服上方 3 剂后汗即止，此后盗汗告愈。

〔高　想整理〕

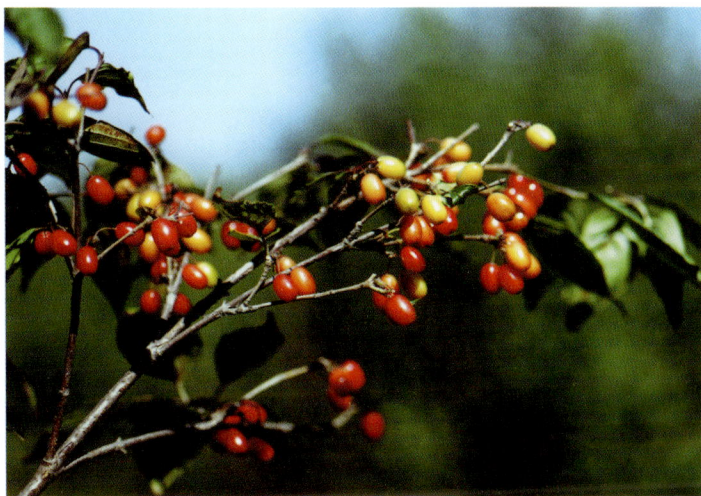

7
痹证药

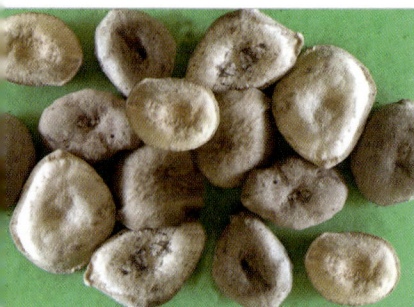

马钱子 | 健胃，宣痹疗瘫

马钱子一药向为医家所畏用，以其有剧毒（含番木鳖碱，即士的宁），如因误用，或服用过量，或炮制不得法，可引起呼吸麻痹而致死。然马钱子之药效卓著，用之得当，可以起重病，疗沉疴，往往非他药所能替代。朱老常云马钱子是中药里的一个"异数"：其味极苦，却大能开胃进食；其性至寒，却大能宣通经脉，振颓起废。谨述朱老使用马钱子的经验于后，供同道参考。

开胃进食

马钱子味极苦，小量内服后可刺激味觉感受器反射性增加胃液分泌，促进食欲和消化功能。朱老常用于慢性胃炎、胃肠神经症、厌食症而见毫无食欲，稍进食胃脘部即胀满难忍的患者，常以制马钱子粉配白术、鸡内金、陈皮、怀山药等健脾助运之品作散剂，每日 2 次冲服。制马钱子粉的用量，以每次 0.03 g，每日总量不超过 0.1 g 为度（以下同）。

宣痹止痛

马钱子善通经络，而止痹痛，常用于慢性腰腿痛、风湿性肌炎、慢性肌肉劳损、坐骨神经痛、陈旧性外伤性关节炎以及风湿性、类风湿关节炎等病症。以上病症，皆可归属于中医学"痹证"的范畴，临床上大致可分为风寒湿痹（性质偏寒）、风湿热痹（性质偏热，包括风寒湿痹郁久化热者）、顽痹、虚痹四个大类，前两者大率以祛邪为主，顽痹往往需正邪兼顾；虚人久痹，大法以扶正为方。马钱子原则上可用于其中任何一类痹证，因其有宣通经隧、止痛消肿之长，而其用量又极小，不致损伤正气。类风湿关节炎晚期活动严重受限者，即张子和所谓"即遇智者，亦难善图"，如能在补益气血、补肾壮督、活血通络、虫蚁搜剔的基础上加马钱子，往往也可收到意想不到的效果。

【病例】夏某，女，43岁，工人。四肢关节肿痛，时轻时剧，已半年余，曾服雷公藤片、蚂蚁粉等乏效。近月来加剧，晨僵明显，不能握拳，手指关节畸形，腕、踝肿胀疼痛，午夜后为剧，自汗淋漓，纳谷不香，神疲乏力。血沉 64 mm/1 h 末，类风湿因子 1：80，免疫球蛋白均增高。苔薄腻、边有瘀斑，脉细涩。此顽痹之候，症情正处于活动期，需积极治疗，始可控制其进展。予益肾蠲痹法。处方：

生黄芪 30 g	松节 30 g	鸡血藤 30 g	泽兰 30 g
泽泻 30 g	当归 10 g	蜂房 10 g	䗪虫 10 g
乌梢蛇 10 g	淫羊藿 15 g	甘草 4 g　7 剂	

另服益肾蠲痹丸（浓缩型），每次 4 g，每日 3 次，餐后吞服。

二诊：药后症情如故，此非矢不中的，乃力不及鹄，重其制而进之。上方加制川乌 12 g、制马钱子 2 g。7 剂。益肾蠲痹丸继服。

三诊：服上药后，肿痛显减，此温经宣痹之功也，效不更方，续进之。7 剂。

四诊：症情有缓解之势，上方加熟地黄 15 g，继服 10 剂，益肾蠲痹丸需坚持服 3～6 个月，始可巩固其疗效，而免复发。

振颓疗瘫

瘫痪为肌肉收缩能力降低或丧失的统称。有截瘫（双下肢瘫痪）、偏瘫（一侧上下肢瘫痪）、单瘫（四肢之一出现瘫痪）和四肢瘫（全瘫）之异。其原因极其复杂，治疗颇为不易。在朱老70年的经验中，马钱子配合化瘀通络药对其中部分病人有效。

1. 中风后偏瘫 脑出血或脑血栓形成，脑栓塞后遗症，以偏瘫为主要表现者，大致可分为气虚、阴虚两类，前者以补阳还五汤为基本方，后者以地黄饮子为基本方，皆可加吞制马钱子粉，有助于偏瘫的恢复。

2. 外伤性截瘫 1976年秋，朱老曾参加唐山震区来南通的截瘫伤员的治疗工作，曾拟定"龙马起废丹"一方（制马钱子0.15 g，鹿角片0.4 g，乌梢蛇、炙䗪虫各1 g，地龙、蜂房各1.5 g，如法制片，每片0.25 g），上为1日量，分3次服。此方对于脊髓损伤，损伤平面以下感觉运动功能丧失，大小便不能控制，损伤部位疼痛者，均有一定疗效。

3. 格林-巴利综合征 即急性感染性多发性神经炎，表现为突发的四肢瘫软、麻木，且可迅速向近端或向上发展和加重。属中医学"痿证"范畴，早中期多为湿热壅滞于经络，以清热燥湿利湿为基本治法。朱老经验，常用苍术、白术、土茯苓、萆薢、薏苡仁、黄柏、牛膝、豨莶草、益母草、车前草、葎草、路路通、丹参、红花、赤芍等，加吞制马钱子粉0.1 g，每日2次。有较好疗效。

4. 面瘫 临床颇常见，发病后如能得到及时有效的治疗，见效甚快，若迁延失治，病程长达半年以上者，疗效则欠佳。朱老曾拟"平肝祛风汤"（全蝎、僵蚕、荆芥、菊花、钩藤、石决明、竹茹、制白附子）内服。配合外治法，即以马钱子、白附子按2∶1比例研为细粉，均匀撒布于半张伤湿止痛膏上，贴于地仓穴（嘴角外五分，左歪贴右，右歪贴左，24小时一换）。每在1周左右可获痊愈。

行瘀疗伤

马钱子又为伤科要药。如《正骨心法要旨》散瘀和伤汤，即以马钱子与红花、生半夏、骨碎补、甘草、葱白须同用。《上海中成药》治伤消瘀丸用马钱子配麻黄、䗪虫、自然铜、没药、红花、骨碎补、泽兰、五灵脂、蒲黄、赤芍。两方均治跌仆碰撞损伤、瘀血结聚、骨折。

外伤所致的脑震荡后遗症，也可用马钱子。其症多见面色黧黑、头昏痛、神疲健忘、视力减退、周身酸痛、食欲减退、睡眠欠佳，天气变化时则更甚。朱老经验，上述症状为瘀阻脑府，灵窍失慧，虚中夹实之候。因其虚必须大补气血，滋养肝肾；因其实必须化瘀活血，据此而拟定"健脑散"一方，以制马钱子与红参、䗪虫、当归、枸杞子、川芎、地龙、制乳香、制没药、炙全蝎、紫河车、鸡内金、血竭、甘草同用。

【病例】李某，男，42岁，军人。在检查工程中，被从上落下的铁棍击于头部而昏倒，当时颅骨凹陷，继则出现血肿，神志不清达20小时，经抢救始苏。半年后曾去北京检查，脑组织萎缩1/4，头昏痛，健忘，欲取某物，转身即忘，记不清老战友的姓名，有时烦躁失眠。苔薄腻、边有瘀斑，脉细涩。予健脑散方：

红参 15 g	制马钱子 15 g	川芎 15 g	䗪虫 20 g
当归 20 g	枸杞子 20 g	地龙 12 g	制乳香 12 g
制没药 12 g	炙全蝎 12 g	紫河车 24 g	鸡内金 24 g
血竭 9 g	甘草 9 g		

上药：共研极细末，每早晚各服4.5 g，开水冲服。服后1周，头昏痛即觉减轻，夜寐较安，精神略振，自觉爽适。坚持服用2个月，已能写信，讲话层次清楚，续予调补肝肾气血之品善后。

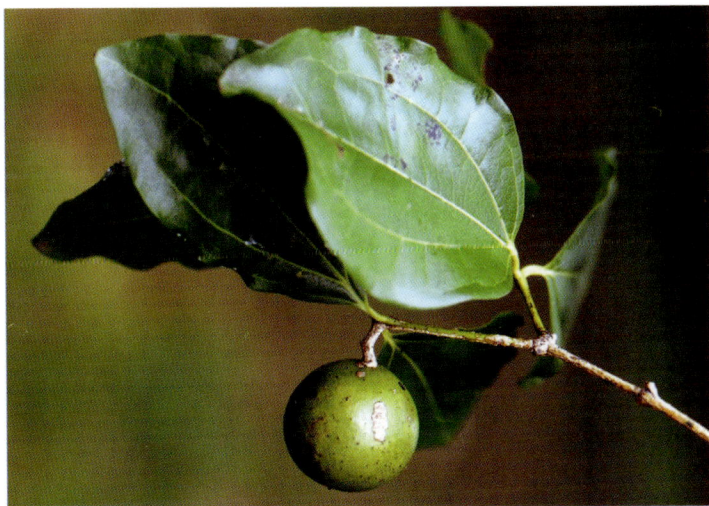

【炮制方法】 马钱子的炮制，至关重要。诚如张锡纯所说："制之有法，则有毒者，可至无毒。"制马钱子之法有：

（1）张锡纯法：将马钱子先去净毛，水煮两三沸而捞出，用刀将外皮皆刮净，浸热汤中，日、暮各换汤 1 次，浸足 3 昼夜取出，再用香油煎至纯黑色，擘开视其中心微有黄意，火候即到。将马钱子捞出，用温水洗数次，以油气尽净为度（《医学衷中参西录》）。

（2）赵心波法：马钱子先用砂锅煮，内放一把绿豆，至开花时，剥去马钱子外衣，用刀切成薄片，晒两三天后，再用沙土炒至黄色，研末备用《赵心波儿科临床经验选》）。

（3）朱良春法：马钱子水浸去毛，晒干，置麻油中炸。火小则中心呈白色，服后易引起呕吐等中毒反应；火大则发黑而炭化，以致失效。在炮制过程中，可取一枚用刀切开，以里面呈紫红色最为合度（《虫类药的应用》）。

〔何绍奇　朱婉华整理〕

生南星 | 透骨走络，涤痰化瘀，善止骨痛

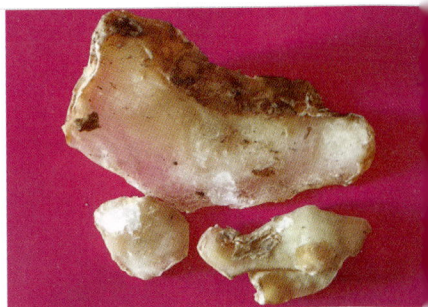

生南星，也称天南星，苦辛温，其性燥烈，专走经络，为开结闭、散风痰之良药。临床每用以治湿痰、寒痰、风痰、咳嗽、中风、癫痫、痰涎壅盛和破伤风抽搐、口噤、风痰眩晕。若配川乌、草乌、地龙、乳香、没药，即《和剂局方》小活络丹，为痹证常用成药之一，专治痰瘀阻于经络之肢体关节疼痛、麻木。

朱老在痹证研究的实践中体会到，生南星功能燥湿化痰，祛风定惊，消肿散结，尤善止骨痛，对包括类风湿关节炎在内的各种骨痛均具有良效。盖久痛多瘀，亦多痰，凡顽痹久治乏效，关节肿痛，活动受限，多是病邪与痰瘀凝聚经隧，胶结难解，故常规用药，恒难奏效。必须采用透骨走络、涤痰化瘀之品，如蜈蚣、全蝎、水蛭、僵蚕、白芥子、蜂房、生南星之属，始能搜剔深入经隧骨骱之痰瘀，痰去瘀消，则肿痛可止。证之现代药理研究，生南星确有明显的镇痛、镇静作用，故用之多效。

近年来，朱老对癌症骨转移的疼痛，于辨治方中加用之，颇收著效。广东省中医院肿瘤科参用之，明显减少了麻醉药的使用量，值得推广应用。

【炮制与用法】 生南星有毒，内服必须经过炮制方可使用。一种方法是用生姜、白矾浸泡至透，再晒干，是为"制南星"；另一种是用牛胆汁

拌和制成，名"胆南星"或"陈胆星"。凡风痰、湿痰、骨痛，均用制南星；如为惊痰、搐搦、热郁生痰，宜用胆南星。汤剂用量20～30 g，如效不著，可逐步增加至50～60 g，止痛、消肿甚佳。

〔何绍奇整理〕

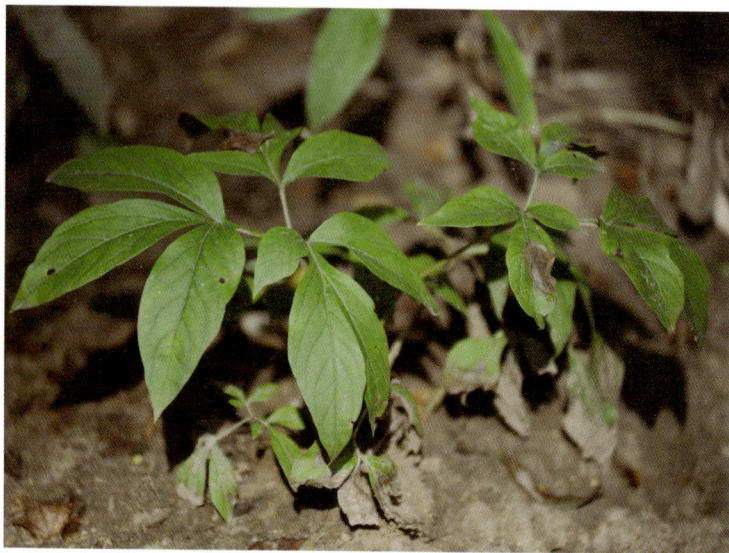

威灵仙 | 疗痛风、黄疸、骨刺，功在通利

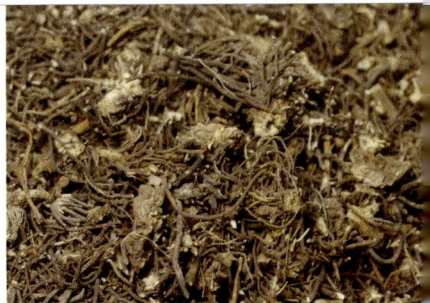

威灵仙，祛风湿，通络止痛，治骨鲠喉（食管骨性异物），尽人所知。朱老经验，此药之功尚不仅此，爰举数端，以供同道参考。

痛 风

现代医学的痛风是一组嘌呤代谢紊乱，以高尿酸血症为特征，伴痛风性急性关节炎反复发作的疾病。欧美、东南亚各国以及港、台地区发病率甚高，近20年来，在国内也有明显升高的趋势。朱老指出，此病早、中期以关节炎为主要临床表现者，当属广义痹证范畴，又因发作时好发于下肢关节，疼痛、红肿，近于痹证中的风湿热痹。但是，此病又自有其特殊性，即其本在脾肾，脾虚则运化无权、升降失调，肾虚则气化失常、清浊不分；其标在筋骨关节，缘于瘀浊湿痰结聚流注，气血痹阻。基于以上认识和大量临床实践，朱老拟定了痛风汤：土茯苓、萆薢、威灵仙、桃仁、红花、泽兰、泽泻、薏苡仁、车前子、苍术、山慈菇等。以土茯苓、萆薢、威灵仙三味为主药，三药合用，有显著的排尿酸作用。其中，威灵仙辛散宣导，走而不守，"宣通十二经络"（《药品化义》），"积湿停痰，血凝气滞，诸实宜之"（《本草正义》），对改善关节肿痛确有殊功。汤剂用量一般为30g，少则乏效。

【病例】赵某，男，40岁，供销员。左足踝及跖趾侧经常灼热、肿痛，

以夜间为剧，已起病 3 年，近年来发作较频，痛势亦剧。曾服秋水仙碱、别嘌呤醇等药，能顿挫病势，但胃肠道反应较剧，不能坚持服用；又因工作关系，频频饮酒，常食膏粱厚味，而致经常发作，颇以为苦，乃来求治。查血尿酸高达 942 μmol/L，确系"痛风"无疑。苔白腻，脉弦滑。此病多由脏腑功能失调，升清降浊无权，痰湿滞阻于血脉之中，难以泄化，与血相结而为浊瘀，闭留于经隧，则关节肿痛作矣。治宜泄化浊瘀，蠲痹通络，并需戒酒慎食，庶可根治。处方：

土茯苓 60 g	威灵仙 30 g	虎杖 30 g	生薏苡仁 30 g
萆薢 20 g	泽兰 20 g	泽泻 20 g	桃仁 12 g
山慈菇 12 g	苍术 12 g	甘草 4 g	

二诊：5 剂药后肿痛显减，已能行走，效不更方，继进 5 剂。后以"痛风冲剂"（南通市良春中医药临床研究所制剂）每服 1 包，每日 3 次善后，3 周后复查血尿酸已趋正常，基本痊愈。

湿热黄疸

黄疸（阳黄）为湿热之邪，熏蒸于肝胆，氤氲难化，气血不得通利，使胆汁不循常道，溢于肌肤所致。朱老治湿热黄疸，常用茵陈蒿汤加味，药如大黄、茵陈、生栀子、蒲公英、决明子、郁金等，又常借威灵仙之走窜通利（常用量 20～30 g），以收迅速退黄之功。

无精子症

无精子症或精子数量少、活力低，是男科常见病之一。多数患者伴见性欲减退、阳痿、早泄，也有无特殊不适，性生活正常，而婚后多年不育者。据有关研究单位统计，500 例男性不育中少精、无精 112 例，占 42.4％；精子活动率下降 112 例，占 22.4％。朱老指出，对无精子、少精子症或精子活力低的治疗，大法以补肾填精、振奋肾阳为主，湿热则兼以清利，肝郁则兼以调达，血瘀则兼以疏化。而威灵仙宣导经络，瘀者能开，郁者能疏，壅者能通，故恒以之为主药，配合仙茅、淫羊藿、山茱黄、枸杞子、当归、菟丝子、肉苁蓉、续断、韭菜子、鹿角胶、海马、黄狗肾等温肾填精之品，连服 1～2 个月，常收佳效。笔者循师所教，曾在荷兰鹿特丹市治一精子数少于 2000 万/mL、活动度低于 30％ 的患者（此人系海牙市政府工程师），用红参、鹿角胶、枸杞子、肉苁蓉、韭菜子、淫羊藿、蜂房、当归、巴戟天、肉桂、威灵仙，仅服 7 剂，便去医院复查，报告精子量增至 6000 万/mL，活动度达 90％，据说当时医院检验人员连呼"不可能！不可能！"患者则欣喜若狂。笔者对于如此短时间而有如此之结果，亦始料之不及，可能系浊瘀壅滞之故，赖有威灵仙之宣疏通导，配以大剂补肾之品，而建殊功。如纯属虚证，恐难速效。

骨 刺

近 20 年来，随着人口老龄化的出现，颈椎、腰椎、跟骨骨质增生患者来诊者日益增多。朱老根据中医学"肾主骨"的理论，对骨刺的治疗，皆以补肾壮骨治其本，活血调气、化痰、温经、泄浊治其标，常用熟地黄、淫羊藿、鹿角胶、穿山甲、山茱萸、赤芍、白芍、䗪虫、骨碎补、续断、制川乌、没药、丹参、红花、鹿衔草、蜂房、威灵仙、自然铜，病在颈椎加葛根、川芎，病在腰椎加杜仲、桑寄生，病在膝盖、跟骨者加牛膝。但威灵仙为必用之品，因为威灵仙不仅能通利关节、宣痹止痛，而且从其能治鱼骨鲠喉推论，它可能有使病变关节周围紧张挛缩的肌肉松弛作用。

【病例】凌某，女，48 岁，清华附中体育教师。患腰椎骨质增生，疼痛不可俯仰转侧，已 3 年余，近数月加重。脉舌无异常。拟补肾壮骨、活血宣痹法：

威灵仙 30 g	熟地黄 12 g	续断 12 g	骨碎补 12 g
淫羊藿 15 g	丹参 15 g	豨莶草 15 g	赤芍 15 g
白芍 15 g	制川乌 10 g	炙甘草 10 g	山茱萸 10 g
穿山甲珠 10 g	路路通 10 g	没药 6 g	红花 6 g
细辛 6 g	䗪虫 10 g（研粉吞）	7 剂	

患者服药 5 剂后，即觉疼痛明显减轻，遂再取 12 剂，痛竟止，可带领

学生打腰鼓。继予壮骨关节丸 10 瓶，以善其后。

血丝虫病感染早期

血丝虫病是由蚊虫叮咬传播，微丝蚴寄生于人体淋巴系统的一种寄生虫病，较为顽固，不易速愈。应早期发现，及时治疗。凡普查发现的阳性病人，可采用鲜威灵仙根 500 g（切碎），水煎半小时去渣取汁，再加红糖 500 g、白酒 20 mL，搅和煎熬 15 分钟即成，罐储，夏季应放置冰箱内。分 10 次服，早晚各 1 次，加开水或炖温服。服用 1 个疗程后，复查微丝蚴，多可转阴。未转阴者需继服 1～2 个疗程，始可根除。这是威灵仙祛风湿、通络脉的引申应用。

由于本品辛温疏利，走而不守，所以朱老指出："凡患者无风湿，而体气又虚弱者，只可暂用，不可久服。"

由于其通散宣泄、调理气机作用较强，故还可用于胆及泌尿系结石、肢体麻木、子宫肌瘤、输卵管阻塞，以及放疗和化疗引起之恶心、呕吐等症，加于辨治方中，颇能提高疗效，但用量均需用至 40～60 g 始佳。注意不宜久用，中病即止。

此外，威灵仙之功尚有发挥，兹举以下数例：

胆囊炎、胆石症

胆道疾患常以右上腹胀痛或绞痛为临床表现，剧者伴有呕恶、寒热、黄疸等，中医多从肝胆郁滞、湿热蕴结论治。朱老从威灵仙"推腹中新旧之滞"（《增补雷公药性赋》）得到启示，常用威灵仙、金钱草、刺猬皮、柴胡、广郁金、鸡内金、虎杖、酒大黄等，治疗慢性胆囊炎、胆石症有相当的疗效。威灵仙能松弛 Oddi's 括约肌，使胆汁分泌增加，以利于胆石的排出。配伍诸药，理气解郁，通下泄热，能抑制胆囊炎症、排石

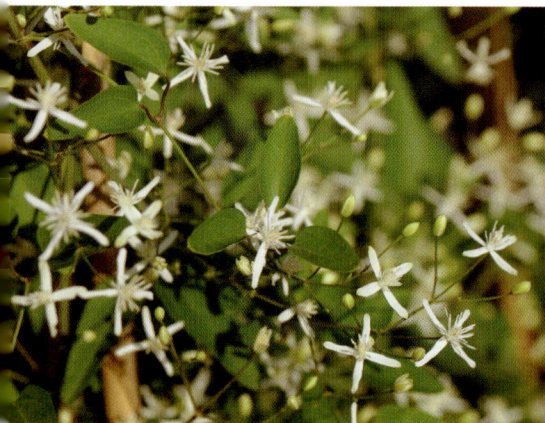

和减少新胆石的生成。

【病例】徐某，女，68岁，退休教师。右上腹疼痛3天，牵及右腰部不适，腹胀，嗳气，大便不畅，因多种西药过敏，遂服中药治疗。B超提示胆囊壁毛糙。血白细胞9.2×10^9/L，中性粒细胞0.76，舌苔薄腻、质偏红，脉细弦。拟从肝胆郁热、气机阻滞论治。处方：

柴胡10g	广郁金15g	金钱草30g	威灵仙20g
刺猬皮10g	赤芍15g	酒大黄10g	炒枳壳10g
徐长卿15g	甘草6g　5剂		

2剂药后，腹痛已不明显，服完5剂症状消失。

支气管哮喘

本病发作期以呼吸气促，喉间痰鸣，呛咳有痰，不能平卧等为主要症状。朱老指出，凡咳喘一证，属本虚标实。发作期以标实为主，须识寒热；缓解期以正虚为主，宜分阴阳，辨脏腑。病理因素以痰为主，故急性发作期从痰论治。威灵仙其性可升可降，能"消胸中痰唾之痞"（《增补雷公药性赋》）。利气道以缓胸闷喘促，蠲痰积以除咳喘宿根，威灵仙屡建奇功。朱老常在宣肺化痰降气平喘的方中加用威灵仙一味，往往疗效大增。

【病例】祁某，女，14岁，学生。患支气管哮喘3年，每秋凉季节，发作不断，经常半夜或鸡鸣时分喉间痰鸣，咳痰清稀，胸闷息促，舌苔薄腻，脉细滑略数。寒痰伏肺，肺失宣降。治宜温肺散寒，化痰平喘。

麻黄6g	细辛4g	杏仁8g	苏子10g
葶苈子15g	鼠曲草12g	桑白皮10g	射干8g
制半夏10g	茯苓12g	白果10枚	甘草5g

二诊：3剂药后痰稀转厚，气逆稍减，仍守原法进治之。上方加威灵仙12g。

三诊：再进3剂，自觉气道顺畅，喉间痰鸣、咳逆气短霍然而去，改用咳喘胶囊，善后巩固。

治肢体麻木症

肢体麻木是疾病中的一个症状，多见于血管神经营养传导障碍引起的疾病。病因虽多，但不外寒、热、虚、实、风、湿、痰、瘀所致。朱老在辨证的基础上习用威灵仙，发挥其通行十二经络，引领诸药，直达病所的作用，每收佳效。

【病例】顾某，女，50 岁，工人。小腿沉紧、麻木作胀，昼轻夜重，当地医院诊断为不安腿综合征。曾使用维生素 B₁、通塞脉片与中药益气养血、柔肝和络剂等，以及按摩治疗，经治月余不效。症见面色欠华，月经紊乱，夜间小腿感觉异常，不能入寐，舌苔薄，脉虚弦。肝肾不足，血不荣筋。

观前医辨证用药并无不当。仍以原方加威灵仙、乌梅调治。处方：

黄芪 30 g	熟地黄 20 g	当归 10 g	生白芍 30 g
炙甘草 8 g	鸡血藤 30 g	淫羊藿 15 g	木瓜 12 g
威灵仙 20 g	乌梅 8 g		

服药 5 剂症状大减，再服 5 剂病愈。

呃 逆

呃逆多由膈肌痉挛而致，虽属小恙，烦恼无穷。朱老用威灵仙、白及、蜂蜜各 30 g，水煎服，用之多验。

【病例】季某，男，63 岁，退休职员。呃逆 3 天，昼夜不休。中药、针灸、注射利他林等多种方法不效。予威灵仙、白及、蜂蜜，水煎服。半小时后即瘥。

此外，朱老用威灵仙研末，醋调外敷，治疗淋巴结肿大、乳腺炎、腮腺炎也有较好的疗效。

〔何绍奇整理〕

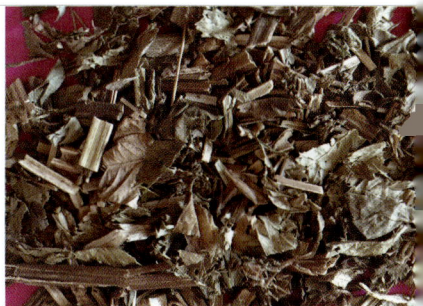

豨莶草 | 具解毒活血之妙

豨莶草，味苦性寒，入肝、肾二经，能祛风湿、平肝阳、强筋骨，临床习惯用于风湿痹痛、中风瘫痪诸疾。中风瘫痪颇多湿热蕴结、络脉瘀滞之候，豨莶草能直入至阴，导其湿热；平肝化瘀，通其络脉，故能治之。所谓"强筋骨"，乃邪去则正自安之意也。朱老对此品的应用颇多发挥，常云："考之于古，验之于今，豨莶草有解毒活血之功，勿以平易而忽之。"《外科正宗》"七星剑汤"用之，该方治疗疔疮、痈疡甚验，足证其有解毒之功；《本草经疏》誉其为"祛风湿，兼活血之要药"，可见古人早认识其有活血作用。朱老经验，豨莶草重用至 100 g，配合当归 30 g，治风湿性关节炎、类风湿关节炎效果很好，大能减轻症状，消肿止痛；随着风湿活动迅速控制，抗链球菌溶血素"O"、血沉每见下降。又用此品治疗黄疸型肝炎，屡屡应手。此证多系湿热传于血分所致，若迁延时日，瘀热胶结难解，一般利湿退黄之剂，殊难中的，必须凉血活血、解毒护肝始为合拍。凡黄疸缠绵不退，湿热疫毒稽留，朱老每从血分取法，以豨莶草 30～45 g 配合丹参、田基黄、石见穿等，多能应验，值得学习。

【病例】陈某，女，48 岁，干部。患黄疸型肝炎已 2 年余，时轻时剧，缠绵不愈。近日黄染加深，目肤暗黄晦滞，神疲纳呆，胁痛腹胀，便溏尿赤。苔白腻、舌边有瘀斑，脉细濡，一派寒湿挟瘀内阻之征。阳气不宣，土壅木郁，胆府疏泄不利，致黄疸久久不退。治宜温化寒湿，疏肝运脾，和瘀利胆。

> **制附子 10 g**　　**炒白术 20 g**　　**豨莶草 30 g**　　**茯苓 15 g**
> **干姜 6 g**　　**甘草 6 g　5 剂**

药后，黄疸减退，精神较振，纳食渐香，此佳象也。原方续服 5 剂，诸象趋平，调理而安。

〔朱步先整理〕

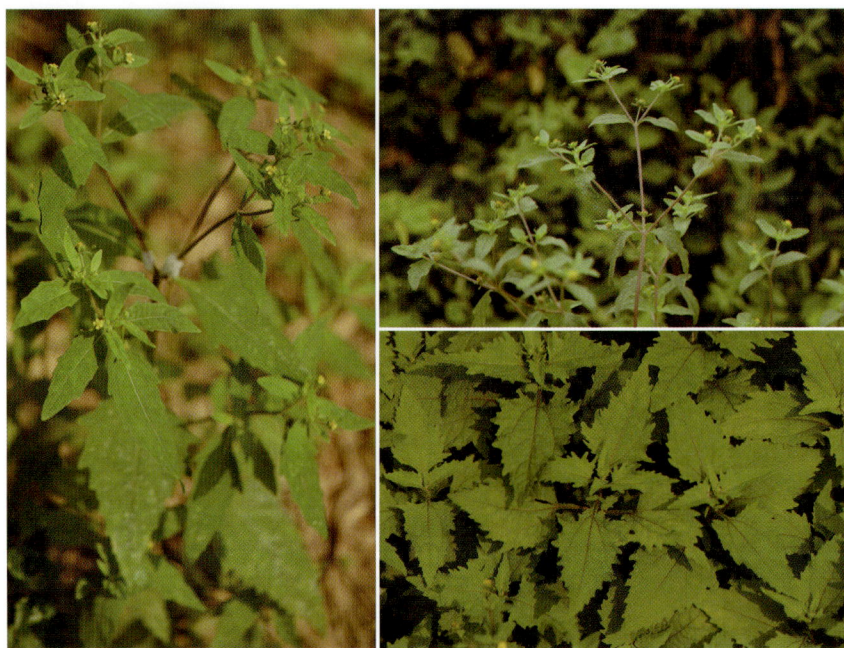

土茯苓 | 治头痛，疗痛风

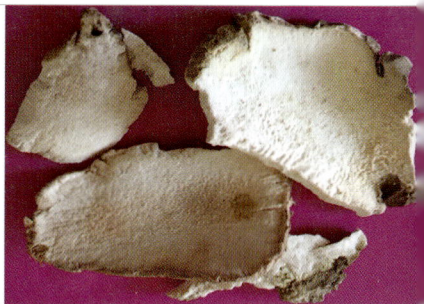

土茯苓，味甘淡性平，入肝、胃二经，功可解毒、除湿、利关节。古籍谓其擅治梅毒、淋浊、筋骨挛痛、脚气、疔疮、痈肿、瘰疬诸疾。近代又有用于防治钩端螺旋体病的报道。朱老经过实践验证，证明其为治疗湿浊上蒙清窍所致头痛及痛风之要药，或可补前人之未逮也！

头痛病因纷繁。土茯苓所主之头痛，乃湿热蕴结、浊邪扰清、清窍不利而作痛。若延之日久，经脉痹闭，则痛势甚烈。斯时祛风通络之剂难缓其苦，唯有利湿泄热，祛其主因，配合祛风通络之品，始克奏功。而朱老独到之经验，在用量上突破常规，一般每日用 60～120 g，随证配伍多可获效。

至于痛风疾患，朱老云："此乃嘌呤代谢紊乱所引起，中医认为系湿浊瘀阻、停着经隧而致骨节肿痛、时流脂膏之证，应予搜剔湿热蕴毒，故取土茯苓健胃、祛风湿之功。脾胃健则营卫从，风湿去则筋骨利。"此证确以湿毒为主因，但往往兼夹风痰、死血为患。朱老治此证，恒以土茯苓为主药，参用虫蚁搜剔、化痰消瘀之品，屡收佳效。

【病例1】孙某，女，40 岁，工人。1981 年 5 月 6 日就诊，头痛宿疾已历六载，痛无定时，痛剧如裂，常觉口干，苔薄黄腻，舌质衬紫，脉象细弦，此乃湿热瘀阻，清窍不利。治宜清热化湿，祛瘀通窍。处方：

167

| 土茯苓 60 g | 蔓荆子 10 g | 川芎 10 g | 菊花 10 g | 甘草 5 g |

药服 10 剂，头痛未作。乃继予 10 剂，间日服 1 剂以巩固之，迄今未复发。

【病例 2】周某，男，28 岁，工人。

1979 年 8 月 9 日就诊诉：10 年前右足趾因不慎扭伤之后，两足趾关节呈对称性肿痛；尔后约 5 年，两手指及膝关节呈对称性游走性肿痛。诊为类风湿关节炎。是年 7 月下旬发现右手拇、示指有多个结节，且液化溃出白色凝块及淡黄色液体（后查血尿酸 952 μmol/L，病理活检确诊为"痛风石"。X 线片提示双足趾、跖关节第 5 跖骨头外缘有半圆形掌齿状小透亮区。诊断为"痛风"）。嗣后两上肢、指关节和髋、膝、踝关节疼痛，每气交之变增剧。平素怯冷，面𬶍无华，形瘦神疲。曾服西药"别嘌呤醇片"，因胃肠道反应停药。苔薄舌淡，脉象细数〔体温 37.5 ℃，血沉 32 mm/1 h 末，尿检：蛋白（＋）〕。乃湿浊留滞经脉，痹闭不利之咎。治宜化湿浊，通经络，蠲痹着。处方：

| 土茯苓 60 g | 全当归 10 g | 萆薢 10 g | 汉防己 10 g |
| 桃仁泥 10 g | 炙僵蚕 10 g | 玉米须 20 g | 甘草 5 g　20 剂 |

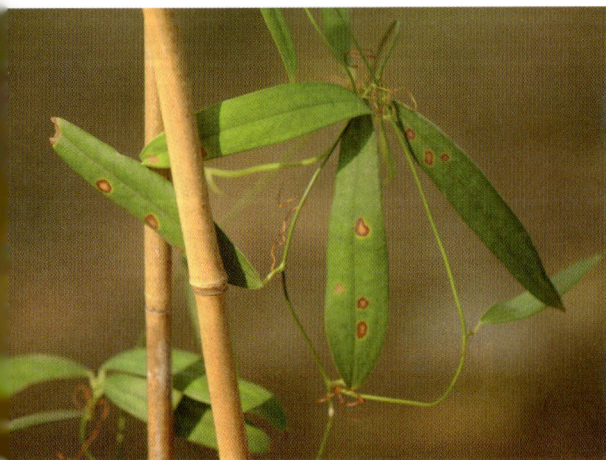

二诊（10 月 25 日）：60 剂后，复查血尿酸 714 μmol/L（12 mg％），血沉 12 mm/1 h 末，尿检正常。患者手足之结节、肿痛渐趋消退。药既获效，嘱继服。

复诊（11 月 25 日）：又服药 30 剂，唯感关节微痛，肿胀、结节已除，复查血尿酸 357 μmol/L，嘱再服 10～20 剂，以善其后。

〔朱婉华整理〕

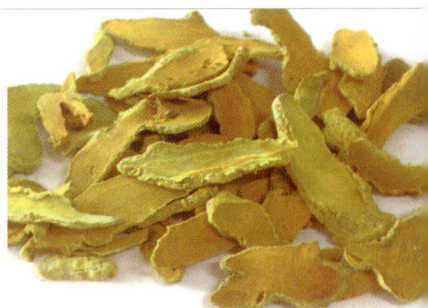

片姜黄配海桐皮

| 效专行气活血，通络定痛

肩关节周围炎属于"痹证"的范畴，多见于中年以后的患者，故有"五十肩"之称。由于此际气血渐衰、肝肾渐亏，气血衰则关节失于濡养，肝肾亏则其所合之筋骨松懈，故虽见肩周疼痛，屈伸不便，若依寻常痹证治法，漫投祛风散寒逐湿之剂，往往无效。朱老经验，此病必须以补肝肾、培气血为主，辅以蠲痹通络之品，补中有通，始能开痹闭。扶正常用熟地黄、当归、桂枝、鹿角胶、淫羊藿、黄芪、白术等；开痹常用防风、赤芍、羌活、威灵仙、红花、炒白芥子等祛风、活血、化痰药，尤喜加用片姜黄配海桐皮这一"药对"。

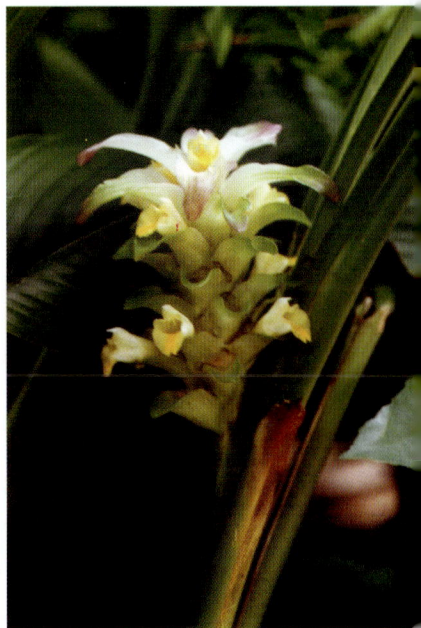

片姜黄，又名片子姜黄，功擅理气散结，古人谓其"兼理血中之气""能入手臂止痛"。陈藏器云："此药辛少苦多，性气过于郁金，破血立通，下气最速，凡一切结气积气，癥瘕瘀血痛疖，并皆有效，以其气血皆理也。"（转引自《本草求真》）是以严用和《济生方》蠲痹汤、孙一奎治臂背痛方皆用之。饶有兴味的是，严氏蠲痹汤中有黄芪、当归益气养血，孙氏治臂背痛方中有白术补脾扶正，是皆宣痹不忘扶正之意。片姜黄横行肢节，行气活血，蠲痹

169

通络，是治疗肩臂痹痛之要药。

海桐皮祛风湿，通经络，达病所，疗伤折，有止痛、消肿、散瘀之功，古方用以治百节拘挛、跌仆伤折。据朱老多年经验，姜黄片与海桐皮

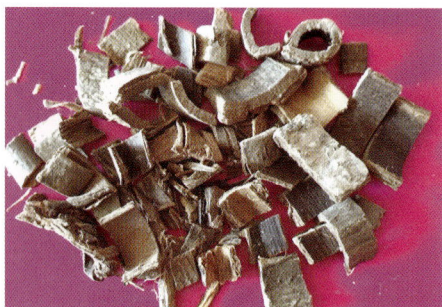

同用，其效益显，虽两者皆耗气耗血，但用于大队养肝肾、补气血药中，即无此弊。如上述常用的配伍方法，补中有通，主次分明，契合此病病机，故屡用屡验。如能配合针灸、推拿，更可收事半功倍之效。

【病例】宣某，男，56岁，工人。近数月来左侧肩臂酸楚，其势逐步加剧，不能高举、后伸。夜卧时难于左侧睡，否则即疼痛加剧，苔薄，脉细。此肝肾、气血亏损，经脉痹闭不利之证。治宜养肝肾，益气血，通络脉。处方：

熟地黄 15 g	炙黄芪 15 g	海桐皮 15 g	片姜黄 12 g
当归 12 g	桂枝 6 g	甘草 6 g	红花 10 g
赤芍 10 g　5 剂			

药后左肩臂酸楚疼痛显减，已能高举后伸，嘱其以原方继服 5 剂巩固之，并适当锻炼，慎避风寒。

〔何绍奇整理〕

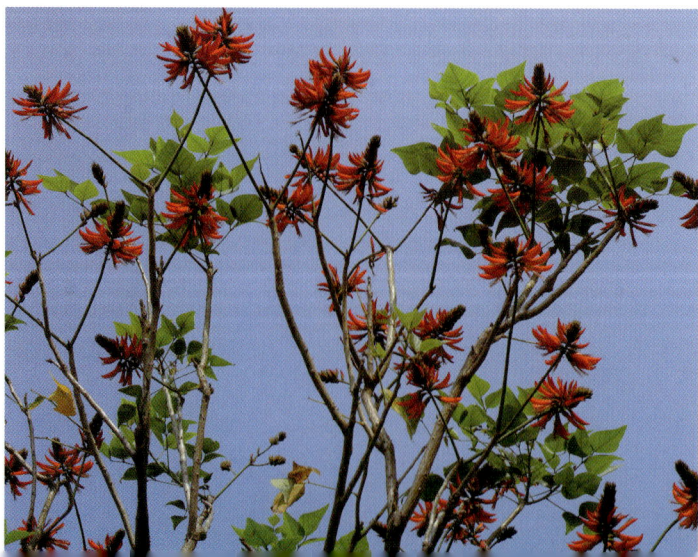

木 瓜 | 既酸收又宣通

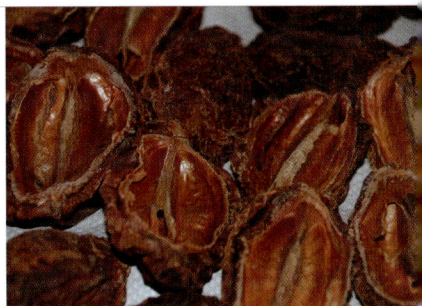

木瓜，味酸性温，入肝、脾二经，具有利筋骨、祛湿热、消水肿等多种作用。以其味酸，故能生津止渴，似属收涩之品；然其又具宣通之性，能入脾消胀，入胃宣化湿热，是在宣通中寓有生津之功，作用可谓特殊。木瓜之酸涩作用，古代有一段传奇性的记述。《本草备要》引郑奠一曰："木瓜乃酸涩之品，世用治水肿腹胀，误矣。有大僚舟过金陵，爱其芳馥，购数百颗置之舟中，举舟人皆病溺不得出，医以通利药罔效，迎予视之，闻四面皆木瓜香，笑谓诸人曰：'撤去此物，溺即出矣，不必用药也。'于是尽投江中，顷之，溺皆如旧。"其收涩之性，竟有如此者，殆难置信。

木瓜之应用，或取其酸涩，或取其宣通，与配伍用药很有关系，殊堪重视。宋代陈无择《三因极一病证方论》"茱萸丸""治脚气入腹，腹胀不仁，喘闷欲死"，用吴茱萸、木瓜两味相伍，立意精深。盖足络蕴伏之湿浊上冲，是以腹胀、喘闷诸恙以作，取吴茱萸下气散寒，木瓜宣通湿浊（借吴茱萸之辛味以行之），故可奏功。若以木瓜之酸涩以解之，此方之义，必不可通。清代医家王孟英用木瓜很有巧思，如治"范廉居之室人，患恙，苔腻，口酸，耳鸣，不寐，不饥，神惫，脘痛，头摇，脉至虚弦，按之涩弱。"用当归、白芍、枸杞子、木瓜、川楝子、半夏、石斛、茯神、竹茹、兰叶、白豆蔻组合成方，王氏谓此方为"养营调气、和胃柔肝"之法。其用木瓜，在于配合白芍、枸杞子等以柔肝。又如王氏治"时疫霍

171

乱"，立"蚕矢汤"一方（蚕沙、薏苡仁、大豆黄卷、通草、黄芩、黄连、栀子、半夏、吴茱萸、木瓜）。方中亦用木瓜，此证乃感受暑湿疫疠之邪，内郁化火，清浊相混，上吐下泻，导致阴津耗矣，筋脉失养，转筋挛急，证情危重。其用木瓜，殆取柔肝舒筋，缓解挛急，和胃化浊之功。

朱老擅治痹证，对于湿痹与热痹用木瓜之处颇多，如湿浊留于关节，下肢重着，酸楚疼痛，或下肢浮肿，舌苔白腻，脉濡者，用木瓜必配以温经镇痛之品，药如附子、苍术、独活、木瓜、牛膝、威灵仙、当归等味。若系湿邪化热，湿热痹着，则用苍术、黄柏、威灵仙、木瓜、豨莶草、牛膝、萆薢等味。至于痹证久延，肝阴受损，筋脉失柔，以至周身掣痛，午后低热，舌红少苔，脉细数者，必须大剂滋填，养血柔肝，方可图治，切忌祛风套剂，常选制何首乌、豨莶草、干地黄、石斛、络石藤、白芍、木瓜、炙甘草、当归、阿胶等味，方中用木瓜，取其柔肝舒筋之用也。

〔朱步先整理〕

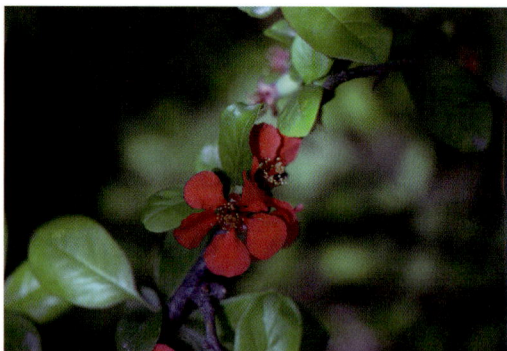

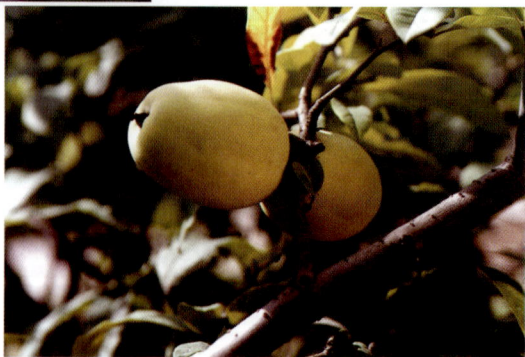

葛 根 | 解痉通脉，升举元气

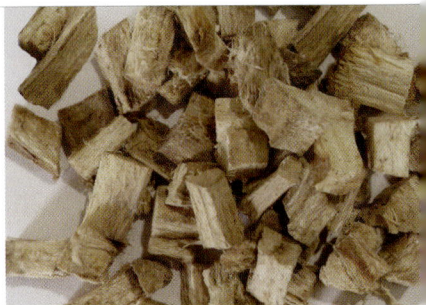

早在《神农本草经》中对葛根的功效就有这样的记载："气味甘辛平，无毒，主消渴、身大热、呕吐、诸痹、起阴气、解诸毒。"《名医别录》又指出："疗伤寒中风头痛，解肌发表出汗，开腠理，疗金疮止痛、胁风痛。"汉代张仲景尤善用葛根，《伤寒论》中或用其清热解痉，或用其升清止利，配伍精密，独具匠心。后世更有所发展，如《千金方》载张文仲用其治疗中风等，颇有特色。朱老临证经常使用葛根配伍他药，治疗各种疾病，收效显著。如用葛根与升麻相伍，疗小儿麻疹透发不畅，取其药性轻扬升发，方可透热助疹外出。风药多燥，独葛根能止渴，故对热病津伤者可用生葛根配麦冬、天花粉同用，以复津伤等。兹举其几例配伍用药之经验简介如下：

医虚泻，升清降浊

泄泻一证，临证中常分为急、慢性两大类。急性者多以湿胜合并风、寒、热邪所致；慢性者多以湿邪久留，伴见脾胃虚寒、清气在下为多见，治疗常用运脾化湿之法。张景岳说："泄泻之本，无不由脾胃。"朱老则认为："久患泄泻，胃土已虚，清气在下，厥阴肝风振动。"故在清肠疏垢中以不伤本元为前提，创"仙桔汤"一方，用于慢性过敏性结肠炎及慢性痢疾经常发作者，屡获佳效。方中力持清肠必兼和胃，养阴当避滋腻，培土不用温燥，剔垢仅取轻疏的观点，取其甘以理中，酸以制肝，苦以燥湿，温以散寒之意。方虽平淡，实胜于大剂补敛或疏导之品，符合"轻可去实"之意。对顽固性久泻者，必重用葛根，临证中每用即效。究其实质，是因其有升发清阳，鼓舞胃气上行之功。

【病例】钟某，女，52 岁。

初诊（1984 年 10 月 26 日）：慢性结肠炎已历 2 年余，体重减轻 10 余斤，溏泄日 3～5 次，夹有不消化食物、黏液，脘腹胀闷，时有嗳气。服土霉素之后腹泻次数略有减少，但停药诸症复见，苔薄白、根微腻，脉细弦。肝脾不调，湿热蕴阻肠间。治宜疏肝调脾，清肠止泻。

处方：

仙鹤草 30 g	煨葛根 30 g	桔梗 9 g	煨木香 9 g（后下）
生白芍 15 g	炒白术 15 g	木槿花 15 g	徐长卿 12 g
甘草 6 g　5 剂			

二诊（11 月 3 日）：药后便溏次数显减，大便渐见成形。前方合拍，效不更方，续以上方进之。连进 10 余剂，腹泻已止，大便也转正常，唯稍有饮食失宜，则便溏又作。久泻脾虚，湿滞易停，续进上方 10 剂，嘱其隔日 1 剂以资巩固，治疗后观察半年，腹泻一直未发。

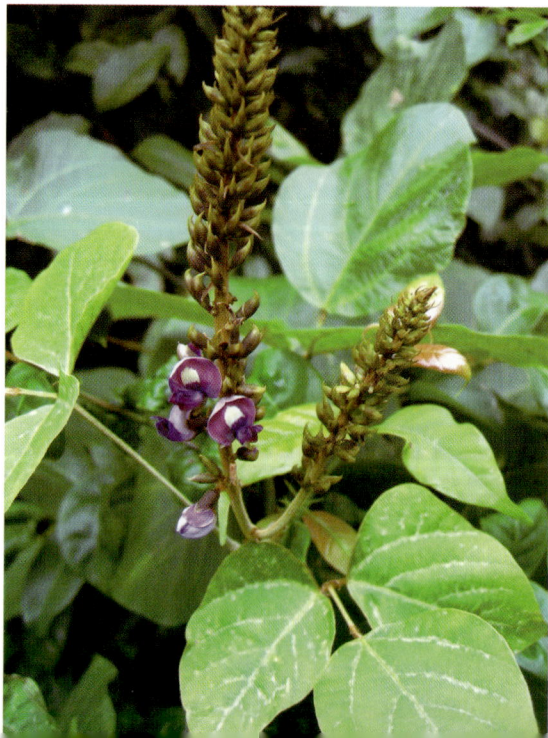

疗骨痹，解痉通脉

增生性关节炎是关节退行性变，继而引起骨质增生的一种进行性关节病变，其中以颈椎增生引起的颈椎综合征较为常见。此病属"骨痹"之范畴，患者以项强、肢麻、眩晕、胸痛等症为苦。朱老对顽固性骨痹，以益肾壮督治其本，蠲痹通络治其标为大法。认为葛根善治项强，能扩张脑血管及心血管，并有较强的缓解肌肉痉挛的作用，故对颈椎增生者除辨证用药外，必加葛根一药，其用量可加大至30～45 g，无任何毒性和不良反应。

【病例】何某，男，58岁，教师。宿有颈椎增生病史，颈臂掣痛，左臂手指酸麻不适，口渴欲饮，舌红苔薄少津，脉细弦。此乃骨痹之阴虚者。治宜养阴和络，益肾蠲痹。处方：

葛根30 g	川石斛10 g	生地黄15 g	骨碎补15 g
鹿衔草15 g	赤芍15 g	白芍15 g	炙全蝎末3 g（分吞）
炙僵蚕12 g	鸡血藤20 g	炙甘草6 g	10剂

药后颈臂麻痛显释，自觉较舒，舌质红已不甚，脉细，前法续服10剂，间日1剂，药未尽剂而瘥。

治消渴，升举元气

消渴是以多饮、多食、多尿，形体消瘦，尿有甜味为特征的病证，其病理变化主要是阴虚燥热。朱老认为，消渴一证，初起先宜养肺清心，久则滋肾养脾，升举元气。盖肾为本、肺为标，而中气的盛衰则始终贯穿于全病程。临证常以黄芪为主药，得葛根能升元气，而佐以山药、山茱萸、知母、天花粉大滋真阴，使阳升而阴应，自有云行雨施之妙；用鸡内金、茯苓助肾强脾而生津；用五味子、山茱萸取其酸收之性，封固肾关，不使水饮急于下趋，此消渴立法用药之大要也。然临证中须辨证明确，不可执着，因其证之寒热，与其资禀之虚实不同耳。

【病例】徐某，女，46岁，工人。

初诊（1982年1月6日）：多饮多尿、多食善饥10余年。腰酸乏力，

175

脘腹作痛，脉弦细，苔薄腻。尿糖（+++），空腹血糖 15.68 mmol/L。证属消渴，治宜滋肾养胃，益气生津。处方：

生黄芪 20 g	天花粉 20 g	葛根 30 g	山茱萸 15 g
白术 15 g	知母 10 g	鸡内金 10 g	蚕茧 6 g
茯苓 12 g　7 剂			

嘱控制饮食，每日主食量在 300 g（6 两）以内。

二诊（1 月 14 日）：药后尿糖（++），腰酸乏力、脘腹疼痛诸症减轻，大便干燥，小溲量多，饮一溲一，脉细弦，苔白腻。肾虚摄纳不固，约束无权，当滋阴固肾。处方：

制黄精 15 g	山茱萸 15 g	葛根 30 g	天花粉 30 g
知母 10 g	鸡内金 10 g	金樱子 12 g	蚕茧 6 g
麻仁丸 6 g（分吞）　14 剂			

三诊（1 月 29 日）：尿糖微量，空腹血糖 10.4 mmol/L，溲量有所减少，头昏乏力，夜寐欠安，偶有心悸，脘腹痛已消失，脉细弦带数，苔薄尖红。此乃心肾失调，治宜兼顾。处方：

制黄精 12 g	葛根 30 g	天花粉 30 g	山茱萸 15 g
知母 10 g	蚕茧 6 g	川黄连 1 g	肉桂 0.3 g
五味子 10 g	酸枣仁 10 g		

饮食仍控制如前，服药 14 剂后尿糖阴性，空腹血糖正常，余症均有明显改善，基本稳定。

此外，对 β 受体功能亢进症，重用葛根（30～50 g）配龙骨 30 g，党参、麦冬、酸枣仁各 20 g，五味子 15 g，随症加味，一般服药 1 个月后，症状均有明显改善。对抽动-秽语综合征（TS）在辨治方中加用葛根，颇能提高疗效。用葛根 50 g 煎汤于饮酒前服，可防醉酒。有痛风发作史者，每日煎汤代茶饮，有效防复发之功。

〔朱剑萍整理〕

生川乌、生草乌 | 生用治疗效佳

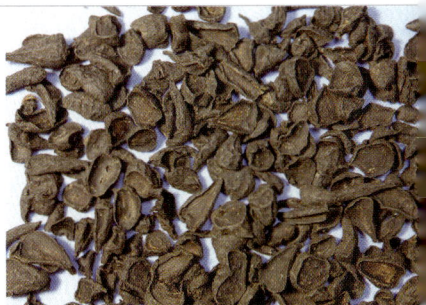

生川乌（上图），别名川乌，系毛茛科植物乌头（栽培品）的母根（其旁生块根即子根的加工品名附子，详见 26 页）；草乌则为毛茛科植物乌头（野生种）、北乌头等的块根。其野生种或同科植物北乌头等的块根入药者，商品名称"草乌头"（草乌），即生草乌（下图）。二者辛热，有毒，功擅搜风定痛，两者尤以生草乌力锐效捷。《神农本草经》谓其"除寒湿痹"；《名医别录》谓其主"历节，掣引腰痛，不能行步"；《药性论》说乌头"其气锋锐，通经络，利关节，寻蹊达径而直达病所"；《本草述》亦谓"寒湿之所结聚，顽痰死血，非是不可以开道路，令流气破积之药得以奏绩。"朱老对于风寒湿痹，常用生川乌、生草乌配桂枝、细辛、独活、淫羊藿之类。他认为生川乌温经定痛之力量较强，寒邪重者用生川乌，寒邪较轻而体弱者用制川乌。对于寒湿痹重症，则取生川乌、生草乌同用之，

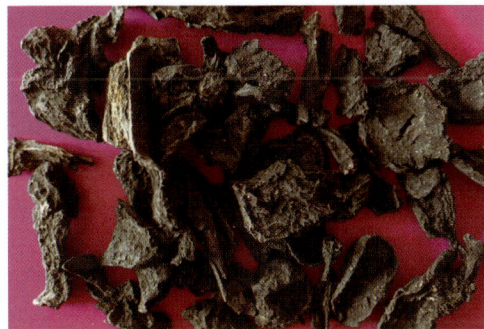

盖生草乌开痹止痛之功较生川乌尤著也。痹痛之难忍者，朱老推崇许叔微之"麝香丸"（生川乌、全蝎、黑豆、地龙、麝香），如法制用，多在数日以内迅收痛止肿消之效，慢性顽固性痹痛坚持服用，也有一定效

177

果，方中生川乌也可改用生草乌。生川乌、生草乌均有毒，尤其是用生者为丸内服，是否有中毒之虞？朱老认为，许氏方中生川乌用量很小，不会中毒，经多年使用观察，尚未见有中毒者。不过一定不要过量。如改用制川乌，则镇痛之作用大为减弱。朱老还指出，许氏用生川乌、生草乌之方，还有川乌粥，即以生川乌（去皮尖）研末，同香熟白米作粥半碗，文火熬熟，再下姜汁与蜜，搅匀服之，治风寒湿痹，麻木不仁，痛重不举。又有黑龙丸，用生草乌配五灵脂，治一切瘫痪风，都是很有研究价值的。

至于生川乌、生草乌的用量，朱老认为，由于地有南北，时有寒暑，人有强弱，故其用量，一般从小剂量（3～5 g）开始，逐步加至 10～15 g 为宜。在配伍上，生川乌、生草乌与甘草、蜂蜜、防风等同用，既不妨碍其镇痛的作用，又有解毒之功。在用法上，生川乌、生草乌均需文火先煎40分钟，再下余药，以策安全。

【病例】陈某，男，56 岁，工人。1974 年 9 月 4 日初诊。周身关节疼痛已历 4 年余，在他院诊为风湿性关节炎。平素畏寒怯冷，疼痛游走不定，每遇寒冷则疼痛加剧，两腿可见红斑结节，血沉 70 mm/1 h 末，抗链球菌溶血素"O"正常，舌苔薄腻、舌质偏淡，脉细。证属风寒湿痹，治宜温经通络。处方：

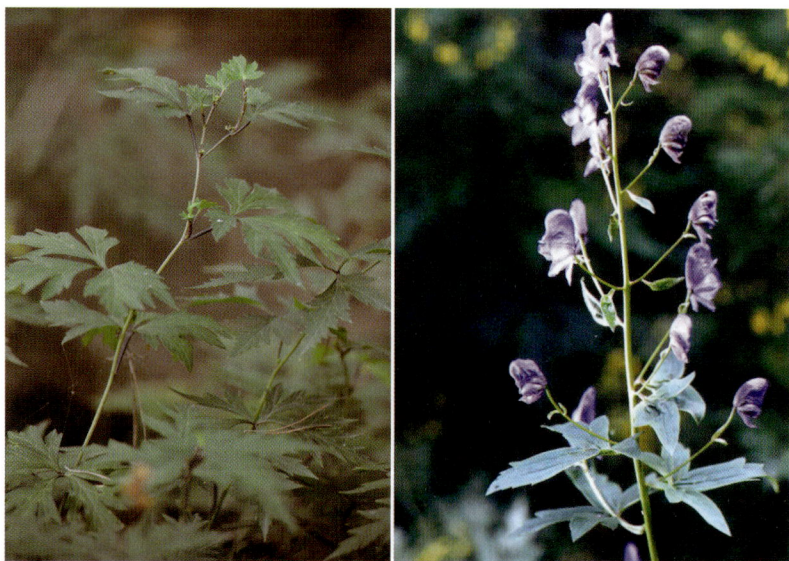

制川乌 10 g（先煎）　全当归 10 g　　淫羊藿 15 g　　徐长卿 15 g
桂枝 8 g　　　　　　寻骨风 20 g　　鹿衔草 20 g　　生甘草 5 g
8 剂

二诊：药后关节疼痛较平，仍觉疼痛游走不定，红斑结节明显减少，舌苔白腻，脉细。上方加炙蜂房 10 g，炙全蝎（研末分吞）2 g。6 剂。

三诊：血沉已降为 21 mm/1 h 末，关节疼痛趋定，腿部红斑结节消失，为巩固疗效，嘱原方再服 10 剂。1976 年 6 月 5 日随访，患者痊愈，并已正常上班。

生川乌、生草乌外用也有镇痛作用，朱老曾拟"止痛搽剂"（生川乌、生草乌、生南星、生半夏各 30 g，用 50% 乙醇 300 mL 浸泡 7 天，以棉花蘸搽患处，每日 2～3 次），对痹证疼痛及各种神经痛均有明显的缓解作用。吴师机《理瀹骈文》说："外治之理即内治之理，所异者法耳。"朱老治病，也主张内服外治结合以提高疗效，此即一端。

〔何绍奇整理〕

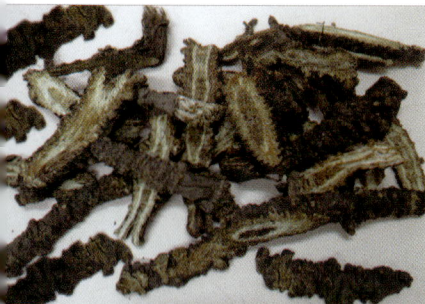

羌 活 | 长于搜风通痹、通利关节

羌活，性温、味辛苦，通行全身，走肌表，长于搜风通痹，通利关节，祛湿止痛。常用于治疗外感风寒、风湿所致的头痛，身痛，无汗，关节肌肉疼痛，项强筋急，风水浮肿，痈疽疮毒。历代使用羌活的方子很多，早在《千金要方》中就有羌活汤，以羌活、桂枝、白芍、葛根、麻黄、生地黄、甘草、生姜，治疗血虚外感风寒，身体疼痛，四肢缓弱不遂及产后外感风寒。《日华子诸家本草》云羌活："治一切风并气，筋骨拳挛，四肢羸劣，头旋眼目赤痛及伏梁水气，五劳七伤，虚损冷气，骨节酸痛，通利五脏。"朱老研究历代所用羌活良方，分析后认为羌活善走窜、走表，为祛风寒、化湿、通利关节之良药，尤善治疗上肢及头面诸病。他指出，张元素对本药论述尤其周详。《主治秘诀》言其五大作用：手足太阳引经，一也；风湿相兼，二也；去肢节痛，三也；除痈疽败血，四也；治风湿头痛，五也。朱老尤擅用于治疗风湿痹证，取《内外伤辨惑论》之羌活胜湿汤、《景岳全书》之活络饮意化裁。现将朱老临床应用羌活之经验归纳如下。

治风湿痹证

朱老强调羌活可列属"风药"范畴，能通畅血脉，发散风寒风湿，气清而不浊，味辛而能散，上行于头，下行于足，通达肢体。用治风湿痹

180

证、头痛尤宜，常配独活、防风、当归、川芎、白术、豨莶草、海风藤、薏苡仁、苍术、生姜等，兼有发热加柴胡、葎草；阳虚加制附片、补骨脂；郁热加黄芩；湿盛加泽泻、茯苓。

【病例】张某，女，36岁，农民。近半月来，四肢关节、肌肉酸痛，以肩关节为甚，疼痛游走不定，周身困重，乏力嗜睡，纳呆欠振，大便调，舌质淡红，苔薄白腻，脉濡。查抗链球菌溶血素"O"、类风湿因子、血沉均正常。乃风寒湿痹，经络气血不畅，治宜祛风散寒，化湿通络。处方：

羌活 10 g	独活 20 g	穿山龙 45 g	川桂枝 10 g
生薏苡仁 30 g	徐长卿 15 g	片姜黄 10 g	蜂房 10 g
豨莶草 30 g	炙甘草 6 g	7 剂	

药后病情显减，关节肌肉疼痛大为好转，继以前法为主调治半月，再以益肾蠲痹丸巩固半月而愈。

治外感风寒头痛

外感风寒，上犯头部，络脉痹阻，可见头痛。常用羌活配白芷、防风、蔓荆子、杏仁、茯苓、川芎等药，头痛剧烈，加细辛 3～5 g。

【病例】夏某，男，45岁，职员。感冒2天，头痛，恶寒，微发热，鼻流清涕，稍咳，舌质微红，苔薄白，脉浮紧。证属风寒袭表，治宜祛风散寒。处方：

羌活 12 g	藁本 10 g	白芷 10 g	紫苏叶 10 g
法半夏 10 g	徐长卿 15 g	前胡 10 g	生甘草 6 g
3 剂			

药后头痛尽释。

朱老指出，羌活与独活为一药对，风湿痹证治疗中常用之品。然羌活发散力胜，善走气分治头面、上肢风寒湿邪；独活发散力缓，善走血分搜除肌肉筋骨间之风寒湿邪，治下肢痹证。如内伤头痛，常多不用。血虚之人，应配当归、熟地黄、白芍养血之品，以防发散耗血。而风热之头痛，咽喉肿痛，配大青叶、蒲公英、牛蒡子、薄荷、黄芩等多有佳效，因其发散力强，祛邪甚速。而《杂病源流犀烛》之羌麻汤治疗破伤风，可供参用。对于病毒性疹病，朱老常用之配牛蒡子、蝉蜕、僵蚕、荆芥、连翘等，也有良效。

此外，脾虚泄泻，久治不愈，而肠鸣不已者，可予辨治方中加羌活、白芷各10 g，多能于3～7剂收效。因羌活、白芷均为祛风药，久泻多为脾虚湿盛，风药多燥，风能胜湿，湿化阳升，泄泻自已也。

朱老指出，因羌活辛苦而温，凡阴虚、血虚、表虚之人，均应慎用。剂量亦应掌握，一般6～10 g，超过15 g易引起恶心呕吐，不可轻忽。

〔吴　坚整理〕

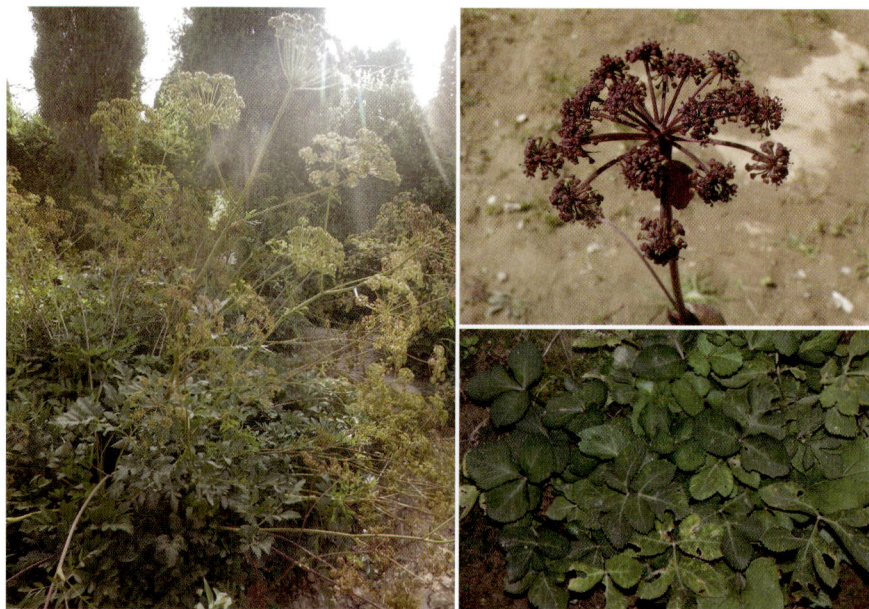

穿山龙 | 扶正，活血，通络，止嗽

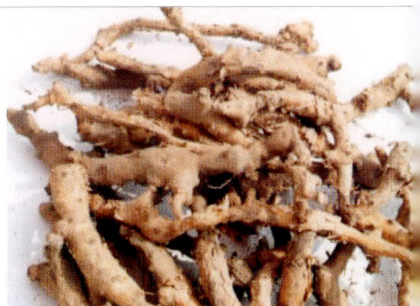

穿山龙为薯蓣科植物穿龙薯蓣的根茎，多产于东北、河北等地。苦、微寒。归肝、肺二经。具祛风除湿、活血通络、清肺化痰之功。擅治风湿痹痛、热痰咳嗽及疮痈等。朱老对穿山龙研究精深，别具匠心，配伍灵活，得心应手。因其为草药，剂量以 30～60 g 为宜，未见不良反应。笔者归纳朱老经验主要用于 4 个方面。

顽 痹

顽痹（类风湿关节炎、强直性脊柱炎等）一证，多指骨节疾患中病情顽缠、反复不愈的病证，常规治疗不易奏效，关节疼痛、肿胀、变形是治疗的难点。朱老提出的顽痹从肾论治，从临床到实验研究中均得到证实，是切实有效的治疗方法。穿山龙用于痹证的各期和各种证型中，是朱老用药的一大特色。穿山龙药性微寒，热痹为宜，但经巧妙配伍，寒痹、虚痹也皆可用之。朱老认为，穿山龙刚性纯厚，力专功捷，是一味吸收了大自然灵气和精华的祛风湿良药。临证验之，确实用与不用，有所差异。穿山龙用于辨证的各型中，往往能改善症状，提高疗效。临床实践也证明了穿山龙在体内有类似甾体激素样的作用，但无激素的不良反应。

慢性肾炎

穿山龙治疗慢性肾炎，《东北药用植物志》未见记载。朱老在反复实

践中发掘了药物的潜能，触类旁通地应用于临床，证明穿山龙同时也是一味治疗肾病的良药。祛风利湿有利于尿蛋白、水肿的消退，活血通络能改善肾血流量和肾梗阻。实验证实，穿山龙有抑制过敏介质释放作用和类激素作用。朱老经验，穿山龙合益气化瘀补肾汤（黄芪、当归、川芎、红花、丹参、淫羊藿、续断、怀牛膝、石韦、益母草）治疗慢性肾炎。穿山龙、大黄、制附子、六月雪、接骨木、丹参、鬼箭羽、白花蛇舌草、土茯苓、益母草、徐长卿等温肾解毒、化瘀泄浊之品，治疗慢性肾病、尿毒症，疗效历历可稽。

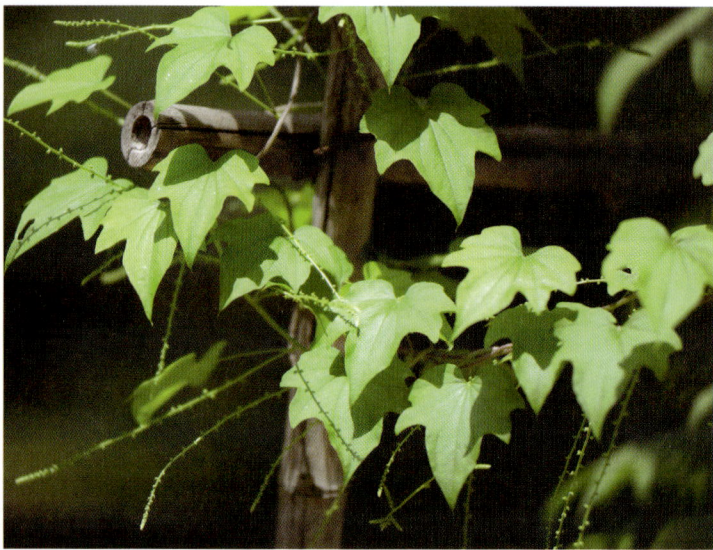

顽固性咳嗽

朱老善于从患者反馈中，抓住信息，得到启迪。不少患者反映，在风湿病治疗缓解的同时，多年的慢性咳嗽竟也好了，或每年必发的老年人慢性支气管炎居然未发。朱老从实践中证实穿山龙有显著的镇咳、平喘、祛痰作用。

【病例】张某，女性，间质性肺炎患者，病已 3 年，长期激素治疗，四处求医（中西药、外治方法都用过）。2004 年 9 月，来诊症见：阵咳、咳痰、活动气短、肺部炎症病灶均未能改善。处方：

穿山龙 50 g	水蛭 8 g	僵蚕 15 g	蝉蜕 10 g
地龙 15 g	猫爪草 20 g	金荞麦 30 g	桑白皮 10 g
葶苈子 30 g	射干 10 g	蒸百部 15 g	鬼箭羽 30 g
鼠曲草 10 g	脐带 2 条	黛蛤粉 10g (包煎)	

以此方稍作调整，治疗 4 个月，症状基本消失，炎症吸收。春节以后停用激素，至今一切如同常人。

胸　痹

朱老取其活血通络之功效，穿山龙配丹参、降香、川芎、合欢皮、功劳叶等治疗冠心病心绞痛；配徐长卿、玉竹、桂枝、茯苓、鬼箭羽等治疗风湿性心脏病。现代实验研究证实，穿山龙能增加冠状动脉血流量，改善心肌代谢，减少心脏负荷，并有消炎镇痛、降脂的作用。

〔蒋　熙　蒋　恬整理〕

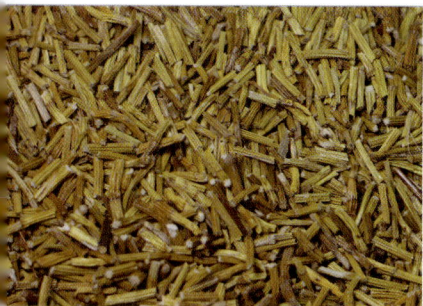

石 斛 | 除痹奏佳效

石斛，味甘淡微咸，性寒，入胃、肺、肾经，为清养肺胃之阴的要药。《神农本草经》言其"除痹"，此意颇为难解。盖痹者闭也，其治以宣通开闭为要义，清养滋补之石斛何能开闭？实为一大疑团。清代周岩《本草思辨录》对石斛有一段论述，颇能发人深思。其曰："石斛得金水之专精，《神农本草经》强阴二字，足赅全量。所谓阴者，非寒亦非温，用于温而温者寒，用于寒而寒者温。《名医别录》逐皮肤邪热痹气，是温者寒也。疗脚膝疼冷痹弱，是寒者温也。要不出《神农本草经》除痹、补虚两端。痹何以除？运清虚之气，而使肾阴上济，肺阴下输也。虚何以补？布黏腻之汁，而使撼者遂定，豁者遂弥也……大凡证之恰合夫斛者，必两收除痹、补虚之益。若专以之除痹，专以之补虚，则当弃短取长，而制剂之有道可矣。"如斯观之，则石斛之除痹，必与《神农本草经》"补五脏虚劳羸瘦"之说联系而论，方能得其真谛。

许叔微《普济本事方·风寒湿痹历节走注诸病》"增损续断圆""治荣卫涩少，寒湿从之痹滞，关节不利而痛者"，由续断、薏苡仁、牡丹皮、山药、桂心、茯苓、黄芪、山茱萸、石斛、麦冬、干地黄、人参、防风、白术、鹿角胶组合成方，"荣卫涩少"，是方证之着眼点。此必是荣卫两虚，肝肾不足，而寒湿逗留者，即虚痹之类，徒事搜风、散寒、化湿无益。盖祛风蠲痹套药，有伤津耗液之弊。气虚津涸，脉为之不利，痹闭难以宣通。增损续断丸方，以益气养荣、补益肝肾为主，佐以祛风通络之品，实为治本之图。方中用石斛，诚如周岩所云，殆取除痹、补虚两义。

朱老对石斛除痹的应用，以痹证久延，肝肾阴伤，呈现筋脉拘挛作痛，形体消瘦，或午后低热，舌红少苔，脉细数者，用之为多。恒以石斛配制何首乌、白芍、地黄、鸡血藤滋养肝肾阴液，钩藤、天麻、豨莶草、秦艽、桑寄生、木瓜祛风通络，桃仁、红花活血定痛，有较好的效果。其中石斛的用量，一般在 15～30 g 之间，少则效差。先生的经验，此类痹证，当根据中医肝主筋、肾主骨的理论，注重滋养肝肾，俾源头得畅，则脉涩者方可转为流利，而祛风通络之药，又当避开辛燥，以防伤津耗液。又阴虚脉涩不利，易致血瘀，故又当适当选用活血化瘀之品，如桃仁、红花之属，此类痹证，不宜急切图功，当守方常服，多进自可获益。

〔朱步先整理〕

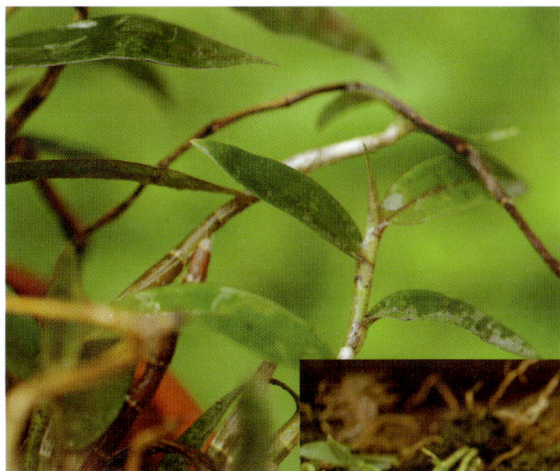

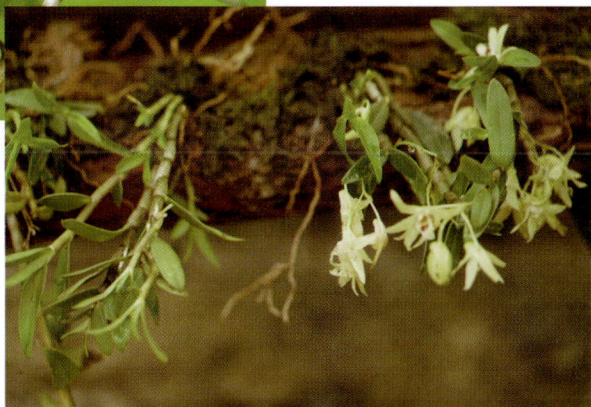

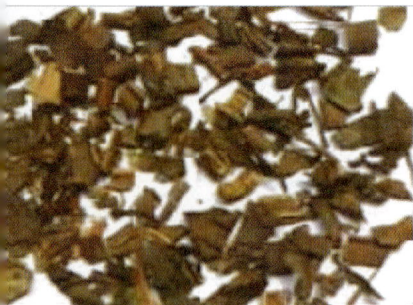

肿节风 | 散瘀除痹，清热解毒

　　肿节风为金粟兰科植物金粟兰全株。辛、苦、平。归肝、大肠经。有祛风除湿、活血散瘀、清热解毒之效。常用于肺炎咳嗽、口腔炎症、菌痢肠炎等。现有成药"肿节风片""肿节风注射液"，以辅助治疗肿瘤为其适应证，有抑制肿瘤生长、抗癌增效的作用。朱老在长期临证观察中发现肿节风因其剂量的不同，功效也有区别。小剂量（15 g以下）有扶正的作用；大剂量（30 g以上）则以清热解毒、散结化瘀为其所长，而多用于免疫性疾病活动期，如系统性红斑狼疮、皮肌炎、类风湿关节炎、混合性结缔组织病等。肿节风的用量为30～60 g，配伍忍冬藤、鬼箭羽、生地黄、水牛角等，起到免疫抑制作用。例如葛某，女，26岁，2004年5月就诊。系统性红斑狼疮1年多，长期激素治疗，仍持续发热，血沉增快，关节疼痛。遂予上药加味，治疗3个月，体温、血沉恢复正常，关节疼痛明显好转，此后继续中药治疗，小剂量激素维持，病情相对稳定。朱老曾用肿节风配伍大青叶、桃仁、生石膏、野菊花、重楼、金荞麦等，治疗1例败血症肺炎高热患者，已用药10多天，多种抗生素治疗乏效，而且病情危重，服用朱老上述的3剂药后，体温和血常规中白细胞数呈阶梯式下降，病情转危为安。肿节风小剂量的使用，有增强免疫功能的作用，单味治疗血小板减少性紫癜有效。朱老常用来伍以仙鹤草、松节、枸杞子、淫羊藿、紫草等，效果显著。朱老指出，无论是免疫性疾病的活动期，还是感染性疾病的急性期，往往呈现出热毒壅盛之证候，热毒内遏，可以熬血成瘀。瘀血与热毒相互抟结，故瘀热瘀毒是导致疾病发生发展的主要因素和特异性病机。而肿节风正具有清瘀、解毒、散结的功效，即使阴虚火旺，只要配伍恰当，可以照常使用。

〔蒋　熙　蒋　恬整理〕

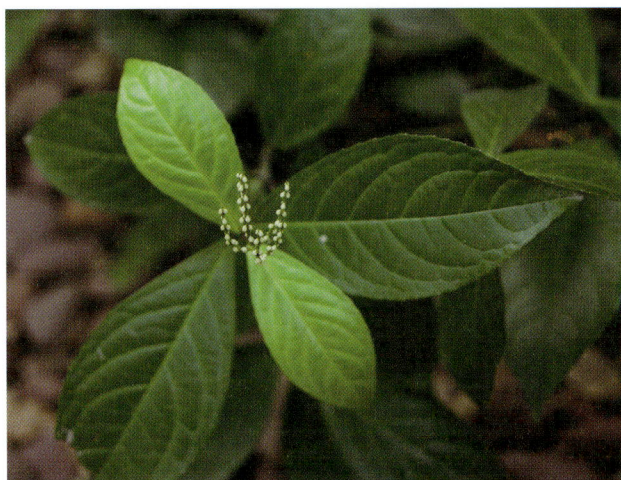

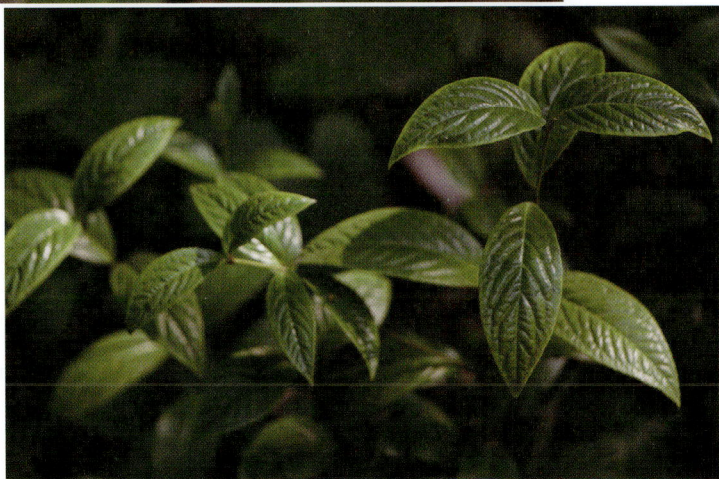

189

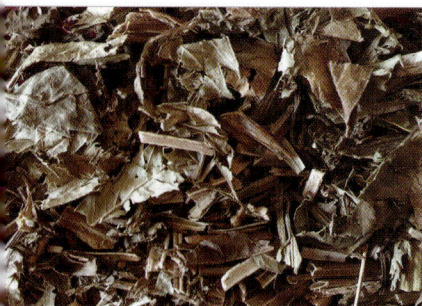

泽兰 | 活血消肿，通利关节

痹证关节肿胀、疼痛的主要机制是湿胜则肿。在早期，祛湿以消肿，日久聚湿生痰，血凝成瘀，痰瘀交阻，留滞关节经络，肿胀僵持不消。朱老认为，当在祛湿之时参用涤痰逐瘀之品，始可奏效。泽兰功在活血化瘀，行水消肿，《本草经疏》谓能行"骨节中水"，《本草求真》更云"是以九窍能通，关节能利。"所以活血利水，消除关节肿胀，朱老常以其与泽泻同用，组成药对。

【病例】陈某，女，52岁，工人。

2009年2月23日初诊：双手指关节变形肿痛4年余，以右手为甚，伴见晨僵，口苦咽燥，余无明显异常，苔薄黄腻，脉细弦。检查：CRP 12.7 mg/L，IgG 18.8 g/L，MP 38 g/L，ESR 52 mm/1 h末。此类风湿关节炎之顽痹也，予蠲痹通络，消肿止痛。处方：

穿山龙 50 g	全当归 10 g	生黄芪 30 g	泽兰 30 g
泽泻 30 g	青风藤 30 g	威灵仙 30 g	炒延胡索 30 g
鸡血藤 30 g	乌梢蛇 10 g	蜂房 10 g	䗪虫 10 g
僵蚕 10 g	广地龙 10 g	炒白芥子 20 g	甘草 6 g　7剂

二诊：手指肿胀稍减轻，但药后胃脘胀痛难忍，不能续服，既往有慢性胃炎病史，与之攸关，参用护胃之品。上方加生赭石、蒲公英各

30 g，莪术、凤凰衣各 6 g，14 剂。

三诊：手指肿痛已消，脘胀痛亦除，晨僵较前减轻，唯大便 2～3 日一行，苔薄黄腻，原法继进。原方去生赭石，加淫羊藿 15 g，生白术 15 g，14 剂。

前药服后诸症全部消失，一如常人，自以为已愈，故自行停药不再服。后出现病情反复，手指肿痛复见，晨僵，两膝疼痛。嘱其坚持服药，以期根治。

〔高　想整理〕

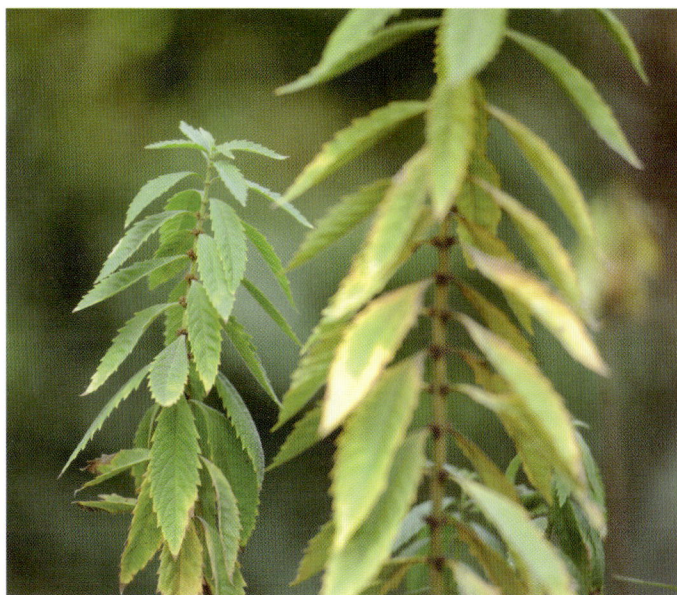

191

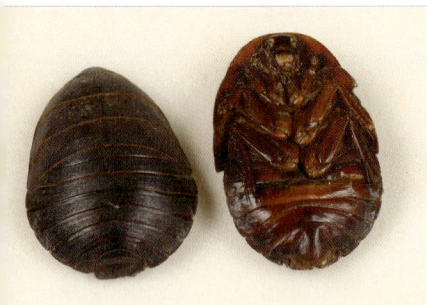

䗪虫 | 化瘀止痛，强壮筋骨

　　䗪虫，又名地鳖虫、土鳖虫，味咸性寒，入肝经，有活血化瘀、通络止痛之功，兼能通督脉，强关节，补益肝肾，强壮身体，为伤科、内科常用之品。从仲景大黄䗪虫丸主治"五劳虚极羸瘦……经络荣卫气伤，内有干血，肌肤甲错，两目黯黑。缓中补虚。"可以了解䗪虫乃破血而不伤血，祛邪而不伤正的活血化瘀、舒经通络之止痛良药。因其性善走窜，通络搜剔，故朱老喜用于痹证之关节、肌肉疼痛、酸沉肿胀、麻木、活动障碍或强直变形。作为痹证疼痛的基本用药使用，一般用量 10 g。章次公先生常用䗪虫配伍其他大队虫类药如蜈蚣、全蝎、白花蛇、蜂房、地龙、五灵脂、穿山甲等，可大大增强其逐瘀通络镇痛之力。

　　此外，䗪虫入血软坚，故主心腹血积、癥瘕血闭诸症。朱老治经闭腹胀痛之实证，常与大黄、桃仁、红花、五灵脂同用；治跌打损伤，喜与自然铜、骨碎补、乳香、没药等伍用；治肝脾肿大，每与鳖甲、三七、郁金、莪术等合用；治腰部扭伤，经久不愈，其痛如刺者，可与当归、刘寄奴、川续断等共用；肾虚腰痛，则又需与熟地黄、蜂房、乌梢蛇等协用。

　　一些本草书载䗪虫，有小毒，如《名医别录》云"有毒"，《中药大辞典》亦载"有毒"。但临床所见，只要严格掌握适应证和药量，无明显毒性反应，是一味最平和的活血化瘀药，破而不峻，能行能和，《长沙药解》说它"善化瘀血，最补损伤。"䗪虫入药方式有煎剂、研吞。研末吞服可提高疗效，入口有一种特殊香味，无腥臭味，并不难吃。因此临床可大胆应用，但如无瘀滞者及孕妇，或个别过敏体质则宜慎用。

【病例】姚某，女，57岁，已婚，工人。1个月前因睡卧当风，出现双侧腕、肘、膝关节肿胀、疼痛，腕关节活动受限，两膝行走困难，怯冷倍于常人。查血沉70 mm/1 h末，抗链球菌溶血素"O"正常。舌苔薄白，根腻，脉细。原有关节疼痛病史。从风寒湿邪，客踞经络论治，予温经散寒，逐湿通络。处方：

穿山龙 50 g	䗪虫 10 g	全当归 10 g	鸡血藤 30 g
鹿衔草 30 g	乌梢蛇 10 g	僵蚕 10 g	制川乌 10 g
制草乌 10 g	炒延胡索 30 g	14 剂	

药后关节疼痛减轻，关节肿胀略消，苔脉如前。予上方加白芥子 10 g 续进 14 剂。服完 14 剂后已能行走，关节肿胀渐退，但膝踝关节肿减而未平，入暮为甚，续当标本同治，补肾助阳，温经散寒，蠲痹通络，以善其后。处方：

穿山龙 50 g	䗪虫 10 g	全当归 10 g	熟地黄 15 g
淫羊藿 15 g	蜂房 10 g	骨碎补 30 g	补骨脂 30 g
乌梢蛇 10 g	鹿衔草 30 g	鸡血藤 30 g	甘草 6 g
14 剂			

继予益肾蠲痹丸巩固之。

〔高 想整理〕

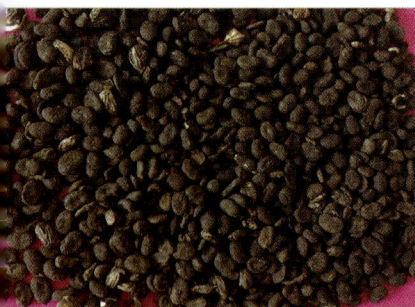

补骨脂 | 益肾壮督，强筋健骨

补骨脂是一味补肾助阳、纳气平喘、温脾止泻的药物，主要用于肾阳不足、下元虚冷之腰膝酸软、阳痿滑精、尿频遗溺，肾不纳气之虚喘，以及脾肾两虚之久泄等症。《本草经疏》谓其"能暖水脏，阴中生阳，壮火益土之要药"，其气香而腥，补命门，纳肾气，益肾壮督之功尤为显著。

颈、腰椎增生和强直性脊柱炎以骨节肿痛、僵直、变形为特征，病变主要在骨。骨为肾主，骨的生长发育全赖骨髓的滋养，而骨髓乃肾中精气所化生，故精气充足，则骨髓充盈；如骨髓空虚，则骨质疏松，酸软无力。督脉沿脊柱行走，"循背而行于身后，为阳脉之总督"，总督一身之阳经，又与肾关系密切，肾督亏虚，外邪侵袭，久踞骨节，络脉痹阻，痹证乃生，"督之为病，脊强而厥"。故顽痹应当从肾论治，益肾壮督以治其本的理念贯穿于痹证治疗的始终。朱老认为，骨性关节炎是关节软骨退变，继而引起新骨增生的一种退行性关节病变，补骨脂益肾培本之品，可以缓解关节软骨退变，抑制新骨增生；强直性脊柱炎更具有骨质侵蚀性改变的特点，补骨脂则能防止骨质侵蚀和促进骨质的修复，益肾壮督，强筋健骨，体现朱老辨病论治与辨证论治相结合的治疗理念。临证使用，必须量大至 30 g 方可奏效。

【病例】张某，男，27 岁，工人。因腰部疼痛反复 6 年余来诊。曾在外院查 X 线示：两侧骶髂关节面模糊毛糙，骨质破坏，两髋关节间隙未见明显狭窄，关节面光整，关节在位，各腰椎椎体呈轻度竹节样改变，小关节模糊，各椎体密度均匀，椎间隙未见明显狭窄，生理曲度可。提示：骶髂关节及腰椎改变，符合强直性脊柱炎表现。HLA-B$_{27}$阳性。诊断为强直性脊柱炎。因惧怕西药的不良反应，未曾服免疫抑制剂及消炎镇痛药。患者6年来腰骶部及颈部疼痛反复，腰部晨僵明显，弯腰、下蹲均受限，下肢怯冷、乏力，舌质淡红、舌苔薄，脉细。从肾督亏虚，络脉痹阻治之。拟益肾壮督，蠲痹通络。处方：

穿山龙 50 g	全当归 10 g	补骨脂 30 g	骨碎补 30 g
淫羊藿 15 g	生地黄 15 g	熟地黄 15 g	蜂房 10 g
䗪虫 10 g	鹿角片 10 g	制南星 30 g	徐长卿 15 g
甘草 6 g	14 剂		

药后腰背部疼痛较前减轻，腰部仍有晨僵感，活动欠利，苔脉同前，原法继进之。原方制南星改为35 g，继服28剂。

腰背部疼痛明显好转，弯腰、转侧等活动基本不受限制，唯阴雨天气仍感腰部不适，晨僵改善，下肢怯冷已愈。守原方调治3个月，腰背疼痛完全改善，活动自如，予益肾蠲痹丸巩固治疗，随访1年余未复发。

〔高　想整理〕

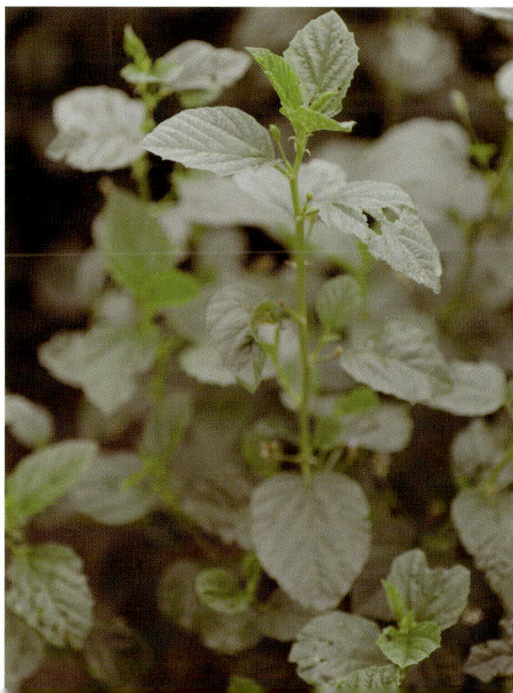

鹿 角 | 治肾痹良药

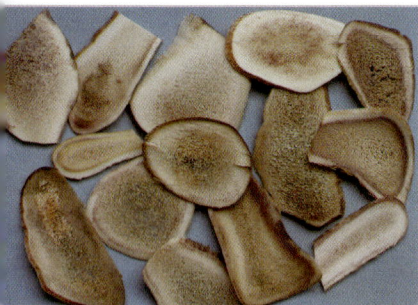

　　肾痹是以腰痛，转侧不利，进行性加重，逐渐发展成为颈项腰背强直为主要表现，并见面色㿠白、畏寒怯冷、四肢不温、大便溏泻等一派脾肾阳虚之象的一种疾病，相当于现代医学之强直性脊柱炎。腰为肾之府，腰以下为尻，尻亦属肾，肾主骨，肾虚则骨为病；督脉"循背而行于身后，为阳脉之总督""督之为病，脊强而厥"，故本病与肾督密切相关。乃因肾阳不振，督脉空虚，经脉痹阻为患，当以益肾壮督治其本，蠲痹通络治其标。

　　鹿角为雄鹿已骨化的角或锯茸后翌年春季脱落的角基，功能益阳补肾，强筋活血，《本草崇原》云："鹿性纯阳，息通督脉，乃骨精之余，从阴透顶，气味甘温，有火土相生之义……益肾脏之气，强肾藏之志也。"《本草纲目》则言其："生精补髓，养血益阳，强健筋骨。治一切虚损，耳聋，目暗，眩晕，虚痢。"可见鹿角是温煦肾阳，壮督强筋良药。朱老用于治疗肾痹，一般鹿角片用量为 10～12 g 入煎剂；或用鹿角胶，胶质润下，气平味甘，不若鹿角之坚刚；如若仅阳虚而不受滋腻者，则以鹿角霜为宜。伍以淫羊藿、补骨脂、骨碎补、蜂房等大队温补肾阳，更以生地黄、熟地黄滋补肾阴，阴中求阳，以及蠲痹通络之品，确有奇效。

〔高　想整理〕

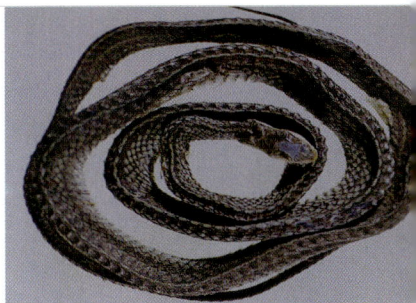

乌梢蛇 | 祛风通络，治痹要药

　　乌梢蛇，味甘，性平，归肺、脾、肝经，功效祛风通络，定惊止痉。用于风湿顽痹，麻木拘挛，口眼㖞斜，半身不遂，抽搐痉挛，破伤风，麻风疥癣，瘰疬恶疮。《本草分经》云其"性窜，内走脏腑，外彻皮肤，透骨搜风，截惊定搐，治风湿痛痰疥癞"；《太平圣惠方》所载"乌梢丸"即是用于治疗风湿痹痛。现代药理研究表明其提取物有镇痛、抗炎、镇静、抗惊厥等作用。朱老阐述其功能，认为乌梢蛇的作用，一是搜风，二是通络。

　　痹证之为病，往往为风邪挟寒湿之邪，袭踞经隧，壅滞经脉，气血不畅，日久湿停为痰，血凝为瘀，痰瘀交阻，胶着难解。因而搜风和通络乃痹证治疗的着眼点之一，贯穿痹证治疗的始终。而乌梢蛇恰恰具备祛风和通络的功能，从而成为治疗痹证的主要药物之一。

　　朱老临证，常将乌梢蛇与青风藤合用，用于关节疼痛，游走无定；与豨莶草合用，用于四肢疼痛、拘挛，随着痹证病情进展，分别配伍不同药物。

　　【病例】姚某，女，47 岁，农民。2011 年 5 月 9 日初诊：2 年前始指骨间、腕、膝、趾骨间关节疼痛，局部肿胀、变形、活动欠利，西医诊断为类风湿关节炎。先后使用甲氨蝶呤、羟氯喹、塞来昔布、雷公藤多苷片、蚂蚁及中药汤剂等，效不佳。后加用泼尼松口服，现每日服 5 mg，关节疼痛有所缓解。目前双指骨间、腕、肘、肩、踝、膝关节肿胀、灼热疼痛，指骨间、腕关节变形，晨僵，握拳不固，伴见口干多饮，胃纳一般，大便偏干，舌质红，苔光剥，脉弦数。血沉78 mm/1 h 末，抗链球菌溶血素"O" 422 IU/mL，RF 422 IU/L。为湿热流注经隧，阴伤络痹之顽痹。治宜益肾养阴，蠲痹通络。处方：

穿山龙 50 g	生地黄 30 g	乌梢蛇 10 g	青风藤 30 g
忍冬藤 30 g	制南星 20 g	寒水石 30 g	萆草 30 g
赤芍 15 g	白芍 15 g	僵蚕 12 g	地龙 15 g
甘草 6 g　15 剂			

药后关节肿痛明显好转，泼尼松减至每日半粒口服，唯胃部不适，大便溏稀，舌红、苔薄腻，脉细弦，加入和胃理气之品：上方加甘松、凤凰衣各 10 g，焦神曲 15 g，14 剂。

2011 年 6 月 20 日复查血沉 22 mm/1 h 末，类风湿因子 17 IU/L，抗链球菌溶血素"O" 103.1 IU/mL，四肢关节疼痛改善明显，活动较利，下肢稍感作胀，大便正常，胃脘不适，舌质红、苔薄黄，脉细弦。上方加泽兰、泽泻各 30 g，30 剂。

2011 年 7 月 22 日：症情基本稳定，继以益肾蠲痹丸服用半年而愈。

〔高　想整理〕

白附子 | 祛风定痛，兼疗室性早搏

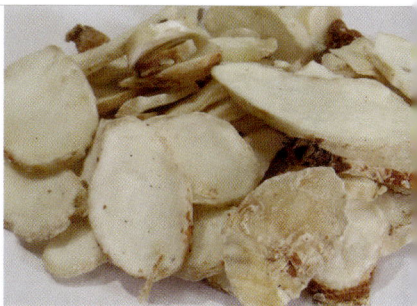

白附子系毛茛科植物黄花乌头的块根，关白附、竹节白附乃其别名。其味辛甘，性热，入肝、胃二经，有小毒，应炮制入药，生者内服宜慎之。白附子是祛风痰寒湿，散头面风痛的要药，治中风（外风）口眼㖞斜的牵正散（白附子、白僵蚕、全蝎），治痰厥头痛的三生丸（白附子、半夏、生南星），治破伤风牙关紧急、角弓反张的玉真散（白附子、生南星、防风、白芷、天麻、羌活）等著名方剂均用之。因其性燥而升，乃风药中之阳草，能引药势上行，故善治面瘫之口眼㖞斜、偏正头风及破伤风诸疾。但其功效远不止此，朱老还常用于下列疾患：

病毒性心肌炎引发的室性早搏

此种室性早搏（简称室早）是心肌炎并发症中比较难以恢复的一种，朱老每于辨治方中加用白附子5～8g，常收佳效。因《名医别录》称其"主治心痛心痹"，所以朱老认为它的功效虽主要是祛风化痰，但亦有通血脉、缓心痛、调节心律之功。再伍以党参、黄芪益气培本，桂枝（剂量要小，一般用3g）、丹参温心阳、通心脉，酸枣仁、柏子仁宁心安神，僵蚕解毒镇惊，琥珀安神化瘀，炙甘草养心定悸，合之而成治疗病毒性心肌炎

室性早搏的妙方。阴虚者加麦冬、玉竹，汗多者加煅牡蛎、浮小麦，随症加减，可以获效。

治三叉神经痛

此症极为顽缠，一般药物均难奏效。白附子善去头面之风，不仅对偏头痛有效，而且对三叉神经痛亦有佳效。朱老取白附子、白芍、全蝎、蜈蚣、僵蚕等份研为细末，每服 6 g，每日 2 次，收效较著。如治周某，男，79 岁，干部。宿有高血压、脑血栓之疾，近 1 个月来，左侧头面掣痛如触电，说话或进食时更甚，选用多种镇痛药及封闭，仍然未能控制。乃延请朱老会诊，给予上方，服后 2 小时即感轻松，次日疼痛基本缓解。嘱其再每间日服 1 次，以资巩固。观察半年，迄未复发。

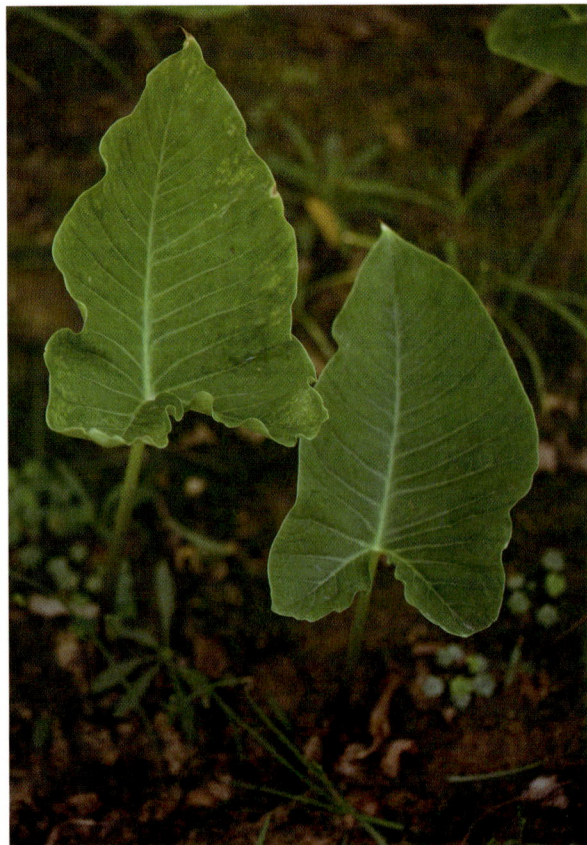

治银屑病

俗称牛皮癣，是十分顽固的一种皮肤病，因其多由风湿热毒蕴郁肌肤，或血虚风燥肌肤失养，或情感抑郁化热生风而发病，在治疗方面除怡性悦情外，需集中祛风解毒、泄热散结之品，始可收效。朱老选用制白附子、白花蛇各 20 g，刺蒺藜、白芍、白僵蚕各 40 g，共研细末，制成"五白散"，每服 6 g，每日 2 次，坚持服用 3 个月，常可获效。服药期间，忌饮酒，少食海鲜，避免情绪紧张或抑郁，保证足够的睡眠，是有助于痊愈的。

此外，本品因其具有祛风定惊作用，癫痫亦常参用之。

【注意事项】另有"禹白附"，与关白附功用相近而不尽相同，不可混用。禹白附为生南星科植物独角莲的块根，是另一植物，既善祛风痰、定惊痫、止疼痛，又能治跌打损伤、金疮出血、毒蛇咬伤、瘰疬等症。炮制后其镇痛作用增强，生者内服宜慎，孕妇忌服。

〔朱幼春　朱剑萍整理〕

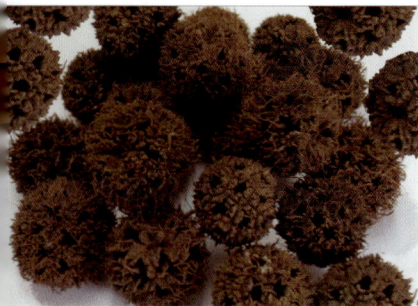

路路通 | 行气活血，利水消肿

路路通，为枫香树＊之球形果实，以其多孔穴如蜂巢状，故又名"九空子"。

朱老认为，路路通才薄不堪重用。也就是说，不能用它去独当一面，但如能知其所长，用作辅佐，亦自有其功效在焉。

路路通之作用在于通利，故无论滞气、瘀血、停痰、积水，均可用之以为开路先锋。气滞胃痛，症见脘腹胀闷，走窜作痛，嗳气，大便不爽，舌暗，脉弦涩，常用辛香行气法，药如香附、木香、枳壳、槟榔、台乌药、青皮、陈皮、川楝子之类，加入路路通，则其效更捷；滞气窜入经络，周身痹痛，或在四肢，或在腰背，走窜不定，其人郁郁不乐，嗳气频频，常法用羌独活、桑枝、秦艽、防风、细辛、川芎、赤芍、姜黄、海桐皮、威灵仙之类有效。若有效不显者，加入路路通，其效立见。产后乳汁不通，虚者，当补益气血；实者，则宜通利。实证必见乳房胀痛，乳汁涓滴难下，此际用路路通，其效不在王不留行、穿山甲、木通之下。妇女痛经，多见气滞血瘀之证，常用当归、川芎、赤芍、柴胡、香附、泽兰、益母草之类，路路通既能行气，又能活血，以之加盟，颇为合拍。水肿亦可

＊ 枫香树之树脂即是白胶香，有止血、止痛、活血、生肌、消肿的作用，白胶香与草乌、五灵脂、地龙、木鳖子、乳香、没药、当归、墨、麝香作丸，即外科有名的"小金丹"。

用路路通，赵学敏《本草纲目拾遗》说它"能搜逐伏水"，水伏之处，必有瘀血、滞气，此物兼有行气、活血、利尿之长，宜乎其效也。

然通利之物，不可重用、久用，庶免耗气伤阴；孕妇、虚人亦当慎用之。

〔朱婉华整理〕

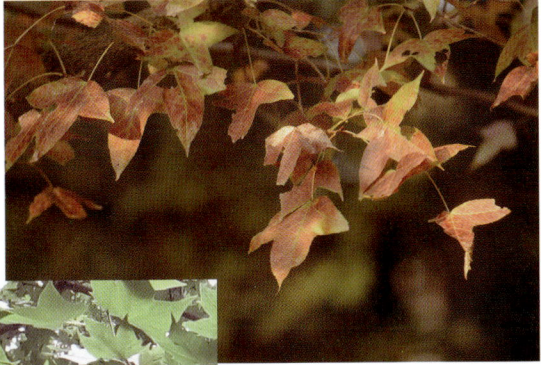

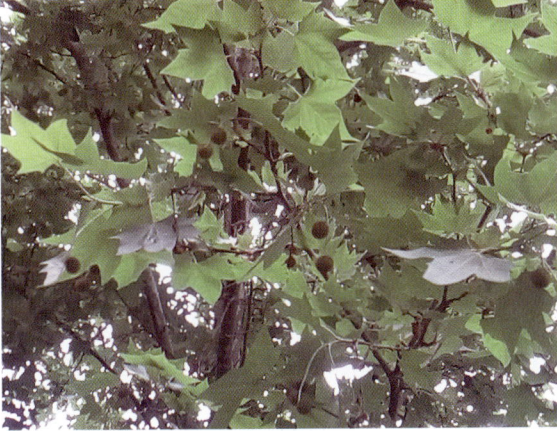

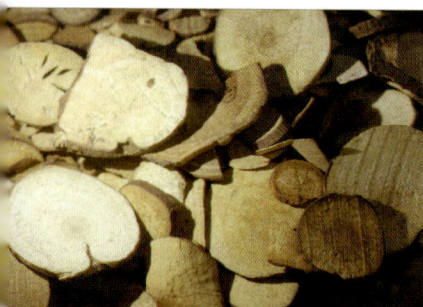

乌 药 | 解痉排石，又疗清稀涕涎

乌药，味辛性温，是一味理气、解郁、散寒、止痛的佳品，浙江天台产者称台乌药。本品对于胸腹胀满、气逆不顺之疼痛，用之最合。所以《本草求真》认为本品对"逆邪横胸，无处不达，故用以为胸腹逆邪要药耳。"《本草述》更盛赞其"实有理其气之元，致其气之用者……于达阳之中而有和阴之妙。"朱老指出："乌药性温气雄，对于客寒冷痛，气滞血瘀，胸腹胀满，或四肢胀麻，或肾经虚寒、小便滑数者，用之最为合拍。但属气虚或阴虚内热者，均不宜用。本品有顺气之功，但对孕妇体虚而胎气不顺者，亦在禁用之列，否则祸不旋踵，切不可孟浪"。由于它"上入脾肺，下通膀胱与肾"（《本草从新》），朱老用此治疗肾及膀胱结石所致之绞痛，取乌药 30 g、金钱草 90 g 煎服，有解痉排石之功，屡收显效。乌药常用量为 10 g 左右，但治肾绞痛需用至 30 g 始佳，轻则无效。此乃朱老经验之谈。

【病例】徐某，男，38 岁，干部。一年前突发肾绞痛，经检查为右侧输尿管结石引起，对症治疗而缓解。因工作较忙，未作根治，顷又发作，右侧腰腹部绞痛甚剧，汗出肢冷，尿赤不爽，苔白腻，脉细弦。此输尿管结石引发之肾绞痛也。急予乌药 30 g、金钱草 90 g 煎服，药后半小时腰腹部绞痛即渐缓，4 小时后又续服二煎，绞痛即定。次日排出如绿豆大的结石 2 枚。继续以金钱草 60 g、海金沙 20 g、芒硝

4 g（分冲）、鸡内金 9 g、甘草梢 5 g，服 20 剂，又排出结石 3 枚，经 B 超复查，已无结石。如湿热偏盛，则需加用生地榆、生槐角、小蓟、草薢等品始妥。

乌药与香附合用名"香附散"（《慎斋遗书》），对浑身胀痛，气血凝滞者有佳效，因乌药能气中和血，香附善血中行气，相辅益彰。乌药配川芎治妇人气厥头痛及产后头痛甚效（《本草纲目》）。乌药伍益智仁、山药为"缩泉丸"（《妇人良方》），乃治肾经虚寒、小便滑数之名方；对老人尿频、小儿遗尿而偏阳虚者，有温肾祛寒、固涩小便之功。因其具温阳固摄之效，以之移治肺寒或肾阳虚之涕多如稀水，或咽际时渗清涎者，取此三味加于辨治方中，大可提高疗效，此则异病同治之理也。

【病例】王某，女，54 岁，工人。体禀素虚，稍受风寒，即喷嚏频频，流清稀涕如水状，绵绵不绝，头昏神疲，颇以为苦。苔薄质淡，脉细软。此乃肺肾阳虚，乏于固摄。治宜温肺益肾，摄敛止涕。处方：

| 炙黄芪 20 g | 炒白术 10 g | 怀山药 10 g | 台乌药 10 g | 甘草 4 g |
| 益智仁 10 g | 苍耳子 10 g | 辛夷 10 g | 茯苓 10 g | 4 剂 |

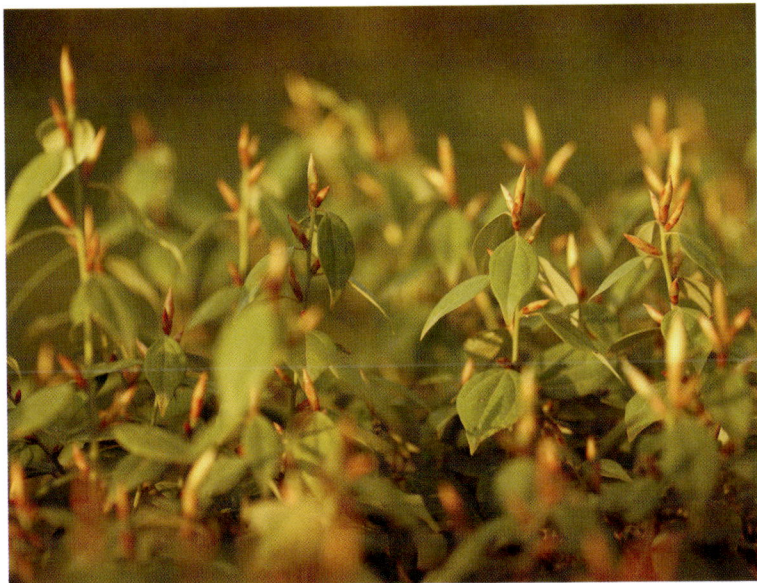

药后清涕即显著减少，再剂而敛。随后嘱服"玉屏风口服液"，每次2支，每日3次，连服1个月，即获根治。

此外，久治不愈之胃脘痛，不论寒热虚实，均可于辨治方中加乌药、百合两味，多能提高疗效。乌药具有行气散结之功，对人体水液代谢具有双向调节作用，故对于肾积水、肝硬化腹水均有佳效。肾积水可用乌药30 g、泽泻20 g，煎2次药汁合并，在上午9时顿服，20日为1个疗程，一般2~3个疗程可愈。肝硬化腹水可用乌药、制鳖甲各30 g煎汁分服，一般服5~10剂后尿量增加，连用2~3个疗程，腹水消失，再用复肝丸（或胶囊）巩固。但注意阴虚内热者忌用。

〔朱婉华　蒋　熙整理〕

六轴子 | 疏散定痛，止咳利咽

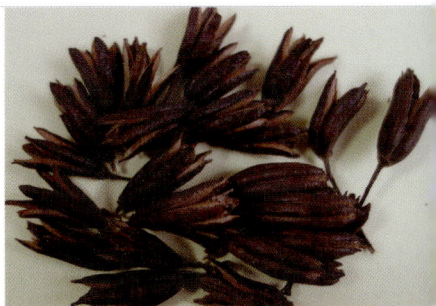

　　六轴子为杜鹃花科植物闹羊花（又名羊踯躅）的果实，于9～10月果实成熟而未裂开时采收，备药用。六轴子味苦性温有毒，功擅行血止痛，散瘀消肿。朱老经验，对于风寒湿痹，历节疼痛，以及跌打损伤、痈疮疔毒有著效，尤长于定痛，故对于风湿性关节炎、类风湿关节炎、坐骨神经痛等有剧痛者，常采用之。此外，又常以之作为镇咳药，曾拟五子定咳汤（南天竹子、白苏子各6g，六轴子1g，黄荆子、车前子各10g。此小儿剂量，成人酌增），治疗百日咳及慢性支气管炎久咳不已而痰少者，有较显著的疗效。

〔何绍奇整理〕

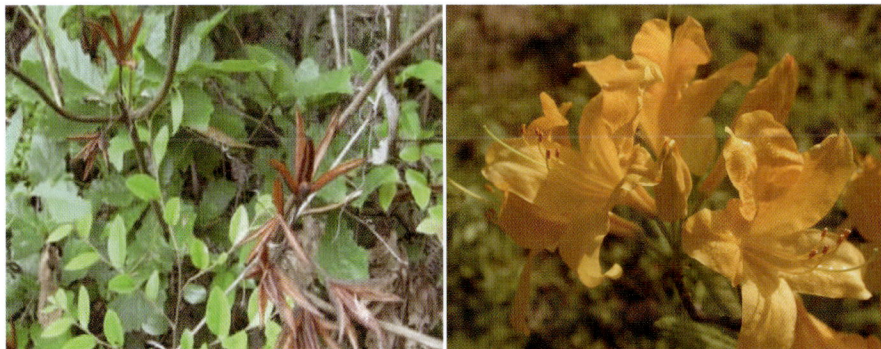

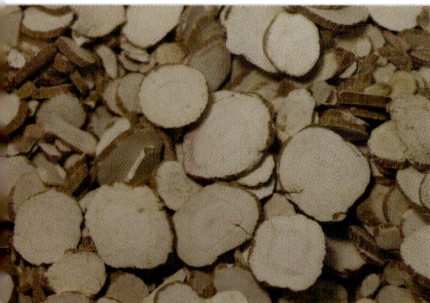

白 芷 | 擅止痛消肿

白芷，辛温芳香，入肺、胃、大肠三经。《本草汇言》称"白芷上行头目，下抵肠胃，中达肢体，遍通肌肤以至毛窍，而利泄邪气。"说明其功效之广泛，具有祛风、散寒、除湿、通窍、消肿、止痛之功，能行能散，长与宣通，止痛消肿之功尤为卓著，朱老盛赞而广为应用。

善治头痛

对头痛患者，以前额及眉棱骨痛为主者，尤为适合。单用一味（15～20 g）或加于辨治方中，均奏佳效。顽固性偏头痛，可取 30 g 单味煎汤，分 2 次服，或用 20 g 加于辨治方中，效多良好。对于腰椎麻醉后以及硬膜外麻醉术后所致头痛、头晕，用 30 g 煎汤，分 2 次服，收效亦佳。以其善于祛风、温散、宣通也。

通治诸痛

凡周身疼痛，偏于风寒、风湿、气滞血瘀者，均可参用，如寒湿痹痛、胁痛（肋间神经痛、肋软骨炎）等，均可于辨治方中加用 20 g，疗效满意。

消囊散肿

白芷具有辛香、走窜、温通、利水、消肿之功，对于关节滑囊炎、卵巢囊肿，恒奏显效。《外科证治全生集》曾用白芷内服、外敷治鹤膝风，此证包括膝关节结核、类风湿关节炎及膝关节滑囊炎，前两者较顽固，需综合治疗，后者单用白芷研末，每服 5 g，每日 2 次，黄酒送服（温开水亦可）。并取末用白酒（皮肤过敏者用温水）调成糊状敷贴肿胀处，2 日一换，对肘、膝、踝关节滑囊炎之肿痛甚效。《神农本草经》称其"治女子，漏下赤白，血闭阴肿"，故对卵巢囊肿及赤白带下，清阳下陷，寒湿伤于中下者，重用白芷 30 g 加于辨治方中，收效亦好。

【病例】李某，女，35 岁，工人。近年来时感左下腹胀痛不适，掣及左侧腰际酸胀，月经常淋漓多日始净，带下绵绵，神疲乏力，服药无效，经 B 超检查提示：左侧卵巢处可见一 4.8 cm×3.9 cm 囊性暗区，诊为卵巢囊肿，要求服用中药。面色少华，舌苔薄腻，脉细滑。此清阳下陷，水湿潴积于胞脉之咎，治宜升阳散结，泄化水湿。处方：

香白芷 30 g	泽兰 20 g	泽泻 20 g	生薏苡仁 30 g
浙贝母 12 g	败酱草 20 g	艾叶 6 g	车前子 10 g（包煎）
甘草 4 g　14 剂			

二诊：药后少腹胀痛显减，带下亦少，自觉较适，苔脉无著变，原法继服 14 剂。

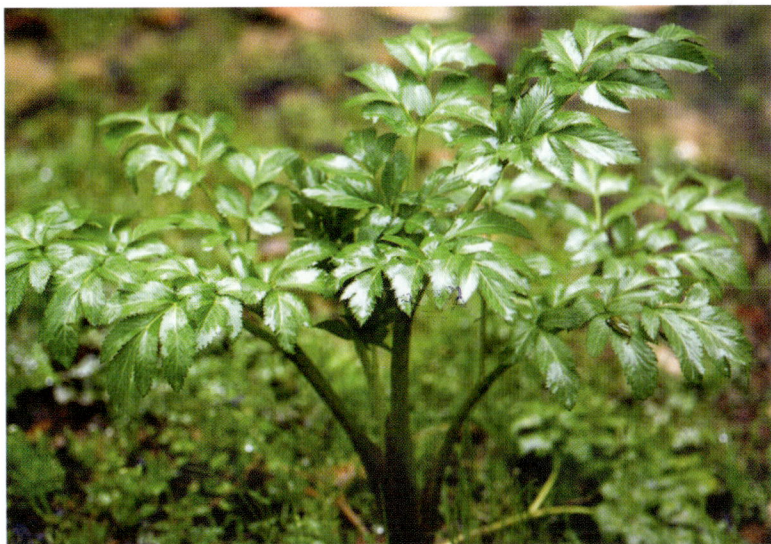

三诊：精神显振，无任何不适，B超复查囊肿已消失，续予调理巩固。

此外，白芷宣通鼻窍，配辛夷、苍耳子、鹅不食草等治鼻流涕之鼻渊；对疮疡初起，能消肿散结，特别是乳腺炎肿胀结块，配浙贝母、蒲公英、青皮、陈皮、天花粉等甚效；对皮肤瘙痒，配伍用地肤子、白鲜皮、蝉蜕、蛇床子有祛风止痒之功。但其味辛性温，凡阴虚、燥热及妊娠者忌用。

〔朱剑萍整理〕

9

血证药

松 节 ┃ 固卫生血，亦治痹嗽不眠

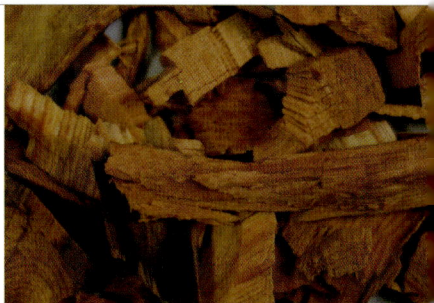

松节乃松树枝干之结节，苦温无毒，善于祛风通络，疏利关节，故习俗多视为痹证及伤科之良药。凡历节肿痛、挛急不舒，或跌仆损伤所致关节疼痛、肿胀不适，多有效验。

朱老揣摩前贤论述，采用民间秘验，长期研索，发现本品有补虚固本之长，对诸般赢损沉疴，大有恢复之功。

陶弘景谓本品"主脚弱"，李时珍阐发其义曰："松节，松之骨也，质坚气劲，久亦不朽，故筋骨间……诸病宜之。"《分类草药性》指出它有"通气和血"之功，说明本品不仅祛风蠲痹，抑且具有强壮补益之功效。

朱老经验认为，松节能提高免疫功能，对体气虚弱，易于感冒，屡屡感染者，每日取松节 30 g、红枣 7 枚煎服，连用 1 个月，有提高固卫御邪之功，能预防感冒之侵袭，赞之为"中药丙种球蛋白"，验之临床，信不诬也。

对慢性支气管炎咳嗽，久久不愈，痰涎稀薄，舌质不红者，加用松节 20～30 g 于辨治方中，有增强宁嗽止咳之功。

慢性肾炎尿蛋白长期不消，而体气偏阳虚者，用松节 30 g，配合生黄芪 30～60 g（黄芪久用，宜逐步加量，否则效不著），党参、菝葜各 15 g，

211

菟丝子、金樱子各 12 g，接骨木 30 g，制附子 8 g，甘草 6 g，坚持服用，多能逐步恢复。

凡贫血患者，血三系减少，或仅血小板减少者，朱老每以松节、鸡血藤、牛角腮、仙鹤草各 30 g，补骨脂 15 g，加于辨治方中，有升高红、白细胞及血小板之功。

【病例】曾治一赵姓患者，女，48 岁，工人。确诊为慢性再生障碍性贫血 2 年余，一直服十一酸睾酮（安雄）治疗，疗效不佳，遂来中医求诊。初诊见：面色苍白，头昏心悸，神疲乏力，形寒肢冷，大腿皮肤布紫斑，舌质淡红、苔薄白，脉细。查外周血常规：WBC 2.3×10^9/L，N 0.75，RBC 1.71×10^{12}/L，Hb 60 g/L，PLT 29×10^9/L。中医诊断为虚劳，证属脾肾阳虚，气血亏少，血失周摄。治以温补脾肾，填精益髓，补气生血，固摄血液。处方：

党参 30 g	黄芪 30 g	炒白术 20 g	鹿角胶 10 g（烊）
阿胶 10 g（烊）	淫羊藿 10 g	炙牛角腮 30 g	松节 30 g
鸡血藤 30 g	仙鹤草 30 g	补骨脂 30 g	陈皮 6 g
甘草 6 g			

连服 3 个月，面色渐红润，精疲乏力明显减轻，四肢转温，皮肤未再显紫斑。复查血常规：WBC 4.2×10^9/L，RBC 3.3×10^{12}/L，Hb 118 g/L，PLT 84×10^9/L。患者常间断服中药煎剂，另晨服人参养荣丸，晚服归脾丸，每次 6 g，随访 1 年，病情平稳，紫斑迄未再现。

此外，对心脾两虚、血不养心而致失眠者，于归脾汤中加松节 30 g，多可增强宁神安眠之功。

〔汤叔良　朱建华整理〕

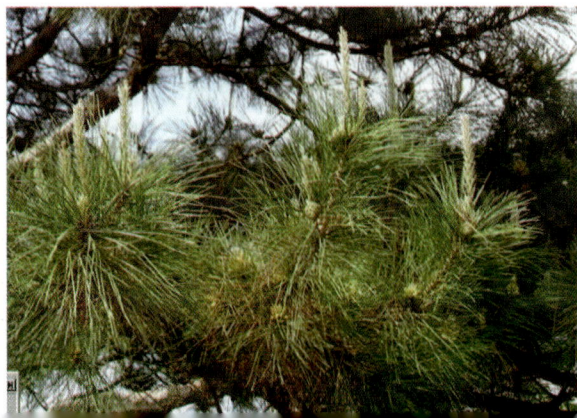

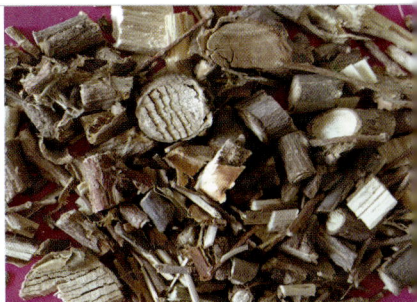

鬼箭羽 | 活血降糖，蠲痹通络

　　鬼箭羽以干有直羽如持箭矛自卫之状，故又名卫矛。其味苦性寒，向以破瘀行血、活络通经之功验于临床。

　　清代杨时泰在《本草述钩元》中谓鬼箭羽"大抵其功精专于血分"，朱老探其理致，发其余蕴，在长期实践中，引而申之，认为鬼箭羽味苦善于坚阴，性寒入血，又擅清解阴分之燥热，对糖尿病之阴虚燥热者，每于辨治方中加用鬼箭羽 30 g，能止渴清火，降低血糖、尿糖，屡收佳效。因其具活血化瘀之功，对糖尿病并发心、脑血管和肾脏、眼底及神经系统等病变，有改善血液循环，增强机体代谢功能等作用，既能治疗，又可预

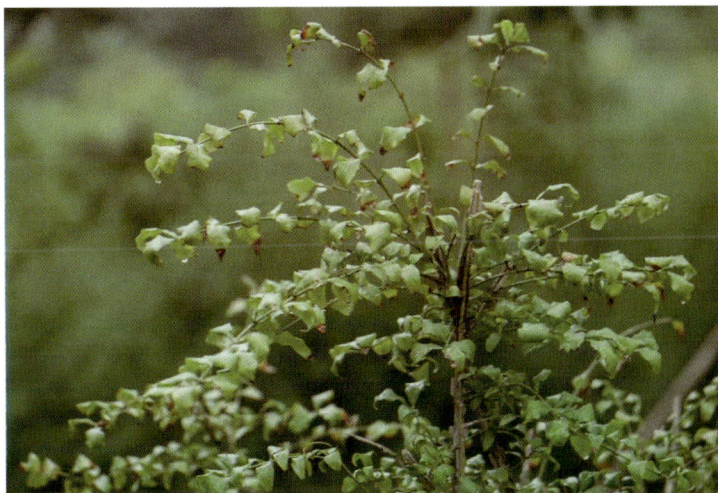

防，实为糖尿病之上选药品。据药理分析也证实其所含之草酰乙酸钠能刺激胰岛 B 细胞，调整不正常的代谢过程，加强胰岛素的分泌，从而降低血糖。中虚气弱者，可配合大剂人参、黄芪、白术用；气阴两虚者，可配合生地黄、黄精、天冬、麦冬用。

以其性专破血活血，对妇女经闭腹痛，配合五灵脂、红花、延胡索、当归、川芎等有良效。凡湿热挟瘀之痹证，用 20～30 g 加于辨治方中，能提高活血化瘀、蠲痹通络之功。寒湿痹或体虚气弱者忌用。

鬼箭羽用量一般为 10～15 g，消渴、痹证可用至 20～30 g。但注意孕妇禁用。

〔朱幼春整理〕

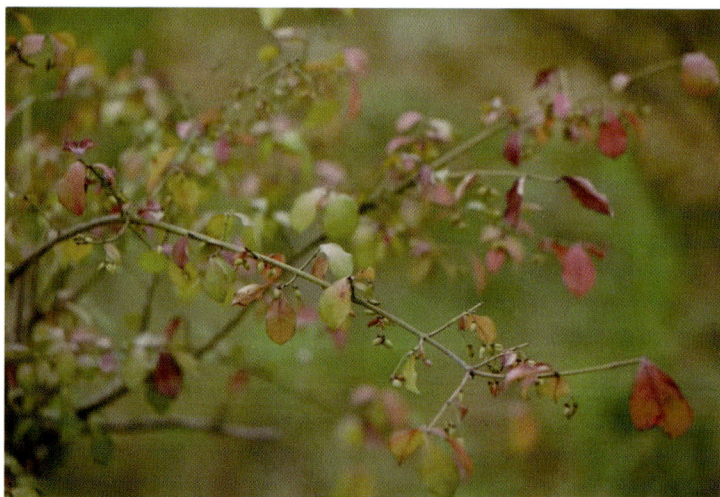

五灵脂 | 降浊气而和阴阳

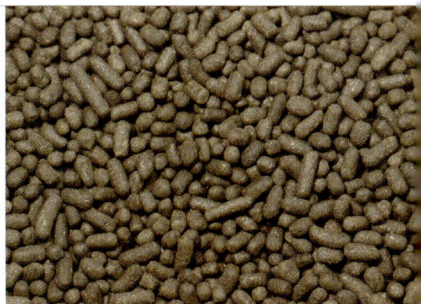

　　五灵脂乃鼯鼠科动物复齿鼯鼠的粪便，味甘性温，气味俱厚，能入心、肝二经。其与蒲黄相伍（失笑散），治恶露不行、脘胁刺痛、死血腹痛甚验，故一般均认为其系活血散血之要药，但尚未窥其全貌。朱老云："五灵脂能入血分以行营气，能降浊气而和阴阳，它的多种作用即可据此引申和参悟。"言简意深，发人深思。上溯古意，《普济本事方》以此药配合乳香、没药组成"铁弹丸"，配合草乌组成"黑神丸""治一切瘫痪风"，殆取其运行血中之气、通经活络之功；《严氏济生方》以此配合延胡索、莪术、高良姜、当归，"治急心痛，胃痛"，殆取其行营气、消瘀止痛之功。其降浊气的作用是从《内经》治"鼓胀"用"鸡矢醴"推衍而来，"来复丹"引用之，颇有深意。章次公先生曾创制"灵丑散"〔五灵脂、牵牛子（黑、白丑）等份为末，每服3～6 g〕，对痢疾、泄泻初起，胃肠积滞未消者，屡奏佳效，是为善用五灵脂者。朱老经验：凡痰瘀交阻、宿食不消、浊气膜塞而致腹痛撑胀，此药悉可选用，往往可奏浊气下趋、阴阳调和、胀消痛定之效。

　　【病例】王某，男，44岁，工人。痢下白多赤少，日八九行，腹中切痛，里急后重，已3日。胸脘痞闷，不思饮食，舌苔白腻罩黄，脉滑数。湿热食滞，交阻阳明，倾刮脂液，化为脓血，病在初期，祛邪为急。拟予宣清导浊，化滞和中。处方：

桔梗 10 g	五灵脂 10 g	地枯萝 10 g	炒枳壳 6 g
生白芍 15 g	牵牛子 4 g	青皮 5 g	陈皮 5 g
生甘草 5 g			

连进 3 剂，腹痛大减，后重已除，下痢减为日二行，无赤白黏冻。原方去灵、丑（牵牛子），加山药 20 g，续服 3 剂，调理而瘥。

此外，朱老还以之治疗肺胀（肺气肿），取得佳效。本病多继发于慢性支气管炎、哮喘等疾病，由于肺脏膨胀，先贤根据症状推理而定名为"肺胀"，是十分确切的。同时在治疗上有"皱肺法"，创制"皱肺丸"治疗本病，具有良效。《百一选方》《圣济总录》《世医得效方》《普济方》均载有皱肺丸，治久嗽、喘咳、痰红。其中《普济方》之皱肺丸，明确指出："治咳嗽肺胀，动则短气"，是完全符合肺气肿的证治的。该丸由五灵脂 60 g、柏子仁 15 g、核桃仁 8 枚（去壳）组成，共研成膏，滴水为丸，如小豆大，以甘草汤送服，每服 15 粒，每日 2 次。有祛瘀化痰、敛肺纳肾之功，对肺气肿之轻者有较好的疗效。曾治一方某患者，女，61 岁，农民。宿有慢性支气管炎，冬春为甚，近年来发作较频，咳逆气短，活动后更甚，胸闷欠畅。胸透：两肺透亮度增强。苔薄腻、质衬紫，脉细。此肺肾两虚，痰瘀阻滞之肺胀也，予敛肺纳肾法。皱肺丸两料，每次 15 粒，每日 2 次。服药 2 周后，咳呛显减，胸闷、短气改善，每晨继服该丸，晚服河车大造丸 6 g，逐步痊复。

〔朱步先整理〕

夜交藤 | 催眠止痒

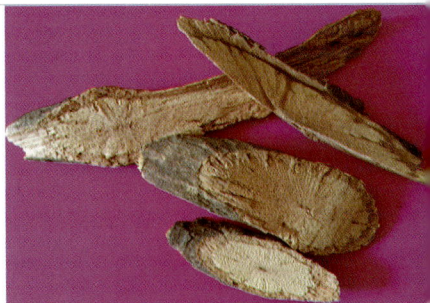

夜交藤即何首乌之藤茎或带叶的藤茎。味甘微苦，性平。朱老认为，在诸多安神药中，以夜交藤催眠作用最佳。盖阳入阴则寐，夜交藤入心、肝二经血分，功擅引阳入阴故也。此品善于养血，故用于血虚所致的失眠，最为适宜。因其性平和，其他各种原因所致的失眠，也可作为佐使药用之。唯其用量宜大，少则不效。朱老处方一般恒用30 g，重症失眠则用至60 g，每每应手。

【病例】章某，男，48岁，教师。患失眠2年余，屡服人参归脾丸、安神补脑液不应，每晚需依赖服地西泮，始能维持2～3小时睡眠。心烦不安，胁胀口苦，面红，舌边尖红，脉细数。缘由情志失畅，肝郁化火，劫灼阴血，血不荣心，故彻夜不寐。治宜养心肝之阴，清浮越之热。处方：

生地黄 15 g	桑椹 15 g	玄参 10 g	知母 10 g
川黄连 6 g	白芍 12 g	茯神 12 g	酸枣仁 12 g
麦冬 12 g	生甘草 3 g	夜交藤 30 g　7 剂	

药后，能在不用地西泮的情况下睡3小时。药既奏效，毋庸更张。原方夜交藤加至60 g，续服12剂。

三诊时患者欣喜来告，每晚已可熟睡5～6小时，嘱用上方10剂，蜜丸，每丸重 10 g，日 1 丸，夜 2 丸，以巩固疗效。

夜交藤又有活血、通经、止痒之功。《本草从新》谓其"行经络，通血脉"，《本草纲目》谓其主治"风疮疥癣作痒，煎汤洗浴。"临床上常以之治疗老人身痒，盖高年阴血多虚，血虚生风故痒，夜交藤有养血活血之功，洵为当选之佳品。内服常配生地黄、红花、徐长卿、金银花藤、牡丹皮等。沐浴时用夜交藤 200 g 煎汤擦身，其效尤佳。

〔何绍奇整理〕

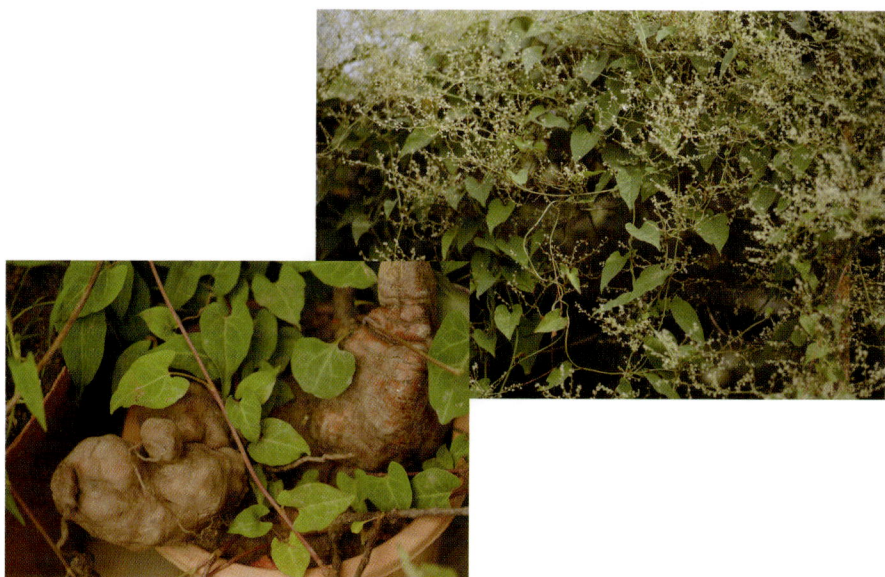

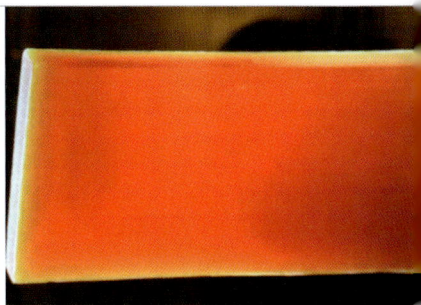

黄明胶 | 止血养血，消瘀散痈

黄明胶为黄牛皮所熬之胶，又称牛胶、水胶、明胶。此药从晋唐就有记载，《千金方》用干胶（即黄明胶）为末，酒和之，温服，治虚劳尿精；《食疗水草》用其治疗久咳不愈，吐血咯血；《肘后方》则用以治疗妊娠下血不止。明代李时珍《本草纲目》谓其"治吐血、衄血、下血、血淋、妊妇胎动血下。"《本草汇言》更说它是"止诸般失血之药""与阿胶仿佛通用，但其性平补"，更"宜于虚热者"。《医林纂要》也谓黄明胶"补肺清金，滋阴养血"。朱老根据上述记载，在过去阿胶紧缺的情况下，径用黄明胶代替阿胶，用于诸般血证及阴虚内热、阴虚咳嗽，其效不逊阿胶。其用法用量也同阿胶，汤剂须开水或药汤乘热烊化，或火上炙黄，然后研末分次吞服。唯一般药房多不备此味，须于杂货店或建材店购买，因黄明胶多为木工熬化作黏合剂用也。

黄明胶还有一些特殊功用，则为阿胶所不及者：

风湿疼痛

黄明胶烊化，入生川乌、生草乌、生南星、白芷、冰片、赤芍末、姜汁适量，搅拌至匀，作膏药贴痛处。也可只用黄明胶、姜汁两味作膏药用，一日一换。对疼痛、麻木均有较好疗效。

跌打损伤

用黄明胶焙烤后研末，温黄酒送下，成人每次服 12 g，每日 2 次。

疮疖初起

用黄明胶烊化，和入食醋敷于患处，疮疖初起，即可消散。如此观之，黄明胶又有活血散痈之功矣。

〔何绍奇整理〕

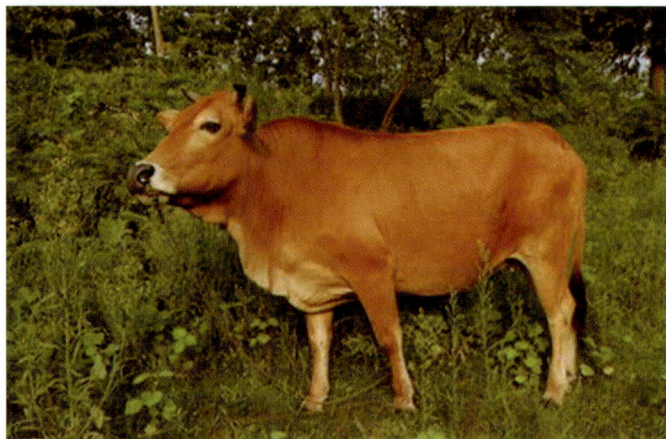

仙鹤草 | 能行能止

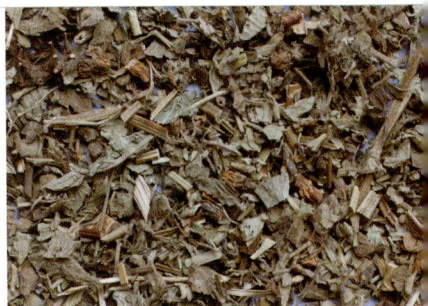

仙鹤草为止血要药，常用于咯血、吐血、衄血、便血及妇产科崩漏、月经过多等出血性疾患。但此药止中有行，兼擅活血之长，则为人所鲜知。朱老认为，仙鹤草味苦辛而涩，涩则能止，辛则能行，是以止涩中寓宣通之意。考诸文献，《百草镜》中有本品"下血活血"、治"跌仆吐血"的记载，《生草药性备要》谓其"理跌打伤，止血，散疮毒"，均可为证。《百草镜》曰治乳痈初起，即用仙鹤草 30 g 酒煎，并云："初起者消，成脓者溃"。《闽东本草》用仙鹤草治痈疽结毒，亦可证本品之活血作用。盖乳痈与痈疽结毒，皆因邪毒结聚、气血壅遏所致，设其无活血之功，何能消之溃之？因此，仙鹤草不得以收涩止血视之，止血而不留瘀，瘀血去则新血生，故为血证要药焉。因其能治痈疽结毒，所以在肿瘤辨治方面，重加仙鹤草，也奏佳效，有镇痛、抗癌之作用。

仙鹤草别名脱力草，江浙民间用此品治脱力劳伤有效，足证其有强壮之功。单用本品，治疗气血虚弱之眩晕，有一定效果，即从其强壮作用引申而来。朱老常以仙鹤草配黄芪、松节、大枣为基本方，治疗血小板减少性紫癜、过敏性紫癜，其效颇佳。曾治一气虚紫癜患者，用仙鹤草、黄芪、松节各 30 g，大枣 15 枚，服 20 剂紫癜即消失。证属阴虚者则去黄芪，酌加生地黄、白芍、枸杞子、龟甲、墨旱莲，疗效历历可稽。治慢性痢疾与结肠炎又拟有"仙桔汤"。方中仙鹤草，取其活血排脓、止泻之功，故用之多验。此外，朱老还擅用仙鹤草治疗某些癌症和其他杂症，如《本草纲目拾遗》引葛祖方：仙鹤草"消宿食，散中满，下气，疗……翻胃噎膈"。朱老常用仙鹤草 100～150 g 煎汤代水，加入辨证的处方中，临床用于食管癌、胃癌、肺癌、胰腺癌、乳腺癌等，有消癌抗瘤之效。日本人左藤明彦证实，仙鹤草对人体的癌细胞有强大的杀灭作用，而对正常细胞秋毫无犯，甚则 100％还能促进正常细胞生长发育。赵浦良三在《药学杂志》报告：仙鹤草含多种抗癌成分，仅从根部就分离出了多达 11 种具有抗癌作用的成分，具有稳定而显著的抗肿瘤作用。电镜下可见肿瘤细胞核分裂相减少、退化、坏死。

此外，朱老还擅用仙鹤草配葎草、红枣治盗汗、自汗；配天浆壳治久咳无痰；配僵蚕治消渴，多应手收效。

仙鹤草尚有强心及调整心率之作用，叶橘泉先生著《现代实用中药》一书，曾提及之，此新发现为过去文献所未载。近年有用仙鹤草提取物（仙鹤草素）治疗克山病所致之完全性房室传导阻滞，用后心率增快而迅速地改善症状。同时对反复发作的阵发性心动过速、房颤，加于辨治方中，奏效甚佳，其用量 40～60 g。朱老认为此一新功用值得重视，而其机制，从中医学观点看，殆与仙鹤草的活血、强壮作用有关。

仙鹤草还善治盗汗及腰椎间盘突出症，于辨治方中加用之，可提高疗效。同时从"仙桔汤"治疗溃疡性结肠炎的临床观察中证实，仙鹤草对浅表萎缩性胃炎伴肠上皮化生也有非常明显的疗效，表明仙鹤草既有抗菌抗炎、杀灭幽门螺杆菌，又有修复黏膜促进再生的双重作用。

〔何绍奇整理〕

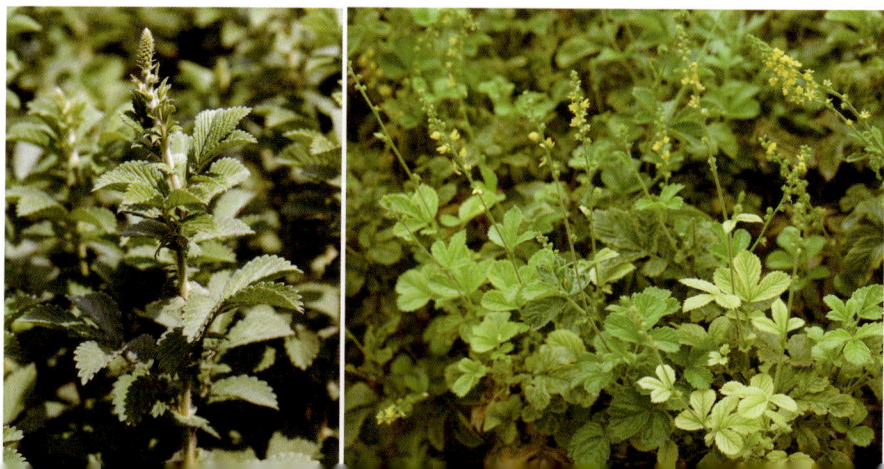

牛角腮 | 经验发微

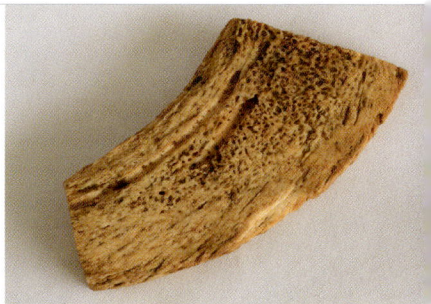

牛角腮为黄牛或水牛角中的骨质角髓，其药用记载最早见于《神农本草经》。古人论其功多局限于止下焦出血，用法亦多为烧炭存性。如《药性论》曰："黄牛角腮灰，能止妇人血脉不止，赤白带下，止冷痢水泻。"《本草拾遗》言其"烧为黑灰，末服，主赤白痢。"《日华子本草》："烧焦，治肠风泻血，水泻。"《本草纲目》亦曰："牛角腮……烧之则性涩，止血痢，崩中诸症。"诸方书记载也无出此范围：如《圣惠方》牛角腮散以其烧灰治妇人崩中，下血不止；《塞上方》以其灰治鼠痔；《肘后方》用之烧灰疗寒湿痢及蜂虿螫疮；《近效方》用之烧灰治卒下血。

先师祖章次公先生喜用牛角腮，虽仅用于各类血证，然于用法上已有发展。据《章次公学术经验集》记载，其用于迭进止血重剂而血不止的徐女咯血案，将生牛角腮同血余炭、花龙骨共研细末吞服，取其生用兼有潜润之功，治朱女鼻出血，洪男胃出血症，均煅炭配以仙鹤草、藕节加强固摄止血之效；疗翟女月经先期及周女漏下案中，均以生品入煎，取其兼有化瘀之力，因久漏多瘀也；用于姚女、李女之血崩则用煅炭，取其止血之力宏也；朱女胎漏案用牛角腮，因其能补肝肾而安胎也；汤女产后恶露不尽不宜祛瘀，则用煅炭。

吾师朱良春承章公用牛角腮经验，于临床尤多发挥，现阐述如下。

软坚散结，止血祛瘀两兼长

牛角䚡用于止血，前文之述备矣，然其祛瘀之功未必尽人皆知，《神农本草经》即言其："主下闭血，瘀血疼痛，女人带下血。"《本草经疏》亦曰："牛角䚡乃角中嫩骨也，苦能泄，温能通行，故主妇人带下及闭血，瘀血疼痛也。"朱老认为，牛角䚡生用或沙炙、醋淬用，确有化瘀之功，对各种有瘀象之出血症，具止血而不留瘀之妙。而砂炙醋淬后有效成分煎出率大为提高，化瘀止血之功效亦明显提高，故其临床喜用炙品。但朱老又告诫我们，须注意要炙到酥黄而不焦为最佳。今贤曹向平教授消风宁络饮用牛角䚡治疗过敏性紫癜，即取其化瘀止血之功。朱老还言："牛角䚡有类似鳖甲的软坚散结之效用，"虽力不及鳖甲，但配合其自拟的复肝丸用治慢性肝硬化所致出血症，疗效颇佳。牛角䚡本非止痛药，《神农本草经》及《本草经疏》言其"止瘀血疼痛"，实际上是瘀血去经络通，而疼痛自止也。

据朱老经验，常用的化瘀止血药如三七、蒲黄、茜草等，生品之化瘀力强于止血，炒制后化瘀与止血之效力大致相等或止血之力更强（视炒制程度而定），而牛角䚡炙后性微涩，止血之力强于化瘀，不可不察也。故其用于瘀血较重之症宜配活血药同用，以增强疗效。

可走奇经，善修冲任之损伤

朱老认为："牛角䚡性温，获牛生发之气，生于阳地与鹿角相类而通督脉；又位于牛角壳内，为阳中之阴。且为血肉有情之品，其气腥，与海螵蛸相类而善走冲任。"《本草纲目》言："乃厥阴、少阴之血分药。"不仅如此，且为交通冲、任、督脉之奇品，尤善修补冲任之伤。朱老常用牛角䚡配棕榈炭为对药，治疗更年期迭治不愈的宫血症。朱老常道，宫血久治不愈，补血摄血、固涩收敛之品已早备尝，何以延久不愈，必是虚中夹实，有残瘀逗留，以致瘀血不去，则新血难守。故应以化瘀止血之牛角䚡，配以敛涩止血之棕榈炭为主药，则化瘀不峻，行中有止；收敛不滞，止中有行，瘀去血止矣。此症多见经色紫暗有血块，伴有小腹痛而拒按，舌质衬紫或有瘀点，乃其特征。

【病例】吴女，36岁，市轮船公司职员。1999年10月12日来诊。分娩后经量多，夹血块，伴腹部胀痛两年不愈，迭治未效。平素畏寒，腰背酸痛，口干欲饮，并有慢性胃炎史。大便时溏时秘，进油易腹泻。舌质红，苔薄白衬紫，脉细小弦。此脾肾阳虚，冲任受损，治宜益脾肾，补冲任。处方：

炙牛角腮 30 g	怀山药 30 g	仙鹤草 30 g	棕榈炭 20 g
煅海螵蛸 20 g	枸杞子 15 g	炒白术 15 g	淫羊藿 15 g
茜草炭 10 g	鹿角霜 10 g	川续断 10 g	甘草 6 g

7剂后，经行血量减少已无血块，腹痛亦缓，唯纳差、寐不安，苔少、舌紫红。加炒酸枣仁30 g、木香6 g，14剂。随访已愈。

养血益气，三系减少有佳效

朱老经验，牛角腮身兼养血与益气之效，能于养血中益气，善从补气中生血。补肝肾之气力似山茱萸而更绵缓，养肝肾之血功同阿胶而不滋腻，效类制何首乌而有情。《医林纂要》明言其"长筋力"。朱老喜用之为主药，配伍松节、仙鹤草、鸡血藤、虎杖组成炙牛角腮汤。方中炙牛角腮配伍强壮止血的仙鹤草，不仅能升高血小板数目，而且能增强血小板的功能，两者相须为君，一则止血之效大增，二则强壮之功加倍；伍固卫生血之松节，一润一燥，一补血中之气，一祛血中之风，对于血虚兼风湿侵犯者极为合拍；合鸡血藤增强活血通络之功，并暗寓瘀去新生之意，两药共用为臣；佐苦寒解毒、活血祛瘀之虎杖，因其可制前药之温，且虎杖所含蒽醌可明显升高白细胞及血小板数目，对于热毒存留而致血三系减少者尤为必用之品。诸药合用有化瘀止血、益气补血、通络解毒之功，对各种类型的血三系减少症出现的贫血、出血、神疲乏力、易于感染等症，适当配伍加减，有屡试不爽之佳效。今人亦有试用于再生障碍性贫血而获效者。

【病例】李某，女，54岁，工人。1999年12月1日来诊。患血小板减少性紫癜已5年余，迭经中西药物治疗，终未瘥复。血小板常逗留在

2.5×10⁹/L～40×10⁹/L，WBC 2.0×10⁹/L，RBC 2.5×10¹²/L，牙龈渗血，面色苍白，四肢紫癜，此伏彼起，关节酸痛，头昏肢软，纳谷欠香，怯冷便溏，苔薄质淡，脉细软。新病多属实热，久病则多虚寒，故辨为脾肾阳虚，气不摄血所致，治当培益脾肾，补气摄血。处方：

炙牛角腮 30 g	松节 30 g	鸡血藤 30 g	仙鹤草 30 g
党参 20 g	黄芪 20 g	淫羊藿 10 g	炮姜炭 10 g
炒白术 10 g			

连服 10 剂，血小板升至 90×10⁹/L，RBC 4.2×10¹²/L，WBC 2.65×10⁹/L，精神较振，紫癜逐步减少，已不续透发。嘱续服 8 剂，症情稳定，紫癜全消。乃以复方扶芳藤口服液善后。随访半年，一切正常。

填精生髓，温补虚性水肿宜

牛角腮乃厥阴、少阴血分药，兼入阳明（《本草经疏》）。故其能补肝肾之气血，肝肾气血足则阳明之气血自旺，任督之精血自充，冲脉自盛也。故大凡补肝肾阴血之药（如熟地黄、枸杞子、山茱萸、制何首乌等）均有填精益髓之功用。且牛角腮富含蛋白胶质，性状、质地又与龟甲相似，能直入任、督而填精益髓，血肉有情之品，较之其他填精益髓之品更胜一筹。

《本草纲目》曰："牛角腮，筋之粹，骨之余，而腮又角之精也……"即说明其可作益肾壮督之品。时珍言其"治水肿"，盖其富含蛋白胶质，能增加血中总蛋白的含量，调整血浆胶体渗透压，能治由贫血或蛋白丢失所致的虚性水肿，此皆得之于补养精血之功也。然其获效慢，有别于利水消肿之品，故用于水肿者宜与利水药同用，一消其标，一固其本，方能有远功而兼速效。

【病例】王某，女，43 岁，观音山镇农民。1999 年 6 月 4 日来诊。肢浮伴腰痛 1 周，入夜身烘、汗多、夜寐不实，口舌生疮，缠绵不愈，溲热，舌偏红，苔薄腻，脉细弦。查尿蛋白（＋），白细胞少许，此气血两亏，阴阳失燮，治宜益气血，和阴阳，消水肿。处方：

炙牛角腮 30g	夜交藤 30g	浮小麦 30g	连皮苓 15g
赤芍 15g	白芍 15g	泽兰 15g	泽泻 15g
生槐角 15g	生地榆 15g	酸枣仁 15g	柏子仁 15g
木槿花 10g	杜仲 10g	白薇 10g	甘草 4g

7 剂，并嘱低盐饮食。

随访已愈，1 年未复发。

安神定志，心悸失眠有殊功

朱老指出，牛角腮有温养作用，可入少阴，故能养心血而安神除怔忡；又可祛瘀入厥阴，故能消除心包络之痹阻而定惊心悸；性涩入厥阴、少阴，功类龙牡能敛梦安神志；质重能镇，滋阴善潜，不仅能平肝潜阳而安魂神，对精血亏虚之肝阳上亢，与生白芍相须为用亦常奏佳效。朱老经验，用于心气、心血不足，心失所养而致心悸、怔忡、失眠者，宜配伍归脾汤、酸枣仁汤；用于心肾不交之失眠、多梦，宜配伍交泰丸、桂枝龙牡汤；对于肝火、痰热扰心之魂神不安，烦躁易怒，宜伍栀豉汤、黄连温胆汤等。

【病例】陈某，女，33 岁，工人。1999 年 3 月 23 日来诊。失眠 8 年，多梦易醒，形寒怯冷倍于常人，头昏耳鸣，腰酸带多。舌淡红，苔薄白，脉细弦。此心肾两亏，神志不安，治宜益心肾、安神志。处方：

炙牛角腮 30g	柏子仁 30g	酸枣仁 30g	夜交藤 30g
熟地黄 15g	淫羊藿 15g	蜂房 15g	炙远志 10g
龙眼肉 10g	茯苓 10g	生白芍 10g	炙甘草 10g

7 剂

药后诸症减而未已，带下仍多，舌淡苔薄，能睡唯寐不实，上方加怀山药 30g，续服 14 剂。随访已愈。

朱良春老师从医 70 载，善于发掘前人用药之精髓，结合临床实践而阐发奥义，时有创新之见。他取牛角腮烧炭后性涩，善收敛止血、止带、止遗、止痢，敛正气而不敛邪；取其砂炙后善补，养肝肾之血，填肾督之精，补冲任之虚，修管络之损；取其生用性味苦温，化瘀血而不伤新血，出血诸症有残瘀者多用之。入散剂擅治水肿诸症，牛角腮一药可以尽其所用矣。

〔马继松整理〕

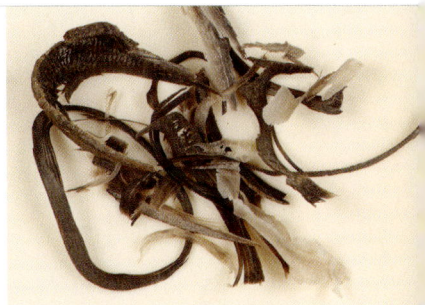

水牛角 | 功擅凉血解毒

　　水牛角，味苦咸性寒。有清热、凉血、解毒之效，在急性热病、热入营血证时用之良效。朱老言其功效与犀角相似，亦能清心、肝、胃三经大热，尤善清解血分热毒及心经热邪。可用于邪入心营之高热神昏、惊厥抽搐等气血两燔之证及热毒内陷血分之发斑、发黄；邪热迫血妄行之衄血、吐血、下血之症。用于流脑、乙脑、猩红热等病，取效亦好。如《名医别录》谓之："疗时气寒热头痛"。《陆川本草》谓："凉血解毒，止衄。治热病昏迷，麻痘斑疹、吐血、衄血、血热、溺赤。"《日华子诸家本草》言其："治热毒风壮热。"朱老指出，以前由于烈性传染病、出疹性疾病较多，用之亦多。而现在随着疾病谱的变化，传染病得到控制，发病率明显降低，使用随之减少。水牛角常用于治疗病毒性出疹性疾病及血小板减少性紫癜、过敏性紫癜等。如病毒性高热，常以水牛角配伍石膏、知母、板蓝根、柴胡；热入营血之发斑，配生地黄、赤芍、牡丹皮、紫草等；热甚迫血妄行之呕血，配地榆、三七、牡丹皮炭、焦栀子等；血小板减少性紫癜，配生地黄、紫草、赤芍、白芍、墨旱莲等；过敏性紫癜，配蝉蜕、僵蚕、徐长卿、仙鹤草、牛角腮、牡丹皮、赤芍、煅花蕊石等。另外，对于结缔组织病之高热不退、身发斑疹，如系统性红斑狼疮等，朱老也以水牛角、羚羊角粉、人工牛黄配伍使用，效果颇佳。水牛角的使用可内服，亦可入散剂，烧灰使用。《圣济总录》中记载："牛角烧灰，酒服方寸匕，日五服，治石淋，破血。"水牛角质坚，用量轻剂乏效，以 30～50 g 为宜，并应先煎。

【病例】陈某，女，34 岁，工人。有过敏性紫癜 2 年，反复发作，每次持续 2～3 周方消退。此次因双下肢又见针尖及火柴头大小皮下紫斑而来就诊，无腰痛，口微干，舌质偏红，苔薄黄，脉细弦。查尿常规：蛋白（±）。辨属血热郁结肌肤，治宜清热凉血退斑。处方：

水牛角 30 g（先煎）	赤芍 10 g	牡丹皮 15 g	紫草 15 g
墨旱莲 30 g	女贞子 12 g	炙牛角腮 30 g	仙鹤草 30 g
小蓟 15 g	生地黄 12 g	甘草 6 g 7 剂	

药后，下肢紫癜显减，未见新的紫斑，膝关节隐痛，上方加补骨脂、桑寄生各 20 g，7 剂，症情缓解。

〔吴　坚整理〕

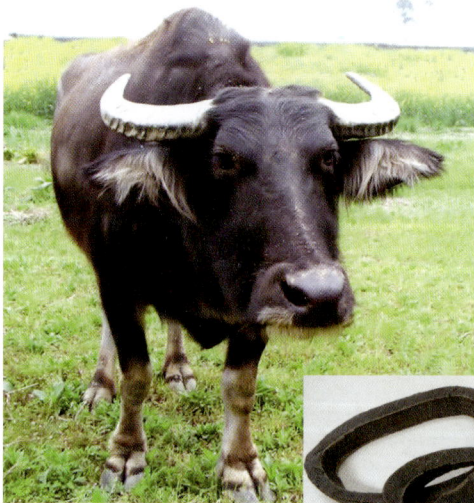
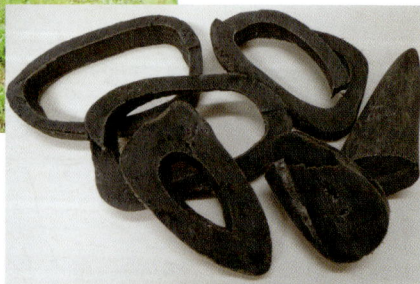

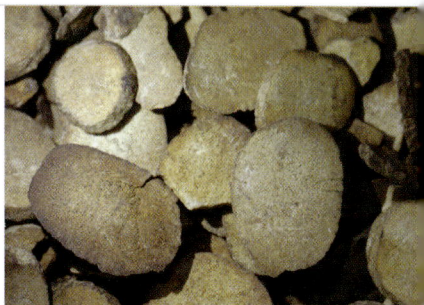

10
气血水病证药

泽 泻 | 利大小便，轻身减肥

泽泻，味甘淡性寒，其功长于利水，人皆知之，且经现代药理研究证实。但其用量若大于 30 g（汤剂），也可通大便，此则朱老在长期临床中观察所得。然他认为泽泻之功，尚不止此二端，常重用泽泻治疗单纯性肥胖、高胆固醇血症、脂肪肝、糖尿病及原发性高血压。并谓此即所谓"发皇古义，融会新知"。"古义"云何？早在《神农本草经》中便已指出："久服耳目聪明，不饥，延年，轻身，面生光，能行水上。""能行水上"云云，前人曾斥为无稽之谈，说从古至今，有谁见过吃了泽泻、菖蒲能行水上者？并谓《神农本草经》成书于汉代，不免沾染上当时的迷信色彩，或为无知妄人所加者。朱老谓："能行水上"，似可作为"轻身"的一个形象的解释，盖轻身，即身轻也。"新知"云何？早在 20 世纪 30 年代中叶，国内学者经利彬等即报告泽泻有使血糖下降，以及减轻血胆固醇在血液内滞留和持续降低血压的作用。20 世纪 60 年代日本学者小林忠之又两次报告：泽泻有抗脂肪肝的作用，降低血中胆固醇含量及缓和动脉粥样硬化的作用。

降脂减肥汤

朱老结合古今认识，对高脂血症及单纯性肥胖、脂肪肝曾拟一方，名"降脂减肥汤"：

制苍术 10 g	黄芪 15 g	泽泻 20 g	淫羊藿 18 g
生薏苡仁 30 g	冬瓜皮 20 g	冬瓜子 15 g	干荷叶 6 g
决明子 15 g	丹参 15 g	半夏 5 g	生山楂 20 g
枳壳 6 g	水煎服，或改作丸剂。		

此方收载在笔者主编的《中老年祛病养生长寿良方》一书中（1993年，学苑出版社），可供读者参考酌用。患者如能坚持服药，适当节食（均衡饮食，八分饱）并适当增加运动量，效果不错。

梅尼埃综合征

仲景早有泽泻汤治冒眩的记载，但用量要大，一般用泽泻 50 g，配白术 20 g，呕吐甚者加半夏 15 g，多奏佳效。

血尿、肾结石

配合大蓟、小蓟、地榆炭、蒲黄炭治血尿效好。对肾结石配伍金钱草、猪苓、芒硝等有化石作用。

〔何绍奇整理〕

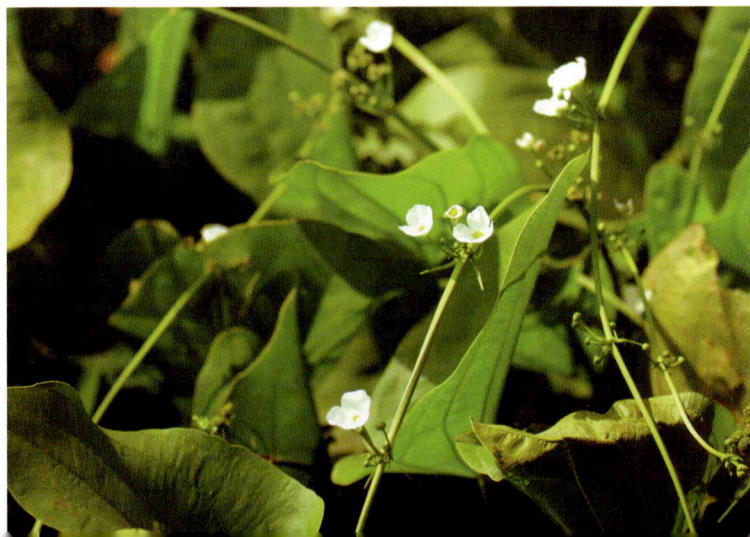

牵牛子 | 泻水逐痰，消积通便

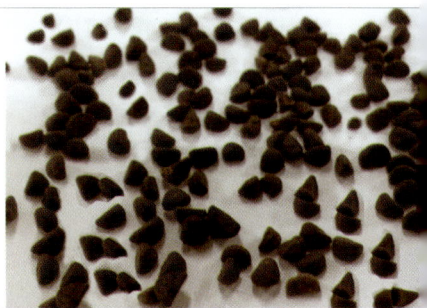

牵牛子，又名丑牛子、二丑（黑丑、白丑），其性苦寒沉降，用治喘满肿胀、食滞痰结、二便不利属于实证者，有良效。兹将朱老应用此药的经验介绍如下：

小儿肺炎

痰热壅肺，胸高气促，面赤，痰鸣，鼻扇，便闭。指纹色紫，舌红、苔黄。朱老常用牵牛子配大黄、黄芩、桑白皮、连翘、鱼腥草、僵蚕、瓜蒌等，服后大便畅通（泻下3～4次），喘促痰鸣即平。盖牵牛子苦寒滑利、逐痰泻水之功甚著，合大黄、黄芩等清热解毒，化痰通腑，用之得当，往往可收"一剂知，二剂已"之效。

【病例】朱某，男，2岁，住某医院儿科病房。患肺炎已3日，高热不退（体温40℃），神昏谵语，面赤，手足时见抽搐，喘促痰鸣，小便少，大便干结。此痰热壅盛之候，亟拟泄热逐痰，上病下取之法，处方：

牵牛子6g	生大黄6g	僵蚕6g	桔梗6g
半夏6g	全瓜蒌12g	黄连4g	钩藤15g（后下）
石膏25g	桑白皮10g	鱼腥草10g（后下）	

服药 2 剂，每日 1 剂，水煎 4 次分服。药后，大便溏泻日 4 次，喘促痰鸣即止，体温下降到 37.8℃；原方去牵牛子、大黄，加石菖蒲、远志各 3 g，黄芩 6 g，连翘 10 g，又 2 剂，体温已恢复正常，神清。易方以二陈汤加山楂、神曲、通草等调肺胃、化痰湿，以善其后。

水肿腹水

牵牛子既善利大便，又能利小便。其作用较大戟、芫花、甘遂略弱，但相对不良反应亦较轻，较之寻常利水药如五皮饮以及茯苓、泽泻、猪苓、木通为强。所以张子和说："病水之人，如长川泛溢，非杯杓可取。"《儒门事亲》禹功散（黑牵牛子末、茴香、姜汁）、导水丸（大黄、黑牵牛、黄芩、滑石）、神芎丸（即导水丸加黄连、薄荷、川芎），三方皆用牵牛子，是真识牵牛子者也。以上三方，皆朱老赏用之方（上述肺炎案牵牛子配大黄、黄芩即取导水丸意），用于胸水、腹水、水肿体实、病实者，屡奏佳效。20 世纪 60 年代，贵阳有卢老太太者，即用牵牛子末配生姜汁、红糖蒸饼治疗肾炎水肿，退肿之效甚捷，当时中医界几乎无人不知卢老太太验方者，可见牵牛子逐水消肿之功甚为确实。

便秘腹胀

牵牛子气味雄烈，有破气散壅、通利三焦的作用，故亦常用于饮食积滞、腹胀腹痛、便闭或泻下不爽之症。章次公先生曾拟"灵丑散"一方（黑牵牛、五灵脂等份研末，每次 3～6 g，每日 2 次），朱老用之多年，其效甚佳。此方也用于痢疾少腹胀硬或坠痛，排便不爽，常以牵牛子、五灵脂与大黄、槟榔、薤白、木槿花、苦参、石榴皮、川楝子、香连丸等相伍而用。

老年癃闭

老年癃闭，多由前列腺增生引起，其症见排尿困难、涓滴难下，甚至小便闭塞不通，小腹胀满，伴见面㿠、乏力、神怯、腰酸、膝软。朱老对此证常用东垣天真丹加减。此方原注甚简略，仅"治下焦阳虚"数字，细绎其立方之意，乃以巴戟天、肉桂、胡芦巴、补骨脂、杜仲调补肾命，佐以牵牛子、琥珀、萆薢通利水道；沉香、小茴香疏理气机，俾气行则水行，用此治疗老年前列腺增生所致之癃闭，以及慢性肾炎之水肿，甚为合拍，堪称标本兼顾、补泻兼施之良方。

不过东垣在论及牵牛子时，却误以牵牛子为辛热之药，后世虽明达如张路玉者亦沿袭其说。又以牵牛子有黑白之异，前人或谓黑者其力较白者为胜，或谓白者属金利肺，专于上焦气分除其湿热；黑者属水泻肾，能于下焦通其遏郁，其实两者功用一致，不必强为区分。又，牵牛子入药，以入丸散为宜，每次用量 1～1.5 g；入汤剂则其效大减，每剂用量 6～15 g。注意牵牛子不可久用，且体虚者及孕妇忌用之。

〔何绍奇整理〕

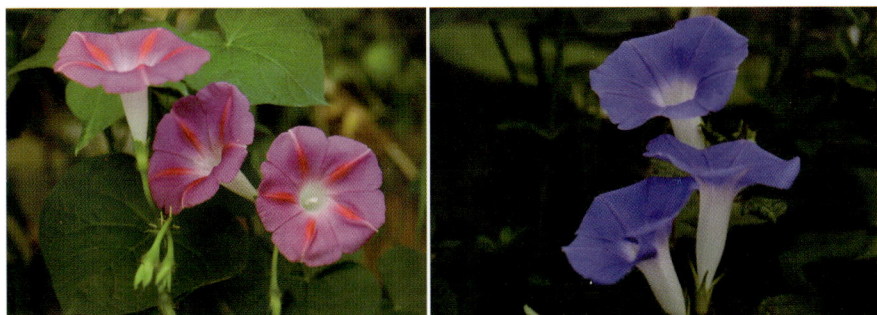

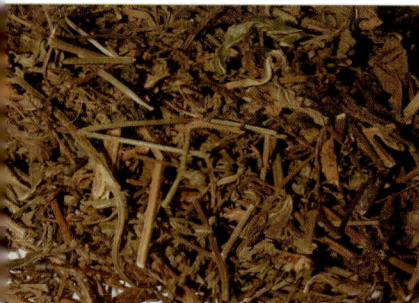

马鞭草 | 祛瘀消积、清热解毒功奇

马鞭草，味苦辛，性微寒，入肝、脾、膀胱三经，具有活血、通经、利水、截疟、消积、治痢、清热解毒等多种功能。《千金方》有马鞭草鲜品治疟的记载。民间截疟一般取鲜草一握（干品 30～60 g）煮成煎剂于疟作前 2 小时服下。因它有很好的活血作用，可应用于跌仆损伤之症；又能通经，凡瘀阻冲任、经汛不行者，可与益母草、生山楂、丹参、泽兰、牛膝之属相伍应用。根据其入肝、脾及活血消癥、利水退肿双重作用，似吻合于肝硬化腹水"瘀结化水"之病机，故凡此病癥块癖积、水湿蕴阻、腹大如箕之实证，可以选用。体虚者可与扶正之品同用，以消补兼行，往往既可见尿量增多，腹水渐消，又可见血活瘀行、癥块软缩之效。它擅消积化滞，治泻治痢。《医方摘要》以其与茶叶相伍，治疗痢疾，确有妙思，两味均能清肠，均含鞣质，通中寓塞，凡痢泻早期，证属湿热者咸宜。又具有清热解毒作用，可用于外症痈肿、喉痹等。《卫生易简方》治乳痈肿痛，以其与生姜加酒捣汁服。实践证明，凡乳痈初起，服此方盖被取汗，可建消散之功，此乃解毒、散结、消瘀多种综合作用使然。若乳痈行将化脓或脓已成，则无效。另外，夏秋间之暑湿流注，可重用马鞭草配合金银花、连翘、僵蚕、白芥子、浙贝母、木香等，对杜绝流窜、降低高热有效。以上仅举其应用之大概，而随证活用，存乎其人。

【病例】张某，男，31 岁，工人。恙起 2 日，寒热身痛（39.1℃），有

236

汗不畅，鼻塞流涕，食欲大减，大便溏泄，日二三行，舌苔黄腻，脉浮滑。外邪袭于卫表，湿热阻于中焦，所谓胃肠型感冒是也。当予疏肌达邪，化湿和中。处方：

马鞭草 20 g	清水豆卷 12 g	飞滑石 15 g（布包）
薄荷尖 5 g（后下）	桔梗 5 g	神曲 10 g
晚蚕沙 10 g（包）	连翘 12 g	

连进 2 剂，身热降至正常，诸恙均释。

〔朱步先整理〕

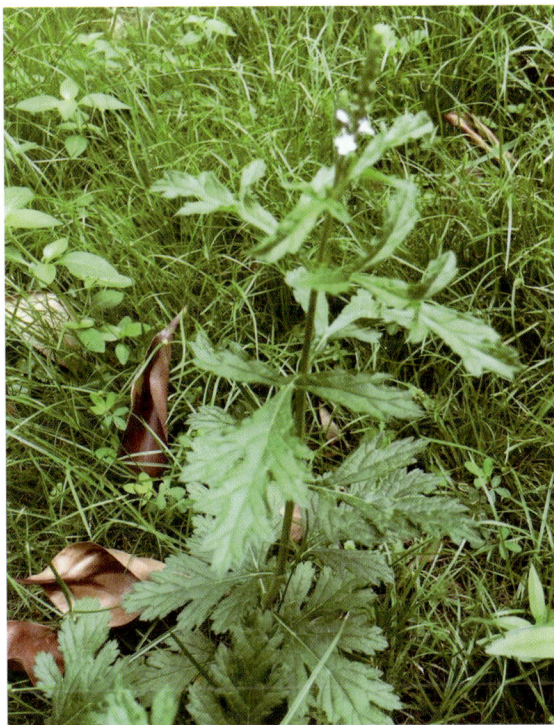

11
痰结病证药

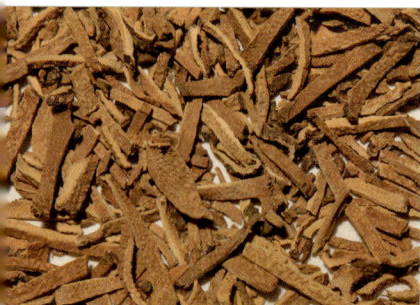

黄药子 | 降火消瘤，止咳止血

黄药子为薯蓣科植物黄独的地下块茎。李时珍《本草纲目》对其功用有八个字的说明："凉血降火，消瘿解毒"，颇为扼要。朱老指出，解毒，是指黄药子"主诸恶肿疮瘘、喉痹、蛇犬咬毒"的作用（《开宝本草》）；消瘿，是指其对甲状腺肿瘤有消散之功；降火，是指其可用于"心肺热疾"《大明本草》）；凉血则指其清热止血的功效。

消瘿解毒

朱老经验认为，黄药子确为甲状腺肿瘤、甲状腺功能亢进（简称甲亢）的卓效药。苏颂谓有关记载见孙思邈《千金月令》，用黄药子酒治瘿，"时时饮一杯，不令绝酒气"，在服药过程中，"常把镜自照，觉消即停饮，不尔便令人颈细也"；并谓刘禹锡《传信方》"亦著其效"。说明早在唐代便使用它治疗甲状腺瘤（可能也包括地方性甲状腺肿）。朱老临床常用黄药子为主药，配夏枯草、生半夏、僵蚕、橘络、海藻、昆布、牡蛎、青皮、陈皮、桃仁、红花、丹参、赤芍、土茯苓等软坚散结、活血化瘀之品，治疗甲状腺肿大、甲状腺瘤，需2～3个月，多可恢复正常。但对甲亢患者，不可用海藻、昆布、海带之类含碘多的药物，因为碘虽可暂时抑制甲状腺激素的释放，使甲亢症状减轻。但当这种抑制作用减退或消失，甲状腺激素大量合成或释放，可致病情反复并加重，缠绵难愈。更重要的是，甲亢病人虽多合并甲状腺肿大，但其病机多为阴虚阳亢，或气郁化火，与单纯性甲状腺肿不同。故甲亢虽以黄药子为主药，必伍以大剂滋阴降火药，如生地黄、玄参、麦冬、黄连、牡丹皮、夏枯草、牡蛎（此药不含碘，故仍可用），再加赤芍、白芍、桃仁、红花、浙贝母、僵蚕、香附、刺蒺藜、珍珠母等活血化瘀、理气舒郁之品，始克奏功。

【病例】居某，女，31岁。心悸，烦躁易怒，多汗畏热，多食易饥，手颤，乏力，月经闭止近半年。眼球略有外突，甲状腺中度弥漫性肿大，脉弦滑数，舌红、苔薄黄。实验室检查：碘吸收率升高，且高峰提前（3小时＞30％，24小时＞50％），三碘甲状腺原氨酸（T_3）抑制试验阳性，血清 T_3、甲状腺素（T_4）超出正常值。证属气阴两虚，虚火内燔。拟滋阴、泻火，兼用益气化瘀，处方：

赤芍 12 g	白芍 12 g	玄参 12 g	麦冬 20 g	生地黄 30 g
夏枯草 30 g	黄连 6 g	香附 6 g	桃仁 10 g	牡丹皮 10 g
黄药子 15 g	太子参 15 g	生黄芪 18 g	丹参 18 g	益母草 18 g
生牡蛎 30 g（先煎）				

20剂后，症状减轻，原方加僵蚕、浙贝母、连翘、刺蒺藜、土茯苓又20剂，月事已通，继续用上方，略事加减，坚持服药至60剂，诸恙悉减，体重增加，实验室检查指标均已正常。目前仍在巩固观察中。

凉血降火

黄药子有凉血止血之功，用于吐血、咯血、衄血诸血证，可单味用，也可配伍凉血止血药如侧柏叶、墨旱莲、小蓟等同用。亦可用治咳嗽，有止咳平喘的作用。朱老指出，上述功用，主要在于黄药子凉血降火之力，如用以治疗甲亢、甲状腺肿大及肿瘤，是因为其病乃阴虚阳亢或气郁化火，平其火热则其肿自消。不同于海藻、昆布、牡蛎辈之咸寒、软坚、散结，用以治疗咳喘，亦必因热而肺失清肃者，不同于贝母、杏仁、瓜蒌之止咳化痰。至若血证，若非血热妄行，黄药子亦不可轻投也。

黄药子诸家本草有谓有小毒，或云无毒，古人并未发现其毒性和不良反应，朱老使用数十年亦未见到。但近年来则时有报道，连续使用而出现肝损害者，不可不慎也。朱老指出，一则需控制剂量在 10～15 g 之间为妥，二则不宜长期使用，因其有蓄积作用，可导致肝损害。笔者在国外工作时，曾治一女性甲状腺瘤，每剂用黄药子 10 g，服至第 9 剂时，患者突然出现身目俱黄，停药两三周后，其黄始退。说明使用中仍宜慎重，剂量亦需掌握。无火热，或脾胃虚寒者慎用。此外，目前市售黄药子品种较为混乱也是一个问题。如叶橘泉先生《现代实用中药》记载的黄药子为毛茛科植物，谢宗万先生在 1960 年 8 卷第 2 期《药学通报》上的文章更报道有蓼科植物朱砂七及蓼科植物荞麦七，虎耳草科植物老蛇盘及薯蓣科植物黄独 4 种。朱老认为当以黄独为正品。

〔何绍奇整理〕

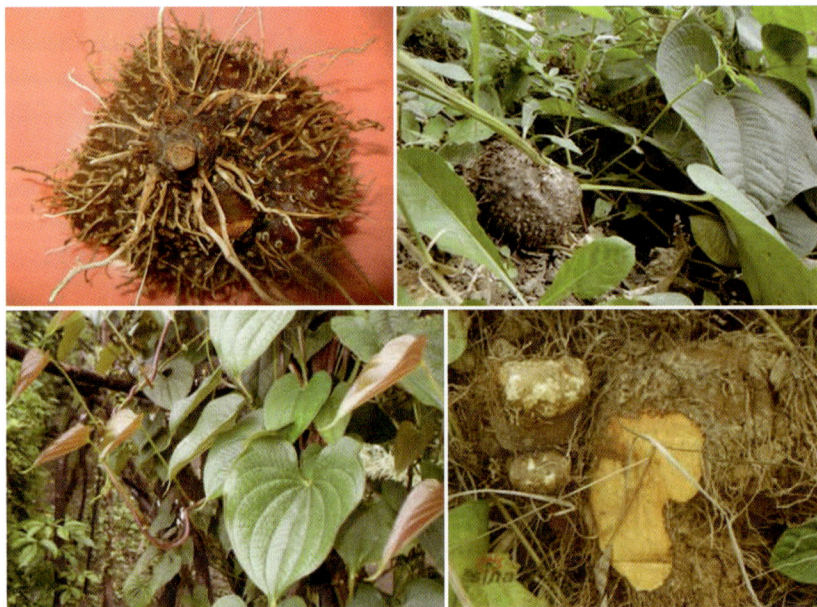

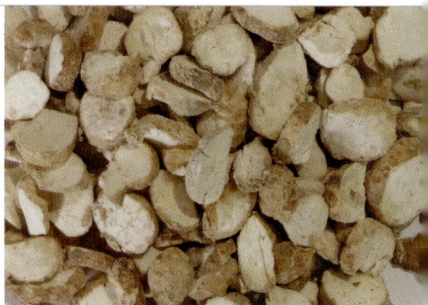

半 夏 | 应用新探

半夏，味辛性温，体滑而燥，其除湿化痰，和胃健脾，发表开郁，降逆止呕之功人所尽知。但其作用远不止此。朱老经过多年临床实践，对半夏的功用别有领悟，约述如次。

消瘀止血

《素问·厥论》曰："阳明厥逆，喘咳身热，善惊，衄、呕血。"诚以阳明为多气多血之经，冲为血海，隶属于此。若胃气逆行，冲气上干，气逆则血逆，而吐衄之疾作矣，是以吐衄多从伤胃论治，以降胃消瘀为第一要义。推降胃气之品，以半夏最捷，故历代医家治吐衄恒喜用此品。近代张锡纯尤为推崇，曾制"寒降汤"，以半夏、赭石配合瓜蒌子、白芍、竹茹、牛蒡子、甘草，治吐衄"因热而胃气不降"者；"温降汤"，以半夏、赭石配合白术、山药、干姜、白芍、厚朴、生姜，治吐衄"因凉而胃气不降"者。随证制宜，泛应曲当，张氏可谓善用半夏者矣。然而朱老认为："半夏用治吐衄诸证，不仅仅在于能降胃气，其本身即有良好的消瘀止血作用。"这就道破了血证用半夏的真谛。朱老指出，《直指方》治"失血喘急，吐血下血，崩中带下，喘急痰呕，中满宿瘀，用半夏捶扁，以姜汁和面包煨黄，研末，米糊丸梧子大，每服三十丸，白汤下"，即取其消瘀止血作用。清代吴仪洛认为，半夏"能散血""破伤仆打皆主之"，可谓极有

241

见地。而以生半夏研极细末，多种外伤出血外揉之，恒立能止血，且无局部感染现象。本于先贤，证诸实际，则朱老关于半夏有"消瘀止血"作用之说，信不诬也。唯其性燥，阴虚咯血，当在禁用之列。

【病例】某女士，34 岁。宿患胃溃疡，胃痛经常发作，作则呕吐酸涎，甚则夹有血液。此番发作一如前状，苔薄黄，脉弦细。此肝邪犯胃，胃气上逆，络脉受损之咎。半夏既能降逆，又能止血，并可制酸，丞宜选用。处方：

半夏 12 g	杏仁泥 12 g	生杭芍 12 g	赤石脂 12 g
马勃 5 g	木蝴蝶 5 g	赭石 18 g（先煎）	

一服痛定、呕平、血止。续服 5 剂以巩固之，追访半年，旧恙未作。

和解寒热

《神农本草经》称半夏主"伤寒寒热"，由此可窥"柴胡汤中用之，虽云止呕，亦助柴胡、黄芩主往来寒热"（《本草纲目》引王好古言）之说，确属高见。朱老认为，半夏所主之寒热，当出现"心下坚"（《神农本草经》之见症），始为恰当，非漫指一切寒热而言。从《神农本草经》之义引申，凡寒热不解，如出现心下坚满，或气逆不降，或胸脘痞闷，均为选用半夏之指征。盖此类证候，无非浊气不降，阴阳不交所致。半夏味辛，能开结降逆，交通阴阳，和解寒热，故可治之。由于半夏有和解寒热作用，前人恒用治疟疾、痰浊甚者尤验，如《通俗伤寒论》除疟胜金丹即用之。曩年朱老以生半夏为主药的绝疟丸（验方）治各种疟疾，不论久暂，均奏显效（处方：生半夏、炮干姜各 150 g，皂矾、五谷虫各 60 g，共研细末，水泛为丸，每服 2 g，儿童酌减，需于疟发前 4～5 小时以温开水送下）。每日疟及间日疟恒 1 服即愈，其重者需再服始止。朱老经验，凡寒热往来，休作无时，痰浊内阻之热性病，用之常收意外之效。

【病例】张某，男，53 岁。寒热发作无规律性，其热或作于清晨，或作于日暮，或作于夜间，热高时可达 39.5 ℃，低时仅有 37.5 ℃，热前略有寒栗。血常规检查无明显异常，也未查见疟原虫。曾经西药治疗乏效，缠绵 10 余日之久，转求师诊。其时身热 39 ℃，有汗不畅，心下痞闷，不思饮食，口不苦，溲微黄，舌苔薄黄而腻，脉弦滑。证属湿浊阻滞，枢机不利。邪不在表，非汗可达；热未入里，亦非清解下夺可为。唯有宣其湿浊，和其胃气，松其邪机，令卫气运行无碍，则邪自解矣。处方：

| 半夏 12 g | 青蒿 12 g | 清水豆卷 12 g | 浙贝母 10 g |
| 大腹皮 10 g | 郁金 10 g | 佩兰 10 g | 晚蚕沙 10 g (包) |

连进 3 剂，热即下挫至正常。续予清理余蕴，调和胃气之方善后。

交通阴阳

朱老运用半夏治不寐，是受到《灵枢·邪客篇》用半夏汤治"目不瞑"的启示。凡胃中有邪，阳跷脉盛，卫气行于阳而不交于阴者，此汤诚有佳效，是其有交通阴阳之功的明验。后世医家演绎经旨，治不寐用半夏汤化裁，因而奏效者不知凡几，如《医学秘旨》载一不寐患者，心肾兼补之药遍尝无效，后诊其为"阴阳违和，二气不交"，以半夏、夏枯草各 10 g 浓煎服之，即得安睡。"盖半夏得阴而生，夏枯草得阳而长，是阴阳配合之妙也。"夏枯草既能补养厥阴血脉，又能清泄郁火，则《医学秘旨》此方之适应证，当是郁火内扰、阳不交阴之候也。朱老盛赞此方配伍之佳，并谓："若加珍珠母 30 g 入肝安魂，则立意更为周匝，并可引用之治疗多种肝病所致之顽固失眠。"

【病例】潘某，男，42 岁，工人。慢性肝炎已延三载，肝功能不正常，经常通宵难以交睫，眠亦多梦纷纭，周身乏力，焦躁不安，右胁隐痛，口苦而干，小溲色黄，舌尖红、苔薄黄，脉弦微数，迭进养血安神之品乏效。此厥阴郁热深藏，肝阴受戕，魂不守舍使然也。亟宜清肝宁神，交通阴阳。处方：

| 半夏 12 g | 夏枯草 12 g | 柏子仁 12 g | 丹参 12 g |
| 川百合 20 g | 珍珠母 30 g (先煎) | 琥珀末 2.5 g (吞) | |

上方连进 5 剂，夜能入寐，口苦、胁痛诸恙均减。仍予原方出入，共服 20 余剂，夜能酣寐，诸恙均释，复查肝功能已正常。

消肿散结

痰之为病，变幻甚多，倘留着于皮里膜外，则结为痰核，其状如瘤如栗，皮色不变，多无疼痛感，或微觉酸麻。半夏长于化痰破坚，消肿散结，故为治疗痰核之要药。朱老经验，凡痰核症之顽缠者，恒非生半夏不为功。盖生者性味浑全，药效始宏。至于生用之毒性问题，朱老认为，生者固然有毒，但一经煎煮，则生者已熟，毒性大减，何害之有！多年来，朱老治疗痰核，以生半夏为主药，因证制方，奏效迅捷。如软坚消核选加海藻、昆布、生牡蛎、夏枯草等；化痰通络选加白芥子、浙贝母、僵蚕等；活血消肿选加当归、丹参、天葵子等；补益气阴选加太子参、川百合、十大功劳叶等。

【病例】某女士，42 岁，干部。周身出现皮下结节，逐渐增多至 80 余枚，已达年余，不痛不痒，推之能移，经某医院确诊为结节病。平昔经汛尚调，常觉胁痛脘痞，苔薄，脉细缓。恙由气结痰凝所致，治予活血散瘀，软坚消核。处方：

生半夏 7 g	白芥子 10 g	制海藻 12 g	制昆布 12 g
夏枯草 12 g	茺蔚子 12 g	天葵子 12 g	炙僵蚕 12 g
川芎 5 g	红枣 5 枚	生牡蛎 30 g（先煎）	

上方连进 5 剂，未见动静。将上方生半夏改为 10 g，又进 10 剂，痰核逐步减少。服至 30 余剂，痰核基本消失，转予益气养阴、软坚消核之品善后。

【半夏生用探析】半夏是可以生用的，而且生用半夏止呕，疗效优于法半夏。朱老之用生半夏，是得之章次公先生的亲传，而章先生之用生半夏，又得之江阴曹拙巢（颖甫）先生。曹氏指出，仲景书中，半夏只注一"洗"字，洗者洗去泥沙耳，故仲景所用半夏，皆生半夏（详见《金匮发微》)。朱老在实践中进而体会到：生半夏久煮，则生者变熟，何害之有！传统的半夏加工方法，先用清水浸泡十数日，先后加白矾、石灰、甘草再泡，不唯费时费功，而且久经浸泡，其镇吐之有效成分大量散失，药效势必大减，用于轻病，尚可有效，用于重病，则难以建功。

妊娠恶阻，其呕吐剧烈者，治疗较为棘手。朱老治妊娠恶阻，恶心呕吐不止，胸闷不舒，不能进食者，常用生半夏为主药，配茯苓、生姜、赭石、陈皮、旋覆花、决明子作汤剂，煎成后每用少量频服。若脾虚者，去决明子，加焦白术、砂仁健脾助运；胃热者，加芦根、黄连清胃泄热，疗效卓著。

用生半夏入汤剂需注意煎法，一般用单味先煎30分钟，至口尝无辣麻感后，再下余药。若与生姜同捣，然后入煎效更好。半夏古有动胎、堕胎之说，大约始于金代张元素，但仲景《金匮要略》治妊娠呕吐不止，即用干姜人参半夏丸。后世方书《千金要方》《外台秘要》，妇科专书如《妇人良方》《女科准绳》治妊娠呕吐亦皆用半夏，可见其动胎、堕胎之说不能成立。笔者循朱老之教，30余年来，用生半夏治愈妊娠恶阻甚多，从未偾事。

半夏所治之呕，多为水湿、痰饮阻于中焦，以致胃失和降所致。以其为主药，偏寒加生姜、吴茱萸；偏热加黄芩、黄连，亦为临证处理之常规。此味为止呕要药，为人所共知，兼擅下气散结，则人所鲜知。何以能下气散结？以其味辛，辛者能散，生者其辛味足，故下气散结其功尤擅。朱老尝以生半夏为主的煎剂，治疗心下痞，即自觉胃脘部如有物堵塞，而按之无物，且无疼痛的症状，即取其下气散结之长。又如幽门梗阻，其病既因梗阻使食物通过有碍而呕吐反胃，又因饮食物不得下，停聚为湿为痰，正因为半夏能燥湿化痰，又能下气散结，故用之有效。

【病例】陈某，男，17岁，中学生。患者15岁时患胃溃疡和十二指肠球部溃疡，近因考试劳碌，而病反胃，经某医院钡餐透视，确诊为幽门梗阻，遂来就诊。症见食后反胃，吐出物为未消化食物残渣及少许水液，舌淡、有齿痕，脉弱。此系痰瘀互阻、胃失和降所致。亟宜和胃降逆、行瘀散结为治。处方：

生半夏 10 g（生姜 10 g 同打烂，先煎 30 分钟）　　旋覆花 10 g（包）

党参 10 g　　　　丹参 10 g　　　　桃仁泥 10 g　　　茯苓 15 g

干姜 6 g　　　　砂仁 6 g（后下）　　赭石 20 g（打）

服上方 3 剂，呕吐即止，改用香砂六君子汤加丹参、煅瓦楞子调理，至今数年未见复发。

〔何绍奇整理〕

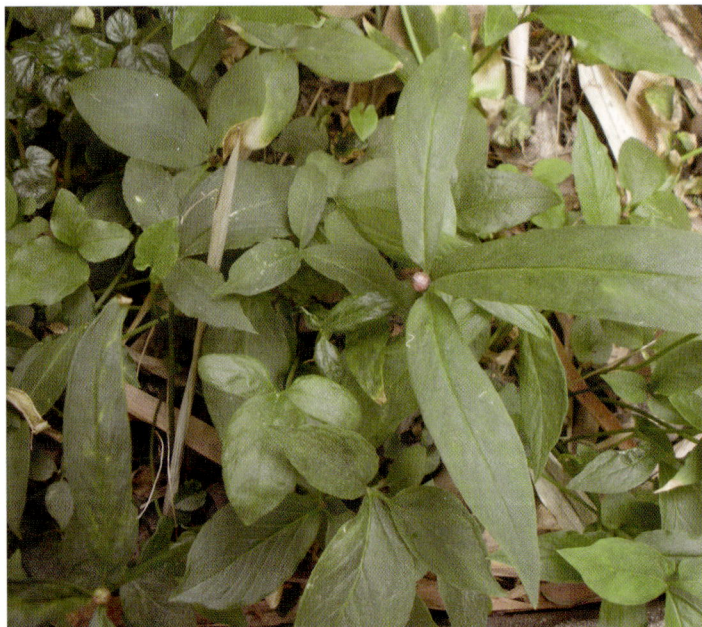

猫爪草 | 化痰散结，解毒消肿

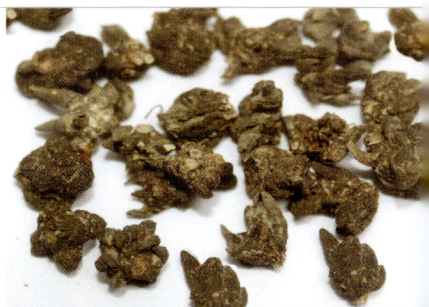

猫爪草为毛茛科植物小毛茛的块根。味甘、辛，性微温，归肝、肺经。有化痰散结、解毒消肿之效。一般应用于瘰疬痰核、疔疮、蛇虫咬伤。朱老认为，该品味辛以散，能化痰浊，消郁结，凡因痰（痰火、痰气、痰瘀、痰浊）所致的病证，皆可用之。爰举数端，以供参考。

腮腺癌

腮腺癌属古典医籍"腮疮""流痰"等范畴，多因痰浊凝滞、毒犯腮腺所致。朱老以化痰解毒、软坚消肿为法，猫爪草与牡蛎、夏枯草、壁虎、僵蚕、天葵子、赤芍、浙贝母、山慈菇、石见穿相伍，肿痛明显加蜈蚣。曾治周某，女，58 岁，南通市先锋镇农民。左腮区有一 4 cm×4 cm 大小肿块，固定质硬，左下颌淋巴结 1.5 cm×1.5 cm，病理切片诊断为左腮腺圆柱形腺癌Ⅱ级。因家境贫困，不愿手术，经用上药治疗而愈，随访 3 年无复发。

结节性红斑

结节性红斑又称皮肤变应性结节性血管炎，好发于女性，大多损害小腿，也可累及臀部大腿。皮损呈结节状，略高出皮面，由淡红渐变紫红色伴有烧灼性疼痛，并以病程延绵，反复发病为特征。若治疗不当难以奏效。朱老从痰热瘀滞、阻塞经脉论治，常用猫爪草与山慈菇、连翘、桂枝、桃仁、赤芍、牡丹皮、茯苓相配，每多应手收效。若热重者加水牛角、生地黄。但朱老告诫，切不可过用苦寒凉药，以免抑遏阳气，结节难消。方中少佐桂枝，意在通阳走表，化气散结。

急、慢性支气管炎

急、慢性支气管炎由气管炎症、黏膜水肿、分泌物增多导致气道狭窄、平滑肌痉挛，而引起咳嗽，咳痰、哮喘等症状。朱老认为，本病虽不独缘于痰，但又不离乎痰。务求辨证准确，莫把炎症皆当热。在分清寒热虚实的同时，勿忘祛痰。曾拟订猫爪草、金荞麦、苏子、鼠曲草、蒸百部、黄荆子为基本方，偏热者加鱼腥草、黄芩；偏寒者加细辛、干姜；阴虚者加百合、南沙参；阳虚者加蛤蚧、补骨脂等，随症加减，效果相得益彰。

〔蒋　熙　蒋　恬　整理〕

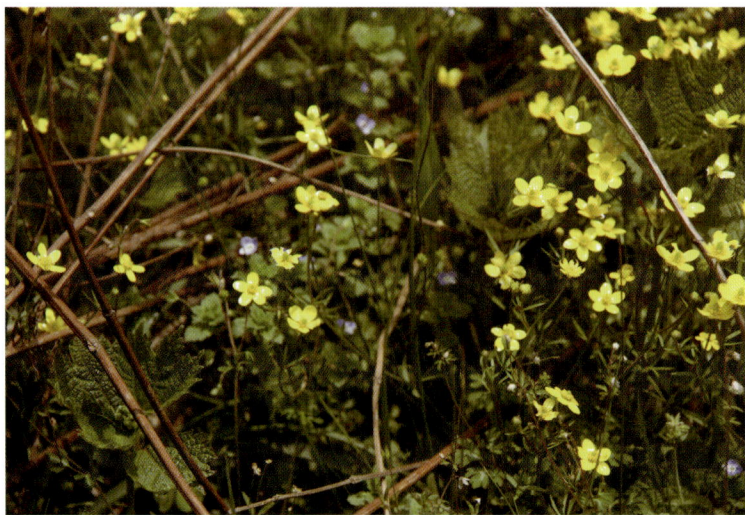

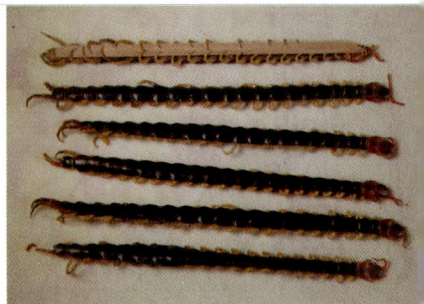

蜈 蚣 | 擅治恶性肿瘤

蜈蚣，别名百脚、百足虫、千足虫，为蜈蚣科动物少棘巨蜈蚣和多棘蜈蚣的干燥全体，主要产于河南、湖北、陕西、江苏、浙江等地。其味辛，性微温，入肝、心经。蜈蚣的功效，一是熄风定惊，用于风动抽掣或口眼㖞斜、手足麻木、顽固头痛者；二是开瘀解毒，对肿瘤及疮疡痈毒，皆有消坚化毒之功，尤善解蛇毒；三是舒利关节，凡顽痹之关节变形，拘挛不利者，有化瘀、散结、定痛之功；四是杀灭孕卵，《名医别录》曾提到其有"坠胎，去恶血"之功，今用之于宫外孕之孕卵未终绝者甚效；五是益肾壮阳，虽历代文献均无记述，但临床配伍施治，确有温肾强壮作用，能治阳痿，并有抗菌、抗肿瘤和促进免疫功能等作用。

盐山张锡纯《医学衷中参西录》谓"蜈蚣，走窜之力最速，内而脏腑，外而经络，凡气血凝聚之处，皆能开之。"朱老认为，蜈蚣擅开瘀结、消癥解毒、软坚定痛，具有抗肿瘤和提高免疫作用，故凡恶性肿瘤之瘀结不解者，均可用之，不仅止痛，且能消癥，增强体质，是一种颇有前途的抗癌药，值得进一步探索、观察。朱老常在辨证基础上，对于肺癌、肝癌、淋巴瘤等恶性肿瘤，参用蜈蚣，每收佳效，用量一般入煎剂可用 8～12 g，散剂每次 2 g，每日 2 次。孕妇忌用，阴虚血燥者，伍以养血滋阴之品始妥。《名医别录》谓其有小毒，实乃毒液有毒，但干品毒液已氧化，并无毒害，但个别体质过敏者，或现动物异体蛋白质过敏现象，即应停用，或加徐长卿、地肤子等以脱敏。

〔高　想整理〕

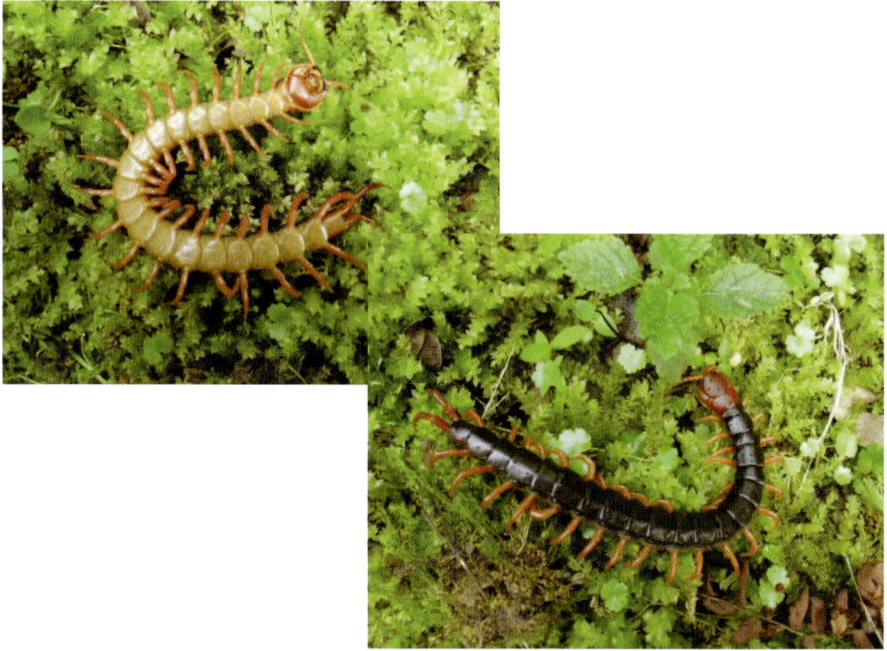

天花粉 | 临床五用举要

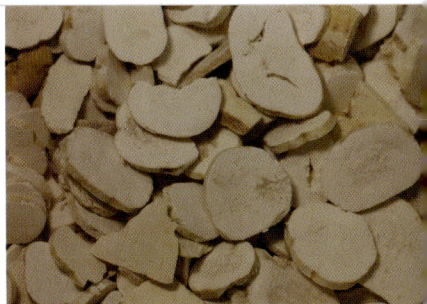

　　天花粉，即瓜蒌之根，故古书中也有径作"瓜蒌根"者，其性寒，味甘苦。一般药书皆将其列入清热泻火药中。李时珍《本草纲目》则说它"味甘，微苦酸""酸能生津，故能止渴润枯，微苦降火，甘不伤胃。"因其性寒，对脾胃虚弱者需慎用。现将天花粉的主要功效简介如下，以资参考：

生津止渴

　　证之临床，天花粉确以生津止渴见长，热病伤津，责之肺胃，而天花粉入肺胃经，清热生津，两擅其长，宜乎其效。杂病中也有以口渴为主诉者，或嗜食肥甘厚味，或烟酒过量，或肝郁化火，伤及肺胃之津者，常以天花粉配玄参、麦冬、生甘草，或作汤剂，或作药茶代饮料，取效甚捷。诚如前人所说："瓜蒌根纯阴，解烦渴，行津液，心中枯涸者，非此不能除。"

化热痰

　　《本经逢原》说天花粉"降膈上热痰"，燥热伤肺，痰黏稠不易咳出，口渴、面赤、舌红、脉细数者，可用天花粉配瓜蒌子、瓜蒌皮、光杏仁、川贝母、桑白皮、生甘草、鱼腥草（需用 20～30 g）、枇杷叶。

清暑解毒妙品

用于痱子（夏季皮炎）、疮疖（暑疖）、湿疹，兼见口渴、心烦、尿短赤者，内服常与金银花、连翘、淡竹叶、滑石、生甘草、蒲公英、绿豆衣配伍。外用可单用天花粉或配半量滑石粉，少许冰片，研极细末作皮肤撒布剂。

糖尿病

糖尿病也常重用天花粉（30 g），可以缓解三多（饮水多、饮食多、小便多）的症状。张锡纯《医学衷中参西录》有玉液汤（黄芪、山药、天花粉、知母、葛根、五味子、鸡内金），可资参考。

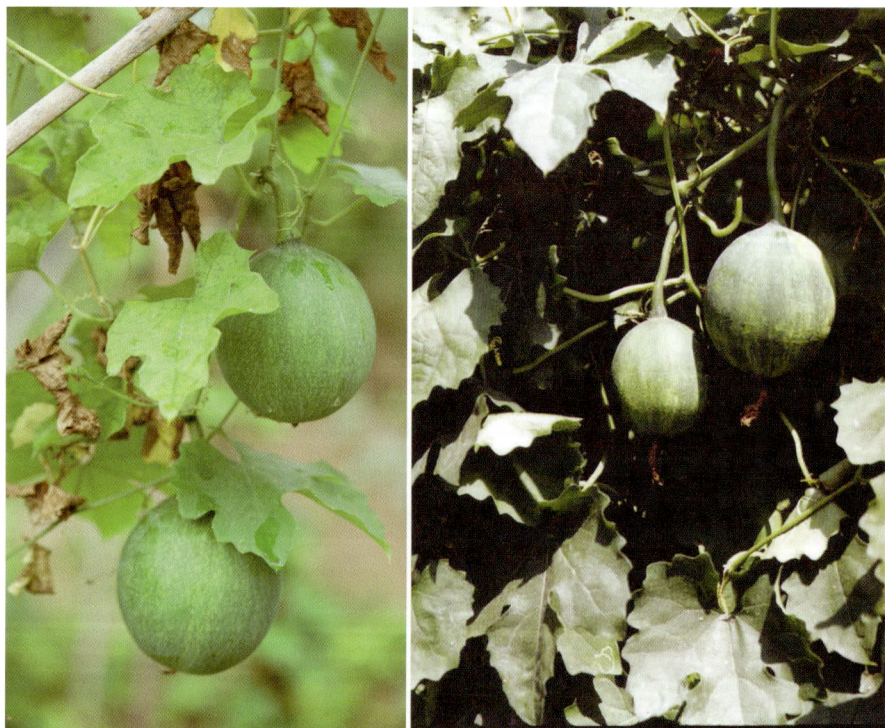

疮 痈

天花粉治疮痈也有卓效，《大明本草》说天花粉"消肿毒、乳痈、发背、痔漏疮疖，排脓生肌长肉，消仆损瘀血。"著名的仙方活命饮（金银花、防风、白芷、当归、天花粉、陈皮、赤芍、甘草、浙贝母、穿山甲、皂角刺、乳香、没药）即用它，此方有"是疮不是疮，仙方活命汤"之誉，而且不限于皮肤疮疡，对内痈（如肠痈，即急性阑尾炎）及深部脓肿也极有效。清代张秉成《成方便读》在该方方解中还专门提到天花粉在其中的作用，他指出："痈肿之处，必有伏阳"，天花粉既有清热泻火之用，又有消瘀排脓之长，故十分合拍。

此外，由于天花粉善于消痈、散瘀，取 10 g（配黛蛤散 3 g）加于辨治方中煎服，治萎缩性胃炎伴肠上皮化生者，连服 1～2 个月，多能逆转消失。

【"碍胎"的现代研究】饶有兴味的是，前人在著作中提到天花粉"碍胎"，是由天花粉有排脓、消瘀、下乳、疗仆伤肿痛、产后吹乳（乳痈初起）的作用推导而来，还是直接的经验？难以究诘。现代药理研究证实，天花粉中的蛋白质能致流产及抗早孕，妇科临床也有用天花粉做人工流产者：从天花粉中提取的一种有较强抗原性的植物蛋白制成的注射剂，用后引起胎盘滋养叶细胞急性凝固性坏死，而导致胎盘功能丧失，并在羊膜、绒毛膜板及胎膜形成化学性炎症，刺激子宫壁产生强烈宫缩，促死胚胎排出。但内服天花粉尚未发现这样的作用，值得进一步研究。

〔何绍奇整理〕

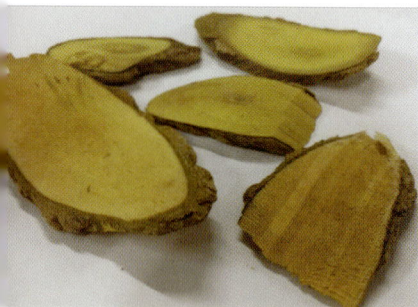

十大功劳 | 善清虚热，补而不腻

　　十大功劳之叶及果实入药，统称功劳叶。十大功劳属小檗科，有三种：一为阔叶十大功劳，又名大叶黄柏；二为细叶十大功劳，又名狭叶十大功劳；三为华南十大功劳，三者之叶均入药。阔叶十大功劳及华南十大功劳之根名茨黄连，细叶十大功劳之根名刺黄柏。其茎名功劳木，果实名功劳子，亦均入药用。性味均属苦寒，功效亦相近，均有清热、解毒、健胃作用（小剂量），常用于黄疸、肝炎、胆囊炎、疮痈、目赤、风火牙痛、急性肠炎、痢疾等病证。早在40多年前，作为中医药专家，时任江苏省卫生厅副厅长的叶橘泉先生就曾呼吁，上述植物之根可用为黄连、黄柏的代用品，而且说日本、朝鲜早就以之作代用品了，其中小檗在日本称作"目木"，就取义于可用它煎汤作为眼科洗涤剂。

　　功劳叶多用于肺肾阴虚之骨蒸劳热（包括结核病潮热），朱老经验，功劳叶配地骨皮、萆草、女贞子、北沙参、天冬、麦冬、黄精、百合、川贝母、桃仁等，不唯对肺结核潮热有显著退热之效，且可止咳、止血，促进病灶钙化，增强患者体质。对诸多慢性病过程中出现的低热、烦热，审是阴虚火旺者，常与生地黄、麦冬、玄参、地骨皮、白芍、女贞子、墨旱莲等滋阴之品配合，收效亦佳。当然，阴虚之证非朝夕可复，因此治疗上常需时日，功劳叶长服、久服，亦无伤胃之弊，不少患者用后反能增进食欲。一般用量以 10～15 g 为宜。

功劳叶和黄连、黄柏、黄芩不同之点，在于其兼有一定滋养作用，和天冬、麦冬、地黄等滋阴药不同之点，在于其补乃是清补而非腻补，故绝不会滋腻助邪。在这一点上，其作用又近于女贞子，但和女贞子不同者又在于它还有清热退蒸之长。

〔朱婉华整理〕

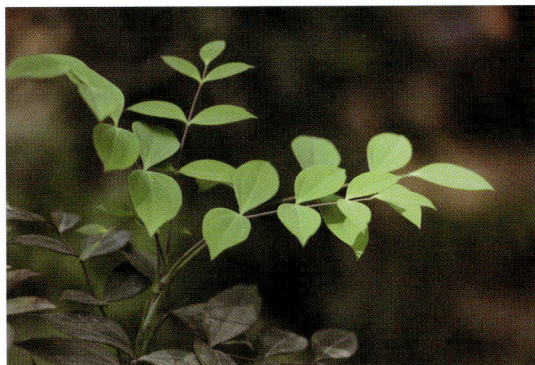

广东北江十大功劳

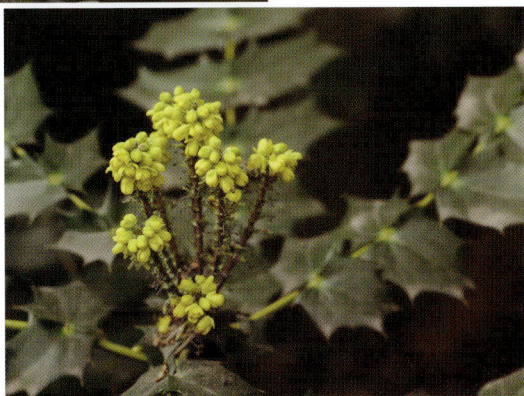

阔叶十大功劳

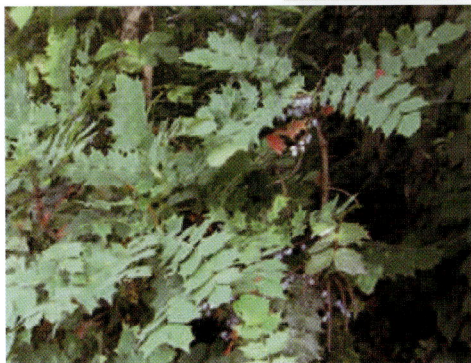

细叶十大功劳

255

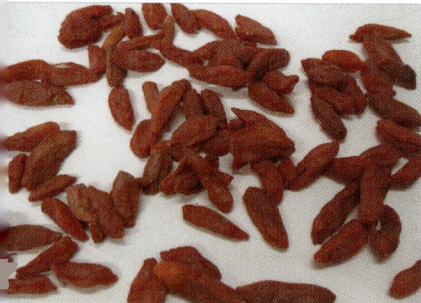

枸杞子 | 治肝病齿衄、阴虚胃痛

枸杞子，叶甘性平，滑润多脂，为滋肾养肝、益精生津之妙品。其止血作用，方书记载甚少，仅《本草述》提及"诸见血证，咳嗽血"。朱老通过大量的临床实践，认为此品具有止血之功，对慢性肝病所见齿衄尤为适合，每日用 30 g 煎汤代茶，连服数日，齿衄常获控制，临床症状亦随之改善。朱老常谓："血证病因，千头万绪，约言之，缘阴阳不相维系，若阴虚阳搏，宜损阳和阴；若阳离阴走，宜扶阳固阴。但肝肾精血交损所致之失血，非偏寒偏热所宜，枸杞则为当选之佳品。"不仅齿衄，举凡鼻出血、咯血、崩漏等症见精血内夺、肝不藏血者，在辨证论治方药中加用枸杞子，可以提高疗效。

此外，枸杞子不仅入肝、肾二经，《要药分析》指出，还兼入肺、胃二经，同时，王好古说它："主心病嗌干、心痛。"此处之心痛，多指胃痛而言，这是枸杞子治胃痛之滥觞。因为本品善于滋肾补肝，润肺养胃，所以对胃阴不足或肝气横逆犯胃之胃痛，用之有益。朱老对消化性溃疡及慢性萎缩性胃炎而见口干、苔少舌红，脉弦细者，均加重枸杞子之用量，恒收佳效。有时单用枸杞子，每次 10 g，嚼服或烘干研末吞服，每日 2 次，餐前服，对萎缩性胃炎伴肠上皮化生者也有佳效。对高脂血症、银屑病参用之，俱有助益。

【病例】孙某，男，36 岁，工人。患慢性迁延型肝炎已 4 年余，迭治未愈，经常头眩，神疲，牙龈渗血，时多时少，心悸胁痛，夜寐不实，多梦纷纭，苔薄质红，脉弦细。此肝阴亏损、虚火上炎、疫毒未靖之征。治宜养肝阴，戢浮火，解疫毒。处方：

川石斛 10 g　　金铃子 10 g　　墨旱莲 15 g　　　制黄精 15 g

川百合 15 g　　枸杞子 20 g　　白花蛇舌草 20 g　　夜交藤 30 g

甘草 6 g　　10 剂

二诊：药后诸象均见好转，牙龈渗血亦止。苔薄，脉细弦。再予原方 5 剂以善后之。

〔朱步先整理〕

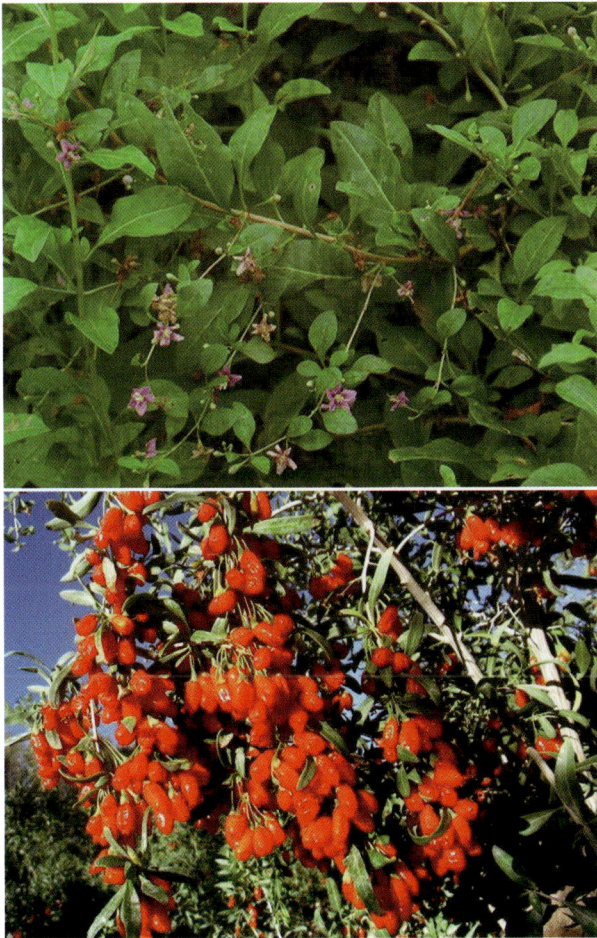

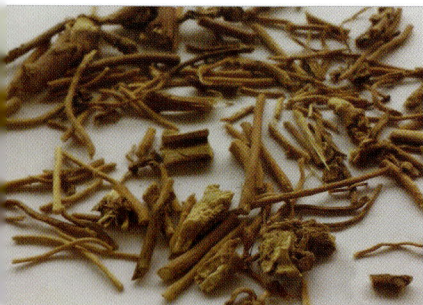

白薇 | 轻清虚火，透泄血热

白薇，味苦咸，性寒，入肺、胃、肾经。其有清虚火、除血热等多种作用，为治疗阴虚内热，肺热咯血，大出血后虚烦血厥，热淋、血淋之要药，并可治风温灼热多眠、温疟等。

妇人产后血虚烦乱

最早用白薇的方剂见于《金匮要略》，该书"妇人产后病脉证治"篇治"妇人乳中虚，烦乱，呕逆"之"竹皮大丸"（生竹茹、石膏、桂枝、甘草、白薇），有"安中益气"之功，方中即用此药。尤在泾对此方颇有中肯的分析："乳子之时，气虚火胜，内乱而上逆也。竹茹、石膏甘寒清胃；桂枝、甘草辛甘化气；白薇性寒入阳明，治狂惑邪气，故曰安中益气。"此方殆用白薇治疗血虚烦乱，以其能利阴气、清血热也。后世"白薇汤"，擅治妇人"郁冒血厥"，方由白薇、当归、人参、甘草组成，其用白薇至为精当，盖血虚则阳热上冒，阴阳之气不相顺接，所以致厥。方中人参益气，当归养血，以补不足，尤堪咸寒之白薇，清热安中而抑阳亢，斯郁冒可除，血厥可愈。

【病例】卫某，女，34岁，教师。流产后体气未复，即行工作，经常头眩神疲，口干心烦，低热掌烷，夜寐不实，多梦纷纭，腰酸腿软，带下绵注，经行量多，苔薄质微红，脉弦细带数。此冲任伤残、肝肾

258

亏损、虚热逗留之征。治宜养肝肾，益冲任，清虚热。处方：

白薇 12 g	淫羊藿 12 g	生地黄 20 g	枸杞子 10 g
夜交藤 30 g	生白芍 15 g	女贞子 15 g	制龟甲 15 g
甘草 6 g　6 剂			

二诊：低热渐清，口干心烦趋平，腰酸带下轻减。苔薄脉细。肝肾之阴稍充，冲任亏损渐复，宗前法继进之。上方生地黄改为熟地黄 15 g，加紫河车 8 g，6 剂。

三诊：精神渐振，自觉爽适，苔薄脉细，再予养肝益肾，以善其后。处方：

枸杞子 12 g	女贞子 12 g	生白芍 15 g	制黄精 15 g
紫河车 10 g	淫羊藿 10 g	当归身 10 g	甘草 6 g
6 剂			

阴虚热病

白薇不仅可用于杂病，也可用治热病，盖以其在清热中寓有透解之意。《通俗伤寒论》之"加减葳蕤汤"（玉竹、生葱白、桔梗、白薇、淡豆豉、薄荷、炙甘草、红枣），为治疗素体阴虚、感受外邪而致头痛身热、微恶风寒、无汗或汗不多、咳嗽心烦、口渴咽干、舌赤、脉数之良方，方用玉竹、炙草、红枣滋养营阴，以益汗源；葱、豉、薄荷达表透邪；白薇轻清凉解，确属轻灵有效。白薇能入血分，按照温病卫气营血辨证之层次，用药或表或清之次第，凡病在卫气阶段，似不宜早用。经验所及，用白薇的着眼点有：❶肺热较重。白薇能清肺金，凡以肺热咳嗽（特别是久咳）或咳嗽痰中带血为主症者均可以用之；❷热病后余热未清可以用之；❸阴虚外感证早期亦可用之，但必与养阴、透解之药同用。

《名医别录》载白薇"疗伤中淋露"，《本草经疏》释曰："《名医别录》疗伤中淋露者，女子荣气不足则血热，血热则伤中，淋露之候显矣。除热益阴，则血自凉，荣气调和而前症自瘳矣。"此药能入冲任，以清血海伏热，故对月经先期及漏下等症，凡属胞宫伏热者，均可酌用。近代名医程门雪先生治不明原因之发热，用白薇与鹿角相伍，配伍巧妙。从白薇入冲任，鹿角通督脉，两味并用，从燮理阴阳的角度来理解，觉得别有悟境。朱老治低热证，腰酸肢楚，头晕神疲，妇女可见月经不调，带下颇仍，属肾虚为主者，恒以白薇与生地黄、巴戟天同用，随症加用不同的药物，其意亦在于燮理阴阳。而对于妇女更年期综合征，当戢敛虚火，平调阴阳，从调理冲任着手，以白薇、白芍、牡蛎、淫羊藿、女贞子和盐水炒知母、黄柏等，组合成方，多能收较佳之效。

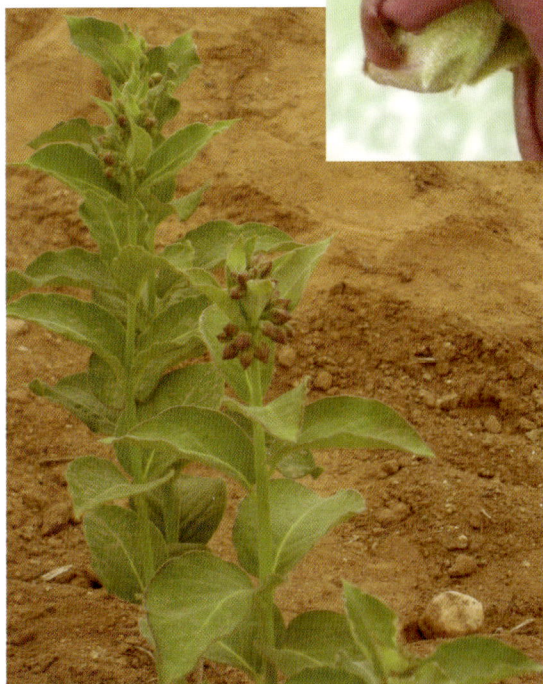

朱老擅治痹证，无论是风湿性或类风湿关节炎，凡属热证或寒热错杂证，见低热缠绵、午后较甚，舌尖红、舌苔薄黄，脉来较数者，每于辨证论治方中加用白薇、秦艽、萆草，其退热较速，痹痛亦随之缓解。夏秋间湿热为患者多，有运用苦泄、辛开、淡渗、芳化诸法后，诸恙均退，唯后期低热缠绵，周身困倦，纳谷不香，示湿热伤阴，余邪留恋。朱老每取白薇、石斛、大豆黄卷同用。对于摒退低热，促进消化功能之恢复，有所助益。

【病例】秦某，女，42岁，工人。3年前四肢小关节肿痛，时轻时剧，继则低热缠绵，体温在 37.5～38 ℃ 之间，血沉 98 mm/1 h 末，类风湿因子阳性，确诊为类风湿关节炎，选进中西药物，尚未控制其活动。目前低热未已，口干，晨僵明显，小关节对称性肿胀变形，艰于活动，颇以为苦。苔薄腻、质红，脉弦细。寒湿袭踞经脉，痹闭不利，蕴久化热。治宜蠲痹通络，养阴泄热。处方：

生地黄 45 g	白薇 15 g	川石斛 15 g	秦艽 10 g
乌梢蛇 10 g	蟅虫 10 g	炙僵蚕 12 g	广地龙 12 g
青风藤 30 g	甘草 6 g	6 剂	

二诊：药后低热挫降，关节僵肿稍退，此佳象也。苔薄尖红，脉弦细。药既奏效，毋庸更张，进治之。上方继服 6 剂。

三诊：阴损见复，低热已清，关节肿痛续见减轻，改予益肾蠲痹丸治之。餐后每次 6 g，每日 2 次。

2 个月后复查血沉为 16 mm/1 h 末，类风湿因子已转阴，嘱其继服益肾蠲痹丸 4 个月以巩固之。半年后随访，已临床治愈，恢复工作。

〔朱步先整理〕

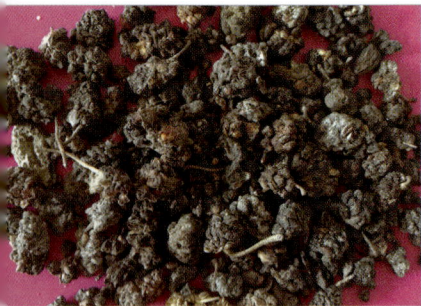

桑 椹 ｜滋补肝肾，养血熄风

　　桑椹即桑树之果实，桑树在我国大部分地区均产，而以南方各省为多。《神农本草经》载有桑上寄生、桑根白皮、桑叶、桑耳，而独遗桑椹。张路玉《本经逢原》说："《神农本草经》桑根白皮条下之'主伤中，五劳六极羸瘦，崩中，脉绝，补虚益气'，皆言桑椹之功。"李时珍《本草纲目》亦沿旧例，将桑椹之功，误列于根皮之下，"所以世鲜采用"。如此良药，且采集又易，却不为人所注目，殊为可惜。

　　桑椹为聚花果，由众多的小瘦果集合而成，呈长圆形，其色紫红，老熟则墨，入肝、肾经，性味甘酸而寒，为滋补肝肾、生津润燥、养阴熄风之要药。

　　朱老指出，举凡肝肾阴虚所致之糖尿病、高血压以及老人精亏血少之耳鸣、怔忡、不寐、腰酸脚弱、便秘，悉为妙品。诚如《本草经疏》说："桑椹，甘寒益血而除热，为凉血补血益阴之药。消渴由于内热津液不足，生津故止渴；五脏皆属阴，益阴故利五脏。阴不足则关节之血气不通，血生津满，阴气长盛，则不饥而血气自通；热退阴生，则肝心无火，故魂安而神自清宁。"入药水浸洗净晒干用，汤剂一般用量以15～30 g为宜，但脾虚泄泻者忌之。鲜者可作水果食用。桑椹熬膏便于久服，对肝肾阴虚者尤为适宜。

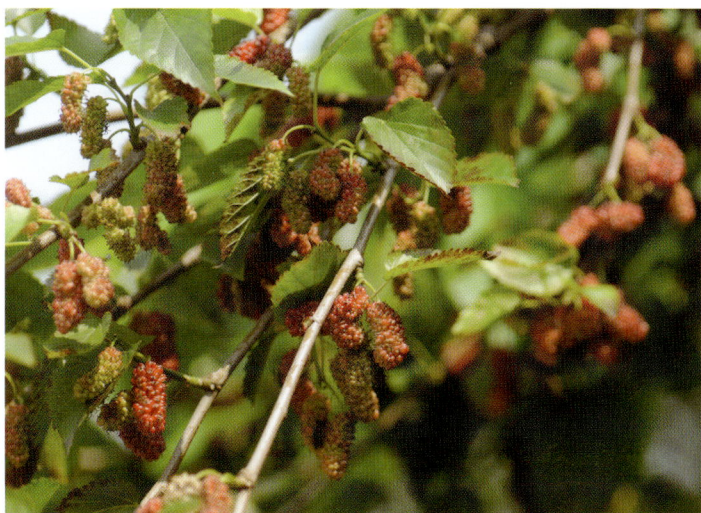

【**桑椹膏制法**】在桑椹成熟季节，采集颜色紫黑、颗粒饱满、干净之果实，用清水洗净，然后用纱布作袋，挤取其汁，置砂锅或陶瓷锅中，文火慢熬，加入冰糖、蜂蜜收膏，置冰箱中保存。每服 1～2 匙，每日 3 次，殊有佳效。

〔何绍奇整理〕

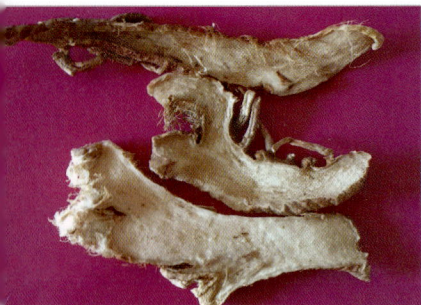

知 母 | 清热养阴，除烦止渴

知母，味苦甘寒，归肺、胃、肾经，临床应用广泛。朱老云其上、中、下焦诸多病变皆能治疗，其清热养阴润燥，生津除烦止渴之功效，鲜有药物能比。外感、内伤杂病用之多获良效。现将常用配伍归纳如下。

石膏、知母相配治气分实热

石膏、知母相配为清解气分实热常用药对之一，源于《伤寒论》中用于治疗阳明经气分大热之白虎汤。石膏辛寒，清泻肺胃实热，而知母苦寒，清泻实火又能润燥，两药配伍，清解气分实热之力增强，而无伤脾胃之虑。配合黄连、栀子、芦根、金银花、生甘草，治疗热病高热不退，面红目赤，烦渴欲饮，舌红，脉洪大等。

知母、地骨皮相配退虚热

罗天益所著《卫生宝鉴》中秦艽鳖甲散与黄芪鳖甲散，两方皆用知母，朱老喜用知母、地骨皮配伍治疗各种虚劳烦热，午后潮热，手足心热及盗汗、咳嗽、咽干，倦怠乏力，纳食不振，舌淡红、少苔，脉细数等。并伍以白薇、天冬、白芍、稽豆衣等；如咳嗽少痰，常配贝母、桑白皮、紫菀、百部；气阴两虚，伍以太子参、怀山药。

264

知母、百合相配治疗妇女脏躁病

妇女脏躁病，往往表现为心神恍惚，悲伤欲哭，夜寐不宁，心悸欠安，临床常以甘麦大枣汤为之调治，朱老有时喜用知母、百合配伍使用，再加用合欢皮、夜交藤、绿萼梅、生白芍等，养阴清热，除烦止渴，安神疏肝，奏效甚捷。

知母、人中白配伍治疗牙痛、口疮

牙痛、口疮的发生，多属胃火上炎，有时见有舌红、口干、便干等症，朱老常以知母、人中白相伍，加用金银花、牛膝、麦冬、牡丹皮、升麻、黄连等，效果显著。

【病例】陈某，女，45岁。因复发性口疮反复发作3年，复发2天来诊。现口疮疼痛，口干，心烦易怒，大便偏干，舌红少苔，脉细。证属心胃火旺，上炎于口。治宜清心胃，泄实热。处方：

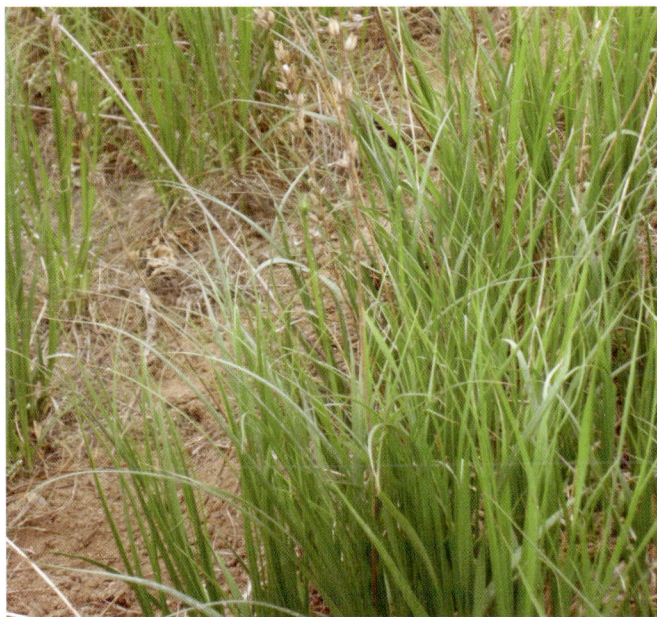

知母 10 g	人中白 10 g	黄连 10 g	栀子 10 g
合欢皮 10 g	石斛 10 g	全瓜蒌 15 g	甘草梢 6 g
3 剂			

药后口疮明显缩小好转，疼痛减轻，大便通畅，再予 3 剂巩固。

知母、贝母配伍治燥热咳嗽

知母并不像贝母那样有直接止咳化痰之功能，但由于知母能清肺中之实热、虚热，而使肺之肃降功能正常。李时珍在《本草纲目》中云其："下则润肾燥而滋阴，上则清肺金而泻火。"朱老指出："知母用于治疗咳嗽，无论痰黄痰白、干咳少痰、无痰，皆可应用。但最宜于热痰、燥痰，见痰少质黏，痰黄稠黏，咳吐不易，可伍以金荞麦、杏仁、鱼腥草、瓜蒌等；而干咳少痰或无痰，伍以麦冬、北沙参、紫菀、百部等。

【病例】王某，女，55 岁。近 1 周来咳嗽，干咳少痰，咽干咽痒，咳甚胸痛，不发热，舌质偏红，苔薄白，脉细弦。此为燥邪伤肺，肺失清润。治宜养阴清肺，润燥止咳。处方：

知母 10 g	川贝母 10 g	北沙参 10 g	百部 10 g
麦冬 10 g	桑白皮 10 g	玉蝴蝶 8 g	杏仁 10 g
甘草 6 g	5 剂，水煎服。		

药后，咳嗽基本告愈。

知母、生地黄相伍治疗消渴

朱老在治疗消渴病时，亦喜用知母、生地黄相伍。两者甘苦寒，养阴生津，除烦止渴，适用于各型消渴病。现代研究也证明，两者均有明显的降血糖作用。

知母、寒水石配伍用于热痹证

痹证如见关节红肿、热痛，局部皮肤色红，伴发热或汗出头痛，舌红，苔黄，脉弦为热痹之象。朱老常以知母伍寒水石，以桂枝、生白芍、赤芍、萆草、虎杖等参入其中。如疼痛较剧，亦可配少量附片或川乌，取热痹佐用热药，加大开痹通络之力，以使邪去络通，疼痛减轻。配伍白芍、甘草养阴和里，可防温药伤阴之弊。知母伍寒水石不仅能清络热，并善止痛，使抗链球菌溶血素"O"、血沉趋于下降。

【病例】 姚某，女，34岁，农民。有类风湿关节炎病史4年。近周余来，右膝关节疼痛加重，局部肿胀，皮色微红，皮肤微热，舌红，苔薄黄，脉弦数。乃寒湿郁久化热，络脉痹阻。治宜清解郁热，蠲痹通络。处方：

川桂枝 10 g	生白芍 10 g	知母 20 g	怀牛膝 10 g
桑寄生 15 g	寒水石 30 g	萆草 30 g	虎杖 15 g
生甘草 6 g			

另用芙黄膏外敷关节。7剂药后，关节疼痛减轻，再以前法为主调治半月，右膝关节肿痛逐步缓解趋愈。

知母还可与黄柏相配用于下元虚损，相火妄动，见骨蒸潮热、遗精盗汗、失眠等症。另外，知母性寒滑润，脾胃虚寒便溏者忌用。

〔吴　坚整理〕

267

13
口咽病证药

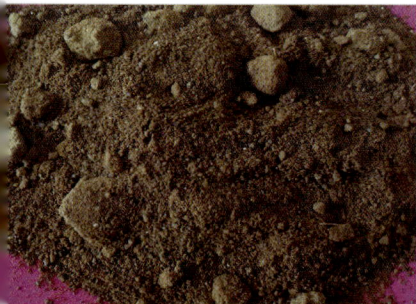

芦 荟 | 泻脾泄热，治实火口疳

　　口疳俗称口疮。由于口为脾之窍，舌为心之苗，故口疳常与心脾两脏相关。若心脾之火熏蒸，则口疳作矣。但火有虚实之分，病有常变之异，临证岂能一例衡之？属心经邪热者当泻心导赤；属脾经积热者当泻脾泄热，此实火论治之大略。若虚火论治，又当随证立法：思虑劳倦，损伤脾气，症见运化无权、虚火内生者，当补土伏火；劳心过度，阴液暗耗，症见口干口苦、心烦不寐者，当泻南补北，交通心肾；长期反复发作，阴伤及阳，虚阳浮越者，则温养下焦，引火归元。

　　朱老治疗脾经积热之口疳，以苦泄为重点，参用解毒、护膜、生肌之品，常应手收效。可用芦荟配合决明子、马勃、木蝴蝶、人中黄等。芦荟味苦性寒，入心、肝、脾三经，除善折肝火外，亦擅泻脾经积热，《儒门事亲》曾以其配合使君子治疗小儿脾疳。决明子能清肝、和胃、通便，朱老历验其为治疗消化性溃疡之效药，并引申于治疗口腔溃疡，它与芦荟相伍，诱导下行，使淫热从下而泄，遂不致炎上为患。马勃、木蝴蝶同用，清泄郁热，保护溃疡面，加速其愈合。人中黄有良好的清热解毒作用。一般服此类方药后，大便每日恒增多1～2次，此积热下泄之证也，无须过虑。

【病例】王某，男，38岁，工人。口疮已起10余年，时轻时剧，迭经中西药物治疗未见显效。口唇内及舌侧可见3枚黄豆大小溃疡，痛楚较甚，咽喉干燥，口中有秽气，夜间烦懊难寐，二便尚调，舌质偏红、苔薄黄，脉弦滑。脾经积热熏蒸，虽为患已久，仍当先夺其实。处方：

| 芦荟 3 g | 木蝴蝶 6 g | 决明子 15 g | 生薏苡仁 15 g |
| 马勃 5 g | 人中黄 8 g | 玄参 10 g | 生麦芽 20 g |

服上药5剂，口疮明显好转，口中秽气亦减。停药10余日，口疮又作，足见邪热未除，继进上方5剂，口疮渐愈。转予养阴泄热，护膜生肌，予决明子、玉泉散、川石斛、生地黄、北沙参、炙僵蚕、木蝴蝶等。连服5剂，多年宿疾遂告痊愈。

〔朱步先整理〕

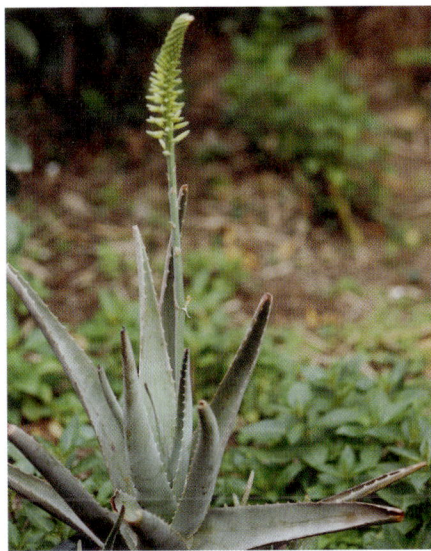
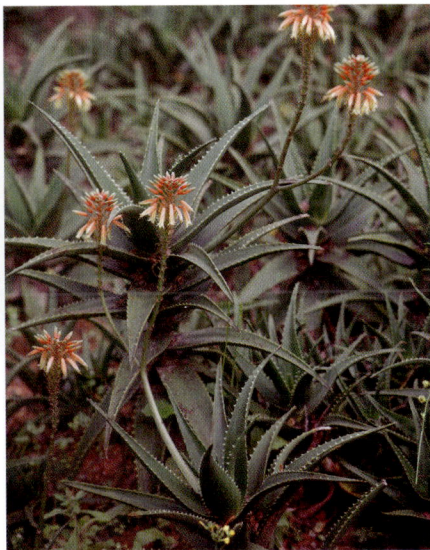

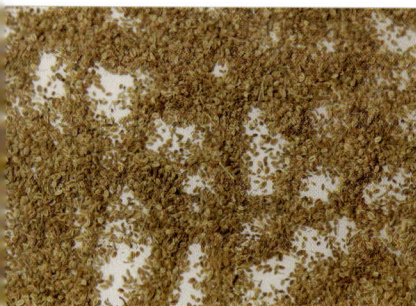

蛇床子 | 疗效独特，内外俱可

蛇床子，味苦性温，入肾经。既能温肾壮阳，又善祛风、燥湿、杀虫，常用于治疗男子阳痿、阴囊湿痒，女子带下阴痒、宫寒不孕，风湿痹痛，疥癣湿疹等。朱老认为，蛇床子功用颇奇，内外俱可施治，在一些疑难杂症的治疗中常可出奇制胜。

外阴白色病变

外阴白色病变，又称"外阴白斑"。是外阴皮肤黏膜营养障碍所致组织变性及色素减退的疾病。临床以外阴奇痒为主症，伴有外阴糜烂、皲裂、溃疡或粗糙、萎缩，皮肤黏膜变白变薄，失去弹性，病人非常痛苦。因"肾司二阴""肝脉绕阴器"，故朱老认为该病责之于肝肾亏损，外阴失养，复受风邪侵袭，湿浊下注所致。蛇床子是治疗该病的首选药物，因其入肾经，内服能温肾壮阳，外用燥湿杀虫止痒，量可用至 30 g 以上，再配入补肾精的制何首乌、菟丝子，养肝血的熟地黄、当归、白芍，祛风止痒的僵蚕、地肤子，可达滋肾益精、养肝润燥、止痒消斑之效。

【病例】王某，女，29 岁。外阴白斑 1 年余，外阴干燥瘙痒，局部起疱，干燥结痂，时有皲裂，痒痛难忍。曾用西药内服外搽，效果不佳。舌质暗红，脉涩。治宜滋养肝肾，益精润燥，止痒消斑。

处方：

> 蛇床子 30 g　　制何首乌 30 g　　菟丝子 20 g　　黑芝麻 20 g
> 当归 15 g　　地肤子 20 g　　僵蚕 15 g　　川牛膝 15 g
> 补骨脂 30 g

每日 1 剂，水煎内服，每日 2 次，三煎入盆熏洗坐浴 20 分钟，每日 1 次。

上药连用 2 个月，自觉症状渐趋消失，妇科检查原发白部位色泽已恢复正常。随访半年，未见复发。

脉管炎

脉管炎属脱疽范畴，因元气不足，脏腑功能失调，痰瘀凝聚，阻滞经脉，肢端失养所致。临床可见下肢麻木、冷痛、漫肿，皮肤呈紫或灰黑色，局部可溃烂如败絮状，见大量渗出物。朱老认为在常规大法乏效时，可重用蛇床子 30～40 g，每能取得逆转之功。《日华子诸家本草》称蛇床子"治暴冷，暖丈夫阳气，补损瘀血。"《神农本草经》又云："除痹气，利关节。"朱老重用蛇床子治疗虚寒性脱疽，不仅取其温阳燥湿之性，更在于宣痹，托旧生新，活血祛瘀，使旧血去而新血生。此药实乃治脱疽不可多得的一味良药。

疗咽止咳治喘

1. 咽喉炎　咽喉炎见咽喉部不适，常咽痒即咳，甚者咳声频频，憋得面红耳赤。朱老认为咽喉痒是风邪侵袭咽喉所致，受蛇床子具祛风止痒功效启示，朱老常在辨证治疗的基础方中加入蛇床子一味，往往取得满意的疗效。故凡见喉痒甚而咳者，无论新病久病，均可加上蛇床子 10 g。

2. 哮喘　蛇床子具止咳平喘功效，历代医书鲜有记载。朱老根据蛇床子辛温入肾经，具有温肾壮阳作用，故用于固肾纳气治哮喘。对哮喘每至秋冬季节即发作加重者，常加蛇床子 15～20 g，能使哮喘明显减轻，且能减少复发。

此外，根据现代药理研究，蛇床子具有类激素作用，对卵泡发育不良或无排卵性不孕症患者，在辨治方中加入蛇床子 10～15 g，坚持服用 2 个月，具明显的促排卵作用，为治不孕症之必用药。因蛇床子既能温肾壮阳，扶正固本，又能燥湿解毒，也为治疗慢性前列腺炎的佳品。

该药有部分患者服用后有恶心、头晕现象，停药后即可消失，未发现其他不良反应。

〔朱建华　潘　峰整理〕

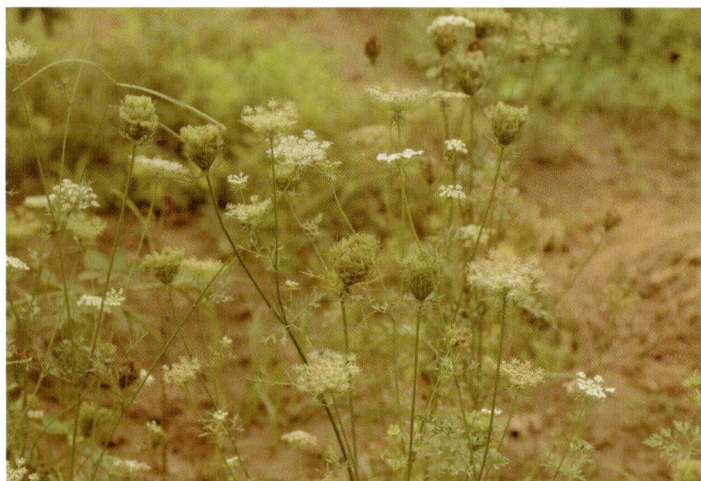

14
妇科病证药

茜 草 | 止血活血，兼能利水

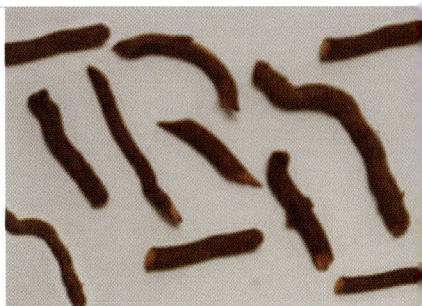

《黄帝内经·素问》一书记载的少量方药之中，即有茜草一味："帝曰：有病胸胁支满者，妨于食，病至则先闻腥臊臭，出清液，先唾血，四肢清，目眩，时时前后血，病名为何？何以得之？岐伯曰：病名血枯，此得之年少时有所大脱血，若醉入房中，气竭肝伤，故月事衰少不来也。帝曰：治之奈何？复以何术？岐伯曰：以四乌鲗骨*一蔗茹二物并合之，丸以雀卵，大如小豆，以五丸为后饭，饮以鲍鱼汁，利肠中及伤肝也。"这里的蔗茹即茜草。李时珍《本草纲目》作"茹芦"。茜草苦寒，入肝经，药用其根部。此药既能行血，又能止血，故有"血见愁"之别名。前人经验，多谓炒炭止血，生用行血。但是朱老指出，茜草生用也有显著止血的作用，不必炒炭，唯止血当用小剂量（常用 6 g 左右）；行血则须大剂量耳（20～30 g）。

茜草止血，范围较广，无论吐血、衄血、尿血、便血、皮下出血、月经量多、子宫出血，凡因血热妄行引起，量多色鲜，舌红脉数者，皆可投以茜草，而收迅速止血之效。常配伍生地黄、大黄、白芍、炒牡丹皮、炒

---

　　* 乌鲗骨即海螵蛸。

栀子、侧柏叶同用。茜草本可行血，配合大黄等应用，尤有止血而不留瘀之妙。晚清张锡纯善用茜草，其妇科方中有清带汤（生山药、生龙骨、生牡蛎、海螵蛸、茜草，治妇女赤白带下。所谓赤带，即子宫的少量出血）和固冲汤（黄芪、白术、龙骨、牡蛎、山茱萸、白芍、海螵蛸、棕榈炭、五倍子、茜草，治妇女血崩、宫血）。

【病例】徐某，女，32岁，教师。经常头眩失眠，掌烘口干，月事先期而行，且量多如崩，恒七八日始净，顷方行两日，苔薄质红，脉弦细而数。此肝肾阴虚，血热妄行之候。治宜滋养肝肾，凉血调经。处方

生地黄 20 g	炒酸枣仁 20 g	煅海螵蛸 20 g	枸杞子 15 g
墨旱莲 15 g	女贞子 15 g	生白芍 12 g	苎麻根 30 g
茜草 6 g	甘草 5 g　5 剂		

二诊：药后经量显见减少，5 日而净，自觉头眩掌烘好转，夜寐渐安。苔薄，脉细弦，续守前方损益，服 5 剂后，精神振爽，即以杞菊地黄丸、归脾丸早晚分服，每次 6 g，善后而愈。

茜草行血，其效最著者为妇女血滞经闭，单用此味 30 g，黄酒与水各半煎服，每日 1 剂，2 次分服，一般数剂即可收通经之效。月经困难，经水中夹有血块，腹绞痛者，也可使用。还可配伍当归、川芎（佛手散）、桃仁、赤芍、益母草、泽兰、香附、延胡索、青木香、茯苓、威灵仙、丹参，用于血瘀气滞之痛经。另有胁痛一症，胁肋属肝，有气分、血分之别，初病在经在气，久则入络入血，仲景《金匮要略·五脏风寒积聚病脉证并治》称为"肝着"。以"其人常欲蹈其胸上"为其特征，主以旋覆花汤。此方三味药，旋覆花、青葱之外，尚有新绛，新绛即绯帛，乃取茜草根汁染丝帛而成，故茜草又名"倩染""绯草"。今人已不用新绛，而径以茜草代之。对于此方证，历来注家多有疑义。《医宗金鉴》以为方证不符，丹波元简、陆渊雷等亦谓方证不合。但叶天士治肝着，常用此方，谓"肝着之病乃由经脉，继及络脉，久病在络，气血皆窒"，并指出"此际不可用辛香刚燥……新绛一方，乃络方耳"，药用新绛配旋覆花、桃仁、柏子

仁、归须、泽兰之类，可证《医宗金鉴》之说不确。而新绛一药，自清以后即废用，茜草入络行血，瘀去则络脉宣通，故可取效于久病胁痛者。朱老认为"新绛"之作用，乃在茜草，不妨选用茜草可也。

茜草尚可利水，用于水肿、黄疸等疾，《千金方》治风水，即有"活其血气"之说，仲景《金匮要略·水气病脉证并治》曾论及"血不利则为水"，可惜历来注家多泥于字面，在妇女经水问题上做文章。朱老认为，仲景之精神乃在于阐发瘀血导致水肿，临证对于水肿仅用通行利水剂无效者，常改从血瘀治疗，选用茜草合益母草、鬼箭羽、丹参、泽兰、牛膝、车前草、猪苓、茯苓皮、桂枝等，每收捷效。茜草、益母草、泽兰辈，既能活血，又能利水，故用于血瘀水肿证，非常合拍。

〔何绍奇整理〕

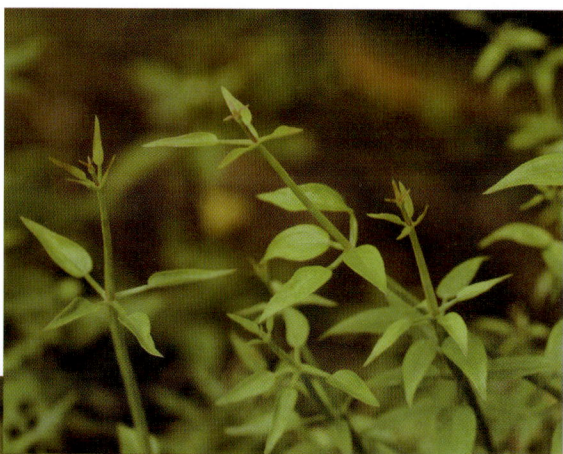

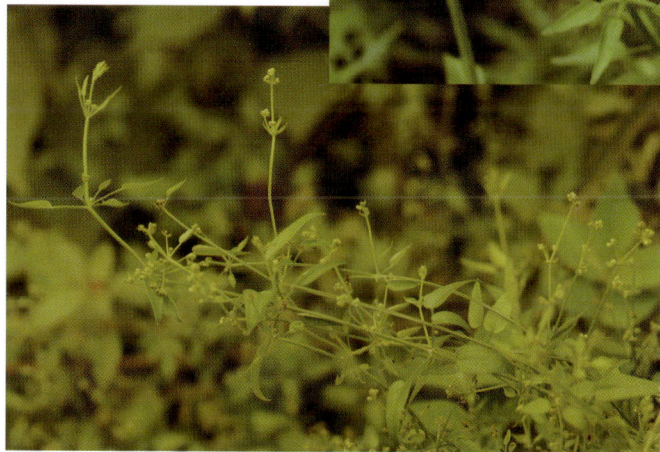

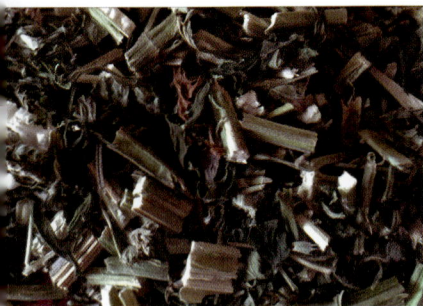

益母草 | 消风平肝利水

益母草，味辛微苦，性微寒，入心、肝二经，长于活血祛瘀，为妇女经事不调、产后瘀阻腹痛诸疾之要药。其子名茺蔚子，又名小胡麻、三角胡麻，主治略同，尤擅解郁平肝、活血祛风之长。至于两者区别，李东垣谓"根茎花叶专于行，子则行中有补也。"朱老则认为："两味活血祛瘀之功近似，若论利水，则益母草为胜。"

消风止痒

《神农本草经》早有"隐疹痒，可作浴汤"的记载，内服之功亦相近似。朱老认为："益母草的消风止痒作用，全在其能入血行血，盖血活风自散也。"风疹之疾，初起当侧重宣肺，盖肺主皮毛，肺气开，风气去，痒遂止耳。若久发营虚，风热相搏，郁结不解，则痒疹此起彼伏。顽固者瘰瘤硬结难消，令人奇痒难忍，甚或心烦不寐。此时当宗"久病多虚""久病多瘀"之旨，以营虚为本，以瘀热不散，风气不去为标，采用养营、活血、清风之品，方可奏功。朱老恒以四物汤为主方（重用生地黄至30 g），伍入益母草、紫草、红花、白鲜皮、刺蒺藜、徐长卿等，奏效较捷。

【病例】王某，女，34岁。痒疹已起2个月余，曾经泼尼松、氯苯那敏等治疗，尚可控制，但停药复作，又服祛风止痒之中药多剂，收效不著。就诊时瘰瘤布于周身，其色或白或赤，并可见多处搔破之指痕，每逢外出吹风则疹出尤多，脉浮弦，苔薄。此因久发体虚，卫外不固，兼之营中郁热未清，风邪留着。亟宜益气固表，活血消风。乃予：

生黄芪 20 g	防风 6 g	生地黄 30 g	当归 10 g	赤芍 10 g
益母草 15 g	川芎 5 g	豨莶草 15 g	徐长卿 15 g	

连进 5 剂，瘙痒锐减，疹块渐消。继服 10 剂，顽疾得瘥。

平肝降压

益母草之降压作用，已为现代药理实验所证实，但决非泛泛使用，它主要适用于肝阳偏亢之高血压。《杂病证治新义》之"天麻钩藤饮"（天麻、钩藤、生石决明、栀子、黄芩、川牛膝、杜仲、益母草、桑寄生、夜交藤、朱茯神）有平肝阳、降血压之作用。分析此方，除用潜阳、泻火、平肝诸品外，尤妙用牛膝、益母草之活血和血、降逆下行，使肝木柔顺，妄动之风阳得以戢敛，其"新义"殆在于斯。朱老指出："益母草有显著的清肝降逆作用，对产后高血压尤验，但用量必须增至 60 g，药效始宏。"当肝阳肆虐、化风上翔，出现血压增高、头晕肢麻，或久病夹有痰湿、瘀血，伴见面浮肢肿、身痛拘急者，均可适用。朱老曾制"益母降压汤"，药用益母草 60 g、杜仲 12 g、桑寄生 20 g、甘草 5 g。头痛甚者加夏枯草、生白芍各 12 g，钩藤 20 g，生牡蛎 30 g；阴伤较著者加女贞子 12 g，川石斛、生地黄各 15 g。

【病例】周某，女，93 岁。宿患高血压，长期服用降压片。今测血压为 178/106 mmHg，经常头晕且胀，肢麻身痛。近半个月来，又增腹中隐痛，腹泻、日三四行，更觉疲乏难支，脉弦劲，苔薄。缘风阳偏亢，脾土受戕。治予潜阳熄风，抑木安中。处方：

益母草 30 g	生牡蛎 30 g（先煎）	桑寄生 20 g
钩藤 20 g（后下）	白芍 12 g	乌梅 6 g
木瓜 10 g	甘草 5 g	

连进 8 剂。血压下降至 150/88 mmHg，腹泻已止。仍从原方出入，调理而安。

利水消肿

用益母草利水消肿，必须大剂量。曾验证：若每日用 30～45 g 时，利尿作用尚不明显，用至 60～120 g 时（儿童酌减），始见佳效。鉴于其具有活血、利水之双重作用，故对于水血同病，或血瘀水阻所致之肿胀，堪称的对之佳品。应用概况是：

1. 肝硬化腹水　此症与肝脾肾关系最为密切，乃气血水相因为患，其病位在肝，恒多"瘀积化水"之候。朱老治疗腹大如鼓、腹壁青筋显露之鼓胀，在辨证论治的前提下，恒以益母草 120 g（煎汤代水煎药）加入辨证方药中，常可减缓胀势，消退腹水。

2. 急、慢性肾炎　急性肾炎多系外感风邪水湿，或疮疡湿毒内攻等，致使肺脾肾三脏功能失调，水湿泛溢肌肤而成。益母草除能利水外，尚可清热解毒，《新修本草》载："能消恶毒疔肿、乳痈丹游等毒"，不失为治疗急性肾炎之要药。常用处方：益母草 90 g，泽兰叶、木槿花各 15 g，生甘草 5 g。风邪未罢，肺气不宣加生麻黄 5 g；内热较甚加生大黄 5 g、生黄

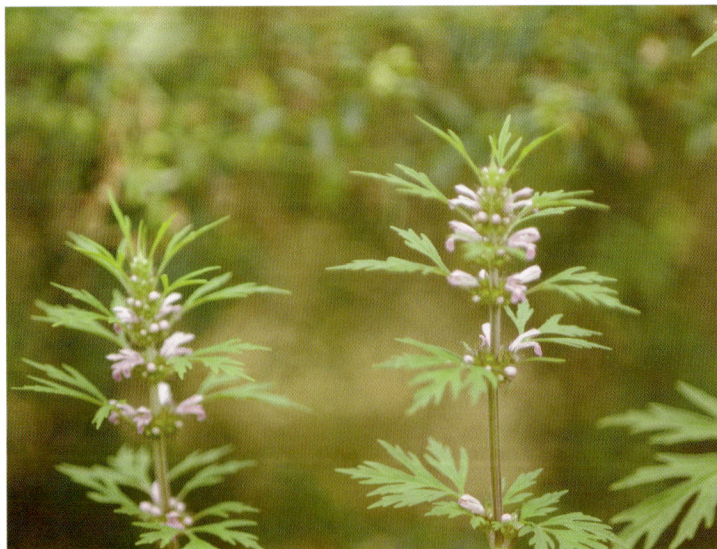

柏10 g；气血虚弱加当归10 g、生黄芪15 g。至于慢性肾炎，则要从久病肾气亏虚，络脉瘀滞，以致气化不行，水湿潴留着眼，补肾、活血兼进，借以扩张肾脏血管，提高肾脏血流量和增强肾小管排泄功能。常在组方时选加益母草。

3. 其他原因之水肿 临床可见一种浮肿，尿常规检查无异常发现，一般肿势不剧，以面部和下肢较为明显，常伴见面色少华、头晕乏力等症状。朱老认为，此种浮肿基因于气血亏虚，肝脾失和。盖气虚则鼓荡无力，血涩运迟，络脉瘀滞，以致水湿留着。故此类浮肿，乃虚中夹瘀之候也。朱老习用生黄芪（30 g）与益母草（60 g）相伍，以扶正气、化瘀滞、行水湿。配合茯苓、白术健脾，当归、白芍养肝，天仙藤、木瓜舒筋化湿，收效较著。

此外，益母草还善治血尿。急性者配小蓟、白茅根、苎麻根；慢性者配淫羊藿、血余炭、枸杞子有效。

〔朱步先整理〕

279

紫石英 | 效专温摄

紫石英，味甘性温，入心、肝经，有降逆气、暖子宫、镇心安神之功。早在《金匮要略》中，即载有"风引汤"（紫石英、寒水石、石膏、滑石、白石脂、赤石脂、大黄、干姜、龙骨、牡蛎、桂枝、甘草），以"除热瘫痫"，方中即用紫石英，历代医家通过不断的实践，扩大了此药的应用范围。

治宫寒不孕

一般说来，石药之性偏于燥，而紫石英温润，此点颇堪注意。质重而润，又能深入血分，故可通奇脉，为温养奇经、镇逆安冲之要药。早在《神农本草经》即记载其治"女子风寒在子宫，绝孕十年无子。"其治宫寒不孕之作用，为历代医家所赞许，可见经得起实践之检验。朱老治宫寒不孕症，亦喜用紫石英，多以其配合淫羊藿、鹿角霜、肉苁蓉、沙苑子等，随症辅以其他药物，有较佳效果。

治胃痛嗳气

冲脉为血海，起于胞中，夹脐上行，至胸中而散，若寒客胞中，则冲气因之上逆。逆于胃，则脘痛嗳气；逆于肺，则喘逆迫促。冲脉隶于阳明，若胃气虚馁，冲气更易上干。朱老经验，胃痛之因冲气上干者，多见于血虚夹寒之病人，其见症为面色萎黄或少华，脘嘈心悸，胃痛阵作，嗳气频仍，也有见脐下动悸者，舌淡苔薄，脉弦细。若从肝气犯胃论治，往往乏效，盖理气之品，多易伤津耗液故也。常用六君子汤，以山药易白术，加当归、紫石英、川楝子、小茴香、沉香，每应手收效。其所以以山药易白术者，盖因白术升脾阳，不利于冲气平降之故。山药既可健脾，又能养胃安中，用之较为合理。

疗喘逆之要药

紫石英功擅降冲纳气，故为治疗喘逆之要药。一般而论，咳喘在肺为实，在肾为虚，发时治肺，平时治肾。但见症往往虚实夹杂，呈现咳喘痰多，动则喘促尤甚，气短乏力，心悸不宁等见症，则宜虚实兼顾，标本同治。肺脾肾三脏并调可用苏子、杏仁、旋覆花下气豁痰；党参、山药、茯苓、甘草益气补脾；紫石英、补骨脂、五味子补肾纳气。执此法而化裁之，每可获效。对于肺肾两虚，咳喘乏力，或喘而易汗之虚喘，应梦散（人参、核桃仁）不失为对症之良方，而朱老用此方，恒伍入紫石英，或再加紫河车之填补，自较原方疗效为优。

心 悸

紫石英能镇心安神，所以常用于心悸怔忡之候。昔张文仲治"虚劳惊悸"，用"紫石英五两，打如豆大，水淘一遍，以水一斗，煮取三升，细细服，或煮粥食。"是单用此药而收效者。此药常用于阳虚之心悸，桂枝甘草汤加黄芪、紫石英，是朱老治疗心阳虚之心悸常用方。若心之气阴两虚，呈现舌红苔少，夜寐不宁，心动过速，脉细数而弱者，则予益气养阴宁心方中加用之，以收安奠心君之效。药如太子参、麦冬、五味子、玉竹、生地黄、枸杞子、炙甘草、柏子仁、紫石英等。

崩 漏

崩漏之成因甚多，然则冲任不固，乃是共性，络伤血溢，取药固摄下元，调理冲任，以堵缝隙，实为要着。震灵丹（禹余粮、赤石脂、紫石英、赭石、乳香、没药、朱砂、五灵脂）是治疗崩漏下血量多，或纯下瘀血，以致头目昏晕、四肢厥冷之良方。观其方义，是在堵截中寓有化瘀，深得通塞互用之理。凡崩漏数日未已，漏下夹有瘀块，可仿震灵丹之意，取紫石英、赤石脂、海螵蛸收摄冲任，丹参、茜草养血化瘀，川续断、杜仲补益肾气。在此基础上随症加减，历验不爽。

【病例】谢某，女，34岁，工人。体气素虚，经常头眩神疲，心悸气短，怯冷倍于常人，纳谷欠香，腰酸腿软，经行量多，有时淋沥多日始净，带下绵注，质稀，苔薄质淡，脉细软。此肾元亏虚、冲任不固、带脉失约之候。治宜温肾阳，摄下元，调冲任，束带脉。处方：

紫石英 20 g	淫羊藿 15 g	赤石脂 15 g	炒白术 15 g
煅海螵蛸 12 g	茜草炭 10 g	鹿角霜 10 g	炙蜂房 10 g
甘草 6 g　5 剂			

药后神疲较振，漏下已止，白带亦少，原方续进 10 剂而安。

〔朱步先整理〕

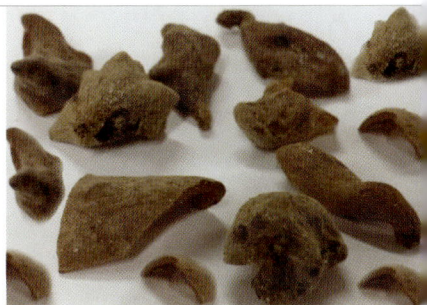

五倍子 | 敛肺涩肠，解毒医疮

五倍子为角倍蚜寄生在盐肤木上所形成之虫瘿，性平，味酸咸涩，无毒，入肺、胃、大肠三经。效广用宏，其效能可概括为：❶敛肺止咳；❷涩肠止泻；❸固络止血；❹止汗固精；❺收提脱坠；❻解毒医疮。既可内服，又能外敷。因其收敛作用较强，故凡新起之咳嗽、痢疾或便秘者，则不宜使用。朱老在临床之际，善于发挥本品之特长，屡奏佳效，兹举其要，简介于下。

肺虚久咳

久咳不已，肺气虚散，需补敛兼施，宜五倍子、五味子并用。朱老盛赞丹溪所言："五倍子属金与火，嚼之善收顽痰、解热毒，佐他药尤良。黄昏咳嗽，乃火气浮入肺中，不宜用凉药，宜五倍、五味敛而降之。"乃善用五倍子之经验之谈。此等久咳，朱老认为多属慢性支气管炎而体质偏虚者，新感暴咳不宜也。

【病例】杨某，女，62岁，工人。旧有慢性支气管炎，经常举发，咳呛频仍，气逆痰少，苔薄质淡，脉细。肺气虚散，气失降纳之候，治宜敛肺定咳。五倍子、核桃仁各150 g，共研细，蜜丸如绿豆大，每早晚各服6 g，温开水送下。

连服5日，咳呛略稀，继服旬日而平。嗣后虽仍偶见发作，继服上丸

283

仍效。

各种出血

五倍子含有丰富之鞣质，能加速血凝而达到止血之效，内服外敷均可。对于鼻出血、齿衄、咯血、吐血、崩漏、便血、尿血，无实火者，均可内服或外敷。一般单用五倍子或伍以半量之枯矾，共研细末，米粉糊为丸，如梧子大，每服10～20粒，米汤送下，每日2～3次，餐后服，有良好的止血之效。鼻出血、齿衄可取末外搽。

【病例】谢某，男，38岁，工人。经常便血，或多或少，顷又发作，此肠风下血也，乃疏下方：五倍子、枯矾各15g，研细。水泛丸，如梧子大，每服12粒，每日2次，餐后服。

药后便血渐少，4日而止。逾半载又发作，仍服该丸而愈。

慢性泻痢

泻痢初起，属实、属热，宜清、宜导；而久泻久痢，则宜止、宜敛。五倍子其性不仅收敛，且有抗菌作用，故于慢性泻痢甚合。《本草纲目》以之治泄痢之附方，即有六首之多，其中脾泄久痢方，配伍精当，临床应用，颇收佳效。对于非特异性结肠炎，也有一定效果。

【病例】胡某，男，48岁，干部。有痢疾史，饮食不节或受寒即发作，作则腹痛隐隐，肠鸣便泄，日四五行，质稀，间杂黏液，苔薄白，脉细软。此脾虚久痢也，可予脾泄久痢方观察之。处方：

五倍子60g（炒）	仓米90g（炒）	白丁香9g	细辛9g
木香9g	花椒12g		

上药为末，每服3g，蜜汤下，日2服。连服3日，腹痛痢下次数有所减轻。继服5日，已基本正常，后以香砂六君丸善后之。

宫颈糜烂

主症为带下绵绵，甚则腥臭，多见于慢性子宫颈炎患者，宫颈呈糜烂状。如以五倍子、枯矾等份为末，取消毒纱布一块，蘸药末贴塞于宫颈部，每日换药 1 次，有消炎止带、收敛生肌之功，奏效较速。曾治一戚某，女，39 岁，工人。患慢性宫颈炎已 2 年余，近数月带下绵注，色黄而腥臭，少腹微感坠痛。苔薄黄，脉细弦。经妇科检查为宫颈糜烂Ⅱ度。此体虚而湿热下注者，乃予倍矾散外用之。连用 3 日，带下显见减少，继用 1 周，带下已净，少腹也不坠痛。经妇科检查，宫颈糜烂已趋敛愈。

〔朱胜华整理〕

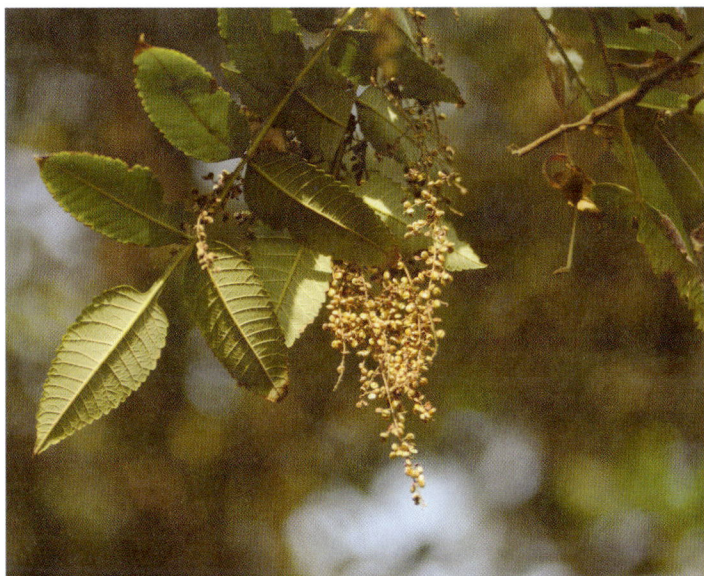

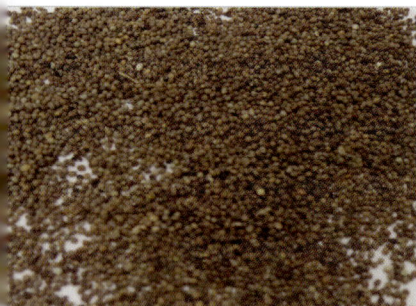

菟丝子 | 擅治不育、经带胎产

菟丝子味甘辛性温，有补肾益精、养肝明目之功。常用于治疗腰膝酸痛、遗精、消渴、尿有余沥、目暗等症。朱老认为菟丝子在男科及妇科病的治疗中均有著效。

不育症

精子数稀少为男性不育症中最常见的原因之一。精子数稀少为肾气不足所致。患者可自感乏力，头晕耳鸣，腰膝酸软，毛发不荣，有的可见阳痿、早泄、遗精等肾气不足的表现。有些医者常滥用温肾壮阳之品，往往欲速而不达。朱老认为，肾藏精，主生长发育与生殖，为先天之本，充盛的肾精是精子数充足的物质基础，故求子必先充实肾精。菟丝子是一味阴阳并补之品，它擅长补肾益精，助阴而不腻，温阳而不燥。《本草正义》谓："其味微辛，则阴中有阳，守而能走。"《药性论》谓："治男女虚冷，添精益髓，去腰痛膝冷。"菟丝子出土缠绕豆类等植物吸其精质而成，故《神农本草经》列为上品："主续绝伤，补不足，益气力，肥健。"临床实践证明，大剂量单味菟丝子治疗精子稀少效佳，为不育症必用之品。朱老常用菟丝子、淫羊藿、熟地黄、黄芪、枸杞子、覆盆子、车前子、王不留行等施治。

【病例】杨某，男，32岁。结婚3年未育。其妻月经正常，妇科检查和 B 超、性激素水平测定均无异常。精液常规检查：精液量 2.5 mL，精子数极少，活动度差，液化时间延长，诊断为不育症。患者平素腰膝酸冷，舌质淡红，脉沉细，此属肾阳虚衰之证，曾服壮阳中药半年终未育，求助于朱老。处方：

> 菟丝子 30 g　　淫羊藿 15 g　　熟地黄 15 g　　黄芪 30 g
> 枸杞子 10 g　　五味子 10 g　　覆盆子 10 g　　车前子 10 g（包）
> 王不留行子 10 g

服此方加减药 3 个月后，复查精液常规，报告为精子黏稠，量约 5 mL，精子活动能力好，成活率约 80%，液化时间约为半小时。镜检：精子计数 1.1 亿/mL，继服药 1 个月后来诊，述经早孕检测其妻已怀孕，足月后产一女婴。

治妇科经带胎产

1. 闭经　《本草正义》云："菟丝子养阴通络上品……皆有宣通百脉，温运阳和之意。"朱老常重用菟丝子 20～30 g 治疗闭经，取其宣通百脉之功，促使月经来潮。常用方：菟丝子 20 g 加四物汤、淫羊藿、制香附、川牛膝。

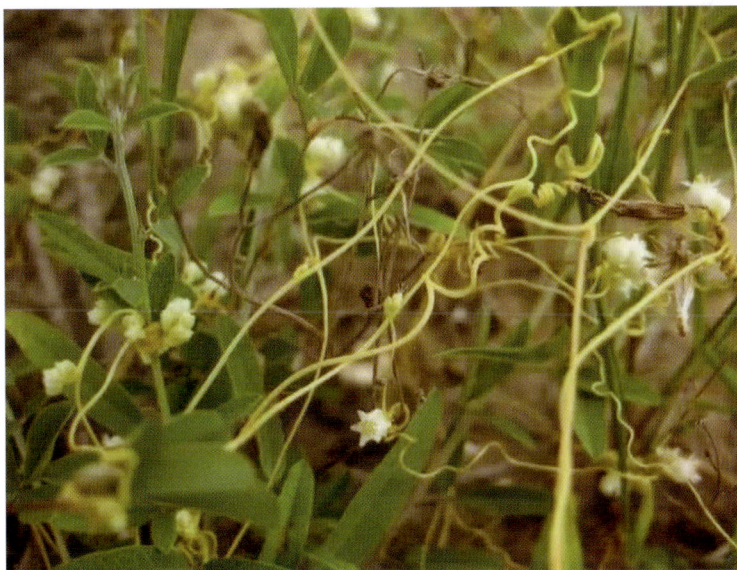

2. 子宫发育不良　菟丝子能补肝肾、益精气。现代药理研究证实，菟丝子能加强性腺功能，刺激子宫发育，具有雌激素样活性，对下丘脑-垂体-性腺（卵巢）轴功能有兴奋作用。朱老在辨证的基础上重用菟丝子治愈多例子宫发育不良而不孕的患者。

3. 黄带　黄带多因经脉亏虚，带脉失约，湿热之邪乘虚而入所致。"补任脉之虚，兼清肾中之火"乃常规大法，然对缠绵难愈的黄带往往难以取效。朱老则重用菟丝子30 g以上，疗效大增。朱老认为菟丝子善入奇经，能峻补任脉之虚，而达固束带脉之功。

4. 乳汁缺乏　对此，文献中鲜于记载，但朱老认为经乳同源，皆为肾精所化生。对产后缺乳症，除用补气血通乳汁药外，应加入补肾精药菟丝子，可使乳汁大增。

所以，菟丝子一药对于妇女来说胎前有利于调经受孕，妊娠期可以安胎，产后可治缺乳，实为妇科不可缺少的圣药。

此外，因菟丝子具补髓填精，强筋健骨之功，朱老常重用菟丝子配鹿角胶、骨碎补、鸡血藤等壮骨药物，治疗再生障碍性贫血等血液病，使之深入直达骨髓，刺激骨髓。外周血可见网织红细胞计数上升，血红蛋白亦随之上升。朱老还用于治疗类风湿关节炎，临床观察，在常规辨证治疗基础上，加菟丝子30～50 g，能明显地消肿止痛，对类风湿因子的转阴也有明显的促进作用。菟丝子用大剂量还能润肠通便，对老年习惯性便秘有效。

朱老告之：菟丝子性味较平，具温而不燥、补而不滞之优势，故能重用、久用。但亦发现，对个别患者有轻微致呕作用，减少用量或辅以和胃止呕之品，如半夏、陈皮等，即可消失。

〔朱建华　潘　峰整理〕

阿 魏 | 消积破癥，内服外治咸宜

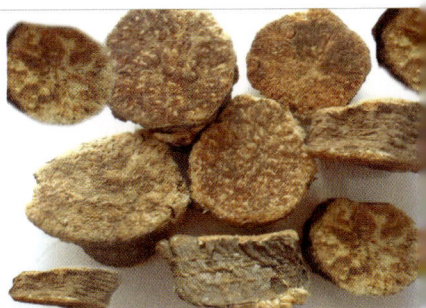

　　阿魏系伞形科植物阿魏的树脂干燥而成，味苦辛，性温，有特异之臭气。早在唐代，阿魏即开始用于临床，如《唐本草》载："阿魏，味辛平，无毒，主杀诸小虫，去臭气，破癥积，下恶气"（《千金翼方》所载与此相同）。宋、明以降，更以之作为心腹冷痛、痞积、腹胀、疟疾、痢疾要药。如《济生方》"阿魏丸"，即以阿魏（醋化开）、木香、槟榔、胡椒为丸，生姜皮煎汤送下，治气积、肉积、脘腹胀满作疼，或引胁肋疼痛，或痛连背膂，不思饮食。另一同名方以阿魏（酒浸化）配官桂、炮莪术、炒麦芽、炒神曲、青皮、莱菔子、巴豆霜，主治略同。分析两方，皆以阿魏为主药，配合理气、温通、散结之品，以奏消积破癥之功。而《痧胀玉衡》所载一方，由阿魏、延胡索、苏木、五灵脂、天仙子、莪术、陈皮、枳实、三棱、厚朴、槟榔、姜黄、芍药、降香、沉香、香附、莱菔子、砂仁组成，治食积壅阻痧毒，气滞血凝，疼痛难忍，头面黑色，手足俱肿，胸腹胀满之症，其用阿魏，殆在于"下恶气"。

　　朱老所用之"阿魏丸"，系近人聂云台所拟，方用：阿魏30 g，水飞雄黄10 g，蜂蜡60 g。制法：先将蜂蜡烊化，加入阿魏及雄黄粉搅匀，然后放入石臼中捣极融，捻为丸，如梧子大，成人每服3～5粒，幼儿每次1～

2 粒（切碎吞），每日 2 次，食前温开水送下。对于腹部胀气、冷痛、伤食、顽固性泄泻经年累月不瘥（包括肠结核）、急慢性痢疾（包括阿米巴痢疾）、小儿疳积膨胀或腹有肿块，以及肠寄生虫等症，均可应用。疫病流行期间，每晨服 1～2 粒，有预防感染之作用。如伤面食者用面汤下；伤肉食者用山楂汤下；伤于瓜果者用丁香汤下；痢疾、泄泻用木香、黄连汤下；疟疾用草果（去壳）、乌梅汤下，其效更佳。

朱老曾治一张姓患者，男，54 岁。慢性痢疾，经常发作，作则腹痛便下黏液，迭药未已，苔、脉无著变。乃径予阿魏丸，每服 3 粒，每日 2 次，3 日见效，5 日而愈，迄未再发。

整理者曾在朱老指导下，治疗一阿米巴痢疾患者，用阿魏丸每日 3 次，每次 4 粒，1 周即获痊愈。

朱老指出："大凡阿魏所治之病，为有形之积滞，虽其味甚劣，但不损胃气。对胃肠积滞所致恙，其效尤捷。"缪仲淳《本草经疏》认为："辛则走而不守，温则通而能行"，可谓一语破的。能知此义，则用阿魏之道，思过半矣。对病久气虚而兼积滞者，使用阿魏丸，应与四君子汤、异功散一类顾护脾胃之方配合应用。消补兼行。类此配伍者，有《张氏医通》

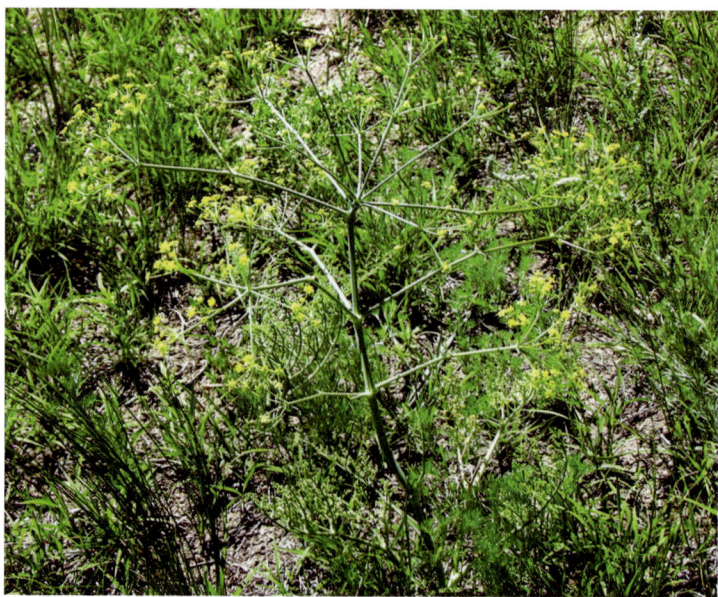

"阿魏麝香散"（阿魏、肉桂、麝香、人参、白术、神曲、水红花子）为先例。

阿魏既可内服，又可外治，对痞块癥瘕，当内服外治结合以提高疗效。内服以阿魏为主药，配合白术、白芥子、三棱、莪术、鸡内金、川芎、红花、丹参等，为丸缓消之。另以阿魏、穿山甲、三棱、莪术、生川乌、生草乌、蜣螂、芦荟、血竭、官桂、乳香、没药、木鳖子、雄黄等熬膏（用铅丹收膏），用时加冰片、麝香少许，贴于患处，止痛、消癥之力甚著。朱老经验，此膏外贴，治腹部癥块（包括肝脾大，良性肿块），确有殊功，一般连续使用2～4周，可以奏效。朱老对肠炎腹痛泄泻，或消化不良、便溏者，均取阿魏1粒如黄豆大，切碎，置脐上，以暖脐膏一张贴之，颇为奏效。

〔朱步先整理〕

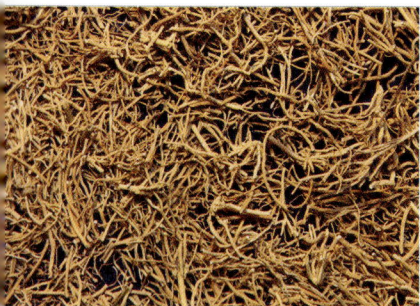

徐长卿 | 配伍琐谈

徐长卿，味辛性温无毒，《神农本草经》称其主"疫疾、邪恶气、温疟"，有辟秽作用，故古人用其辟瘟疫。《肘后方》载其能治"注车注船"之候："凡人登车船烦闷头痛欲吐者，宜用徐长卿、石长生、车前子、车下李根皮各等份，捣碎以布囊系半合于衣带上，则免此患。"今人用徐长卿煎服治登山呕吐、晕车晕船，即受其启迪。由此推勘徐长卿有镇静作用。归纳后世的实践，徐长卿的主要作用还有：理气镇痛，用于脘腹疼痛，风湿痹痛；解毒消肿，治疗毒蛇咬伤；祛风止痒，用于风疹瘙痒不已。朱老运用徐长卿，配伍他药，治疗多种疾病，疗效甚佳，兹介绍如下。

徐长卿配白鲜皮祛风止痒

隐疹（又称风疹块）一症，多系风热搏于营分所致，严重者瘟瘟遍体，瘙痒不已。辨证治疗，以消风止痒为大法。久发不已者，恒需参用和络消瘀之品；若卫气已虚，又当益气固卫。徐长卿不仅能祛风，又能镇静止痒，故为治此症之佳品。临床实践证明，徐长卿有抗过敏作用，既可入煎剂，又可作外洗剂。内服常与白鲜皮为伍，加用于辨证论治之方药中。外治常用徐长卿、白鲜皮、苍耳草、蛇床子各30 g，煎成后俟温时熏洗之，止痒效果较为明显。婴儿湿疹多起于6个月之后，严重者由周身及于面部，瘙痒难熬，搔破后脂水淋漓，此症顽缠，不易速愈。朱老拟一方：徐长卿、生地黄各 12 g，赤芍 9 g，紫草、炒枳壳各 5 g，白鲜皮、焦山楂各 10 g。随症加减，收效较著。如丁某，男，1 岁半，患婴儿湿疹已 2 个月余，瘩瘟此起彼伏，面部搔破。曾用氯苯吡胺等西药治疗罔效。经予上方服 8 剂而瘥。

徐长卿配片姜黄宣痹定痛

痹痛一证，多因风、寒、湿、热邪之侵袭，着于经脉所致。尽管其见症各异，施治有温凉之殊，而宣通痹着实为要务。根据朱老之经验，徐长卿与姜黄相伍，行气活血，有利于痹着之宣通，有明显的祛邪镇痛作用。风湿痹痛，加用虎杖、鹿衔草等，有较好的疗效。至于顽痹，因病邪深伏经隧，急切难解，应以益肾蠲痹为主，在对症方药中加用徐长卿，可以缓解疼痛之苦。

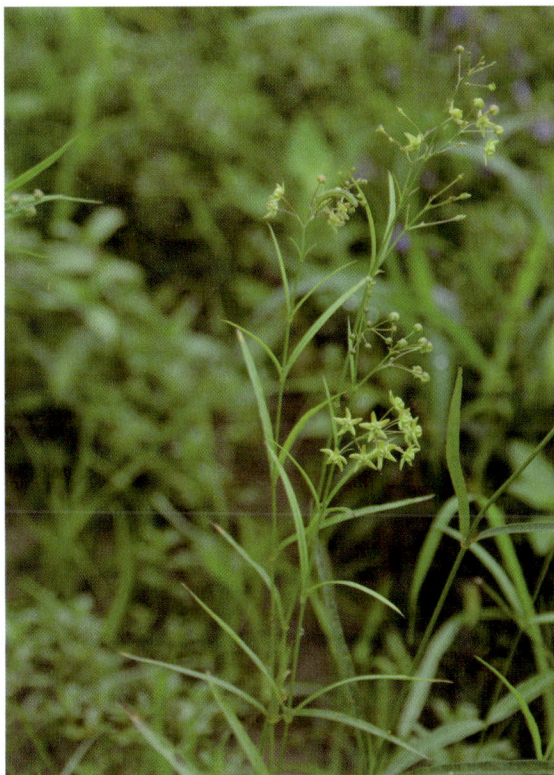

【病例】1978 年朱老去广州讲学，曾在解放军第一五七医院为一尿酸盐沉积引起的"痛风"患者会诊。斯时患者左足跖趾第二关节肿痛，痛楚不堪，经西药治疗半年未愈。朱老诊为湿毒蕴结，经脉痹闭，予泄化湿毒、宣痹定痛方。药用：

土茯苓 30 g	生薏苡仁 30 g	怀山药 30 g	生黄芪 12 g
广防己 12 g	泽泻 12 g	怀牛膝 12 g	徐长卿 15 g
片姜黄 9 g			

1981 年该患者函述，此方连服 30 余剂，肿痛尽消而出院，3 年未复发。

徐长卿配乌梅健脾化湿

腹泻多因脾胃运化不健，水谷不分，并入大肠所致，故前人有"泄泻之本，无不由于脾胃"之说。但也有因不服水土而致泄泻者。对此，朱老喜用徐长卿配乌梅，伍以补脾药治之，以调整机体的适应性，促进肠胃的消化吸收，尽快改善临床症状。

【病例】王某，女，48 岁，东北人。来南通工作月余，腹泻日二三行，迭经胃苓汤出入治疗，10 余剂周效。细询其无饮食不洁史，亦不恣食厚味，腹时隐痛，脉细弦，舌苔薄腻。乃予：四君子汤加徐长卿、炙乌梅肉、青皮、陈皮。

连服 3 剂，腹泻即瘥。续予原方 5 剂以巩固之。

〔朱步先整理〕

重楼与拳参 | 不可混用

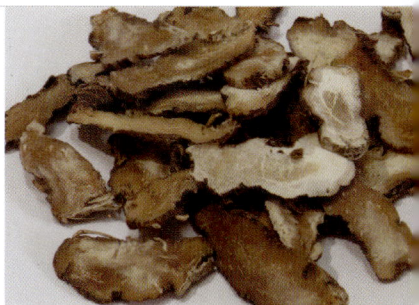

重楼清肺泄热，主治热毒疮疡

重楼又名蚤休、七叶一枝花、草河车，为百合科华重楼及同属阔瓣蚤休、金线重楼、毛脉重楼等的根茎。其味苦微辛、性寒，《神农本草经》谓其"主惊痫，摇头弄舌，热气在腹中，癫疾，痈疮，阴蚀，下三虫，去蛇毒"。后世本草书根据这些记载和实际运用经验，总其功用为清热解毒、熄风定惊，主治热毒疮疡等。

重楼尚有通便作用，此点鲜为人知。近贤章次公先生指出："重楼所以能定惊厥，无非通便而已。"这一从实践中得来的经验，值得珍视。正因为其能清热、解毒、通便，故用于热病所致之风动惊厥有效，以热去则风熄惊平故也。有些本草书记载，本品一茎直上，有风不动，无风反摇，故有定风作用。从直观推理，而不是从药物固有的性能作解，不可从。

热甚所致之"惊痫""摇头弄舌""癫疾"（泛指头部疾病），均为重楼所主。其治"热气在腹中"，即证明其清里热之作用。近贤恽铁樵先生制

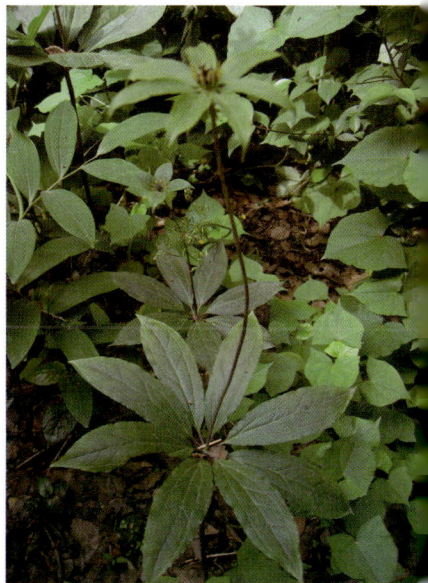

"一粒金丹"，用治小儿多种热病有良效，此方即重楼一味也。恽先生可谓善用此品的了。

朱老常用重楼 10～15 g 配伍金银花、连翘、射干、牛蒡子、薄荷、大青叶、蒲公英等，治疗上呼吸道感染、流感、急性扁桃体炎、急性乳腺炎等，每获捷效。又据近代研究，重楼尚有止咳平喘之功，故呼吸道感染者，用之尤为适宜。至于疔疮、痈疡及急性阑尾炎初起未化脓者，朱老经验，常配伍紫花地丁、赤芍、白芷、天花粉、金银花、连翘等内服，另用重楼研末，醋调后，敷患处（阑尾炎患者加芒硝，敷于回盲部），其效亦佳。李时珍《本草纲目》重楼条下引民谚云："重楼，深山是我家，痈疽如遇着，一似手拈拿。"即言其效。

拳参清里热，疗痢疾肠炎

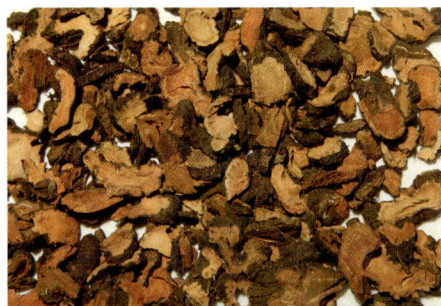

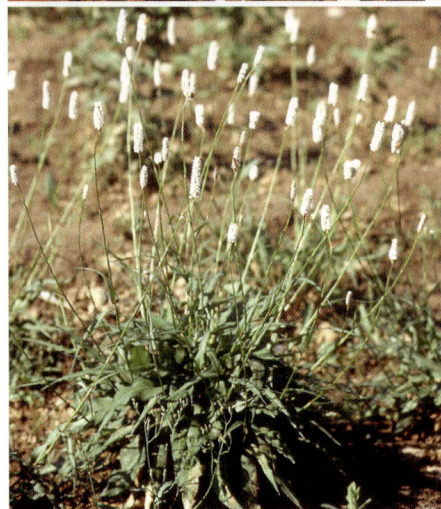

拳参，商品名称也有称为"重楼"或"草河车"者，两者经常混用。拳参系蓼科植物，其与重楼虽性味相近，而且也有清热解毒作用，但拳参尤以治疗里热所致之痢疾、肠炎为其特长。重楼则长于清肺泄热，疗痈疽疔疮，毕竟有所区别，故希望今后两者不要混用。又，现时一般皆谓重楼有毒，应慎用，其实其毒性甚微，不必畏忌。唯苦寒之品易伤中阳，故脾胃虚寒者用之宜慎而已。

〔何绍奇整理〕

经验药对 （含小品方）

药对又称对药，是根据药物性味功能有机组合而产生协同加强或相反相成作用的配伍形式。前人早有《桐君》及《雷公》两部药对，后人亦多有撰述。吾在实践中深有体会，掌握经验药对及三至五味的小品方，是临证论治执简驭繁的捷径。为便于临床参考应用，兹就得心应手之经验药对及小品方，分作十六类，计二百七十一条，主要由门人姜兴俊主任医师整理，此次修订，门人孙伟主任对肾系病证，张琪主任对心脑病证，高想、李靖两位主任对痹证又增加了一部分药对，特此说明，并致谢忱。

1

外感病证药对

桂枝-白芍

【用量】桂枝 8 g，生白芍 15 g。

【功效】调和营卫。

【主治】❶表虚外感，症见恶风、汗出者。❷风邪滞表，肌肤络阻之证，如过敏性鼻炎、荨麻疹、冻疮等。❸营卫不和之自汗、盗汗、少汗、无汗和局部汗出等。

【按语】桂枝温通肌表，与白芍相伍则调和营卫。

一枝黄花-苍耳子

【用量】一枝黄花 18 g，苍耳子 12 g。

【功效】疏散风热，清解表毒。

【主治】时邪外感发热。

【按语】一枝黄花疏风达表，清热解毒；苍耳子行走上下肌肤，有疏散宣通之功。两药合用，既可疏散风热，又可清解表毒，治疗时邪外感之发热，无论风寒、风热所致，均可用之。风寒者加荆芥、防风、紫苏叶各 8 g，生姜 2 片；风热者加牛蒡子、僵蚕、前胡、桑叶各 9 g，轻证往往 1～2 剂即解。

蝉蜕-僵蚕

【用量】蝉蜕 8 g，僵蚕 12 g。

【功效】疏风散热，化痰利咽，解毒抗过敏。

【主治】❶风热喉痹，症见咽痒、咳嗽、咳痰等。❷外感温热邪毒所致发热、咽喉肿痛、声嘶目赤、腮腺肿大等。❸慢性肾炎或肾病综合征因外感风热而急性复发。

【按语】两药配伍金银花、连翘、淡豆豉、苍耳子、羌活等，可治疗病毒性感冒；配伍黄芩、黄连、石膏、金银花等，可治疗病毒性腮腺炎；配伍炙蜂房、豨莶草，可使乙型肝炎表面抗原转阴。

板蓝根-大青叶

【用量】板蓝根 20 g，大青叶 15 g。

【功效】清热解毒。

【主治】上呼吸道感染、流行性感冒、流行性脑脊髓膜炎、乙型脑炎、腮腺炎、急性扁桃体炎、急性传染性肝炎等证属热毒壅盛者。

【按语】板蓝根与大青叶善于清热解毒，用于热毒壅盛之疾病效果颇好，加之现代实验研究证明其有抗病毒作用，所以临床应用十分广泛，以至于有不顾辨证而滥用的现象发生。两药乃苦寒之品，注意非热毒性疾病不宜使用。

羚羊角-生石膏

【用量】羚羊角粉 0.6 g（分 2 次吞），生石膏 40 g。

【功效】清热降火，熄风定惊。

【主治】外感高热，烦躁不安，甚至引动肝风，肢体痉挛抽搐，或角弓反张者；肝火炽盛，上窜清窍，头痛如裂，眼目红赤者。

【按语】羚羊角清肝熄风，生石膏清热降火，合用治疗火热动风之证效果颇佳。

生大黄-生石膏

【用量】生大黄 10～15 g，生石膏 30～60 g。

【功效】峻下清热。

【主治】外感时邪，卫气同病，肺胃壅热，证见高热、烦渴、大便秘结，甚则神昏谵语者。

【按语】生大黄峻下，生石膏清热，两药合用，可直泄经腑实热，从而顿挫热势，存阴保津，缩短疗程。

生地黄-淡豆豉

【用量】生地黄 15～30 g，淡豆豉 10 g。

【功效】滋阴透邪。

【主治】热入营分，表证未罢，身热夜甚，微恶风寒者。

【按语】生地黄凉血养阴，淡豆豉透邪外出，用于温邪入营，可奏养阴祛邪之效。

苍耳子-葛根

【用量】苍耳子 15 g，葛根 30 g。

【功效】通督脉，疏经气，祛风湿。

【主治】项背挛急。

【按语】项背挛急多系禀赋不足，风寒湿邪袭于背腧，筋脉痹阻所致。此乃督脉之病，苍耳子祛风寒，"走督脉"（《得配本草》），用之既有引经作用，又有祛邪之功。葛根善解肌表，且走肩背，合治项背挛急，效果良好。

松节-红枣

【用量】松节 30 g，红枣 7 枚（每日 1 剂，水煎服，连用 1 个月）。

【功效】补虚固本。

【主治】预防感冒。

【按语】松节乃松树枝干之结节，善于祛风通络，疏利关节，多用于治疗历节肿痛，挛急不舒，或跌打损伤所致关节疼痛、肿胀不适等症，但根据前贤所述，以及民间所用，经长期观察，发现本品有补虚固本之长，对诸般赢损沉疴，有恢复之功。也就是说，松节能提高免疫功能，对体气虚弱，易于感冒，屡屡染疾者，服之有提高固卫御邪之功，能预防感冒之侵袭，堪称中药"丙种球蛋白"。余常用此两药为汤，名松节大枣汤，用于预防感冒效果良好。

2

心脑病证药对

大黄-三七-花蕊石

【用量】大黄 10～30 g，三七粉 3 g，花蕊石 20 g。

【功效】通腑泄热，化瘀止血。

【主治】中风急性期大便秘结者。

【按语】用大黄、三七和花蕊石治疗中风急性期，不论是出血性或缺血性，均以大便秘结为应用指征，直至大便稀软时停用。三药联用，通腑泄下、化瘀止血，可起到降低血压、降低颅内压以及退热的作用。

丁香-郁金

【用量】丁香 4 g，郁金 20 g。

【功效】行气通络，开窍醒脑。

【主治】❶中风后半身不遂、言语謇涩。❷顽固性头痛头晕。

【按语】丁香气味辛香，辛能行散，香能开窍，具有"开九窍，舒郁气"的作用（《本草再新》）；郁金行气解郁，活血通络，两药合用，可行气通络、开窍醒脑，用于治疗中风后半身不遂、言语謇涩，以及顽固性头痛头晕，可增强疗效。两药合用虽为"十九畏"配伍禁忌之一，但临床应用并无不良反应。

黄芪-川芎

【用量】黄芪 30 g，川芎 12 g。

【功效】益气活血。

【主治】中风后遗症，肢体偏瘫，证属气虚血瘀者。

【按语】黄芪、川芎与地龙 15 g、桑寄生 30 g 配伍，亦可治疗气虚血瘀型高血压。但非气虚血瘀者慎用。

麻黄-熟地黄

两药温通血络，消散阴凝，可治阴寒内凝、瘀血阻络之中风后遗症。详见"皮肤病证药对·麻黄-熟地黄"条。

鬼灯笼-槐花

【用量】鬼灯笼 10 g，槐花 15 g。

【功效】清肝、凉血、止血。

【主治】肝经血热，风阳鼓动之头晕、头痛、头胀和目赤等。

【按语】鬼灯笼味苦性寒，入肝、肺、胃之经，能散风清热，明目生津，对风阳头痛效好。槐花即槐之干燥的花蕾，又名槐花米（《医方易简》）或槐米。苦微寒，能凉血止血，清肝明目，善治肝热头痛。合用之，收效更佳。

白术-泽泻

【用量】白术 12 g，泽泻 30 g。

【功效】健脾利湿，除饮定眩。

【主治】梅尼埃综合征和高血压之眩晕，证属湿浊上逆者。

【按语】白术、泽泻相伍为仲景泽泻汤。白术健脾燥湿以升清阳，泽泻利湿除饮以降浊阴，两者合用，共奏升清降浊、利湿除饮以止眩晕之效。

半夏-乌头

【用量】法半夏 12 g，制乌头 5 g。

【功效】搜风通络。

【主治】❶原发性或外伤性癫痫久治不愈者。❷脊髓空洞症而有风痰者。

【按语】治疗顽固性面瘫，加此两药可激荡药力，增强祛风化痰之功。

胆南星－石菖蒲

【用量】胆南星 10 g，石菖蒲 8 g。

【功效】化痰通窍。

【主治】痰湿阻窍之癫痫、眩晕、失眠、偏瘫、震颤麻痹、脑外伤等。

【按语】胆南星善祛脑窍风痰，石菖蒲能"开心孔，利九窍"（《本草从新》），两药合用，可治疗痰湿与风邪交阻脑窍之证。

全蝎－蜈蚣－僵蚕－地龙

【用量】炙全蝎、炙蜈蚣、炙僵蚕、地龙各等份（共研细末，每次 1～3 g，每日 2～3 次）。

【功效】熄风定惊，控制抽搐。

【主治】❶癫痫。❷乙脑高热抽搐。

【按语】对癫痫反复发作者，坚持服此药，可以减少发作次数或减缓发作程度。乙脑高热而见风动抽搐者，用之可缓搐定惊，但须配合辨证汤剂服用。

僵蚕－全蝎

【用量】❶僵蚕 5～10 g，全蝎 2～5 g，入煎剂。❷僵蚕 1～3 g，全蝎 0.5～1 g，研末吞服。

【功效】祛风化痰，通络止痛。

【主治】血管性头痛属风痰阻络者。

【按语】僵蚕祛风解痉，化痰散结，全蝎祛风通络止痉，两药合用可明显缓解风痰阻络所致头痛。但血虚生风者及孕妇禁用，过敏者慎用。僵蚕、全蝎再配白附子，即牵扯正散（《杨氏家藏方》），擅治口眼㖞斜。

附子－全蝎

【用量】附子 6 g，全蝎 3 g（研吞）。

【功效】温阳熄风止惊，散寒通络止痛。

【主治】顽固性抽搐及阳虚寒凝之痹痛、麻木、偏头痛等。

【按语】《证治准绳》蝎附散以此两味为主药。附子温阳祛寒除湿，全蝎通络搜风解惊，两药相伍，攻克顽固性寒凝痹痛、头痛、抽搐等症每有殊功。

鱼枕骨-潼木通-路路通

【用量】鱼枕骨 4 g，潼木通 6 g，路路通 10 g。

【功效】通利脑窍，消除水湿。

【主治】脑积水。

【按语】治脑积水若加用䗪虫、红花、鸡血藤，可促进侧支循环形建立，改善血管的通透性，促使积水排出。

人参-苏木

【用量】人参 6 g，苏木 15 g。

【功效】补益心肺，祛瘀通经。

【主治】肺心病、风心病属心肺气虚血瘀，症见胸闷、咳喘、唇绀、浮肿者。

【按语】风心病合并咯血者，用两药加花蕊石 30 g 有较好疗效。

人参-附子

【用量】红参 10 g，制附子 8 g。

【功效】益气强心。

【主治】心力衰竭。

【按语】人参与附子相伍乃著名的参附汤，原用于治疗气阳暴脱之厥逆自汗、气促喘息病证。实验研究证明，人参主要含人参皂苷，具有强心抗休克作用，可治心源性休克；附子主要含乌头碱，具有明显的强心作用，合用强心作用增强。近现代临床也证实其强心作用，以至成为世所公认的治疗心力衰竭的佳品。若系重症患者，人参、附子用量须加大。

人参-三七-琥珀

【用量】人参 6 g，三七 3 g，琥珀 4 g（共为细末，分 2 次吞服）。

【功效】益心气，活心血，通心络，安心神。

【主治】冠心病心绞痛。

【按语】人参大补心气而推动心血运行；三七活心血、通心络；琥珀安神宁心。实验证明，人参能使心脏收缩力加强，三七能增加冠状动脉的血流量，减低冠状动脉的阻力。三药合治冠心病，有缓解心绞痛的作用，对辨证属于气虚血瘀者最为合适。

三七-丹参

【用量】三七 3 g，丹参 15 g（研末，分次吞服）。

【功效】活血化瘀，止痛定悸。

【主治】冠心病心绞痛。

【按语】《本草求真》："三七，世人仅知功能止血定痛，殊不知痛因血瘀则疼作，血因散则血止。三七气味苦温，能于血分化其血瘀。"实验证明，三七能增加冠状动脉的血流量、减低冠状动脉的阻力，并能减少心肌耗氧量，故为治疗血瘀性心绞痛的主药。《本草正义》："丹参专入血分，其功在于活血行血，内之达脏腑而化瘀滞……外之利关节而通脉络。"丹参亦有扩张冠状动脉的作用，并可减慢心率，缩短心肌缺血的持续时间。两药合用，化瘀通脉，有相辅相成之妙。用于治疗冠心病心绞痛，无论急性期或缓解期，均可使用。

此外，两药合用，尚可治疗肝脾大。

太子参-合欢皮

【用量】太子参、合欢皮各 15 g。

【功效】益气养阴，解郁安神。

【主治】❶冠心病、心肌炎后期，因气阴两伤，气机郁结，症见心悸、虚烦不寐者。❷心气不足，肝郁不达之情志病。

【按语】太子参益气养阴，合欢皮解郁安神，两味相伍，治疗心气不足、肝郁不达的情志病，确有调肝解郁、两和气阴之功，而无"四逆""四七"辛香开散、耗气劫阴之弊。

生地黄-附子

【用量】生地黄 20 g，制附子 8～12 g。

【功效】养阴温阳，滋阴化阳。

【主治】各种心脏疾患，如冠心病、风心病、心律不齐、房室传导阻滞等，证属心阴、心阳两虚或心阳不足者。

【按语】生地黄凉血滋阴，润养心脉；附子温热走窜，温通心脉。两药合用，刚柔相济，有利于心脏功能的恢复。若心律失常属寒热夹杂、阴阳互损之证，加麦冬效果更好。

《医学衷中参西录》："生地黄能逐血痹……附子大辛大热，又能温通血脉，与地黄之寒凉相济，乃成逐血痹之功。"类风湿关节炎偏热者，可重用生地黄 60～90 g、制附子 10 g，两药刚柔相济，收效亦好。

瓜蒌-薤白

【用量】瓜蒌、薤白各 15 g。

【功效】宣通胸阳，散结下气。

【主治】阳微阴盛之冠心病心绞痛，以及非冠心病之胸痹、胸痛。

【按语】两药乃《金匮要略》"瓜蒌薤白白酒汤"之主药，历来均用作治疗胸阳不振之胸痹、胸痛。临床实践证明，两药通阳散结，理气宽胸，兼以化痰润肠，用治冠心病心绞痛有显著疗效。

两药尚能健胃快膈，用治胃脘胀而苔腻者。

沉香-三七

【用量】沉香 6 g，三七 3 g（研末，分次吞服）。

【功效】降气活血，散瘀止痛。

【主治】冠心病心绞痛属气滞血瘀者。

【按语】沉香降气温中、暖肾纳气，三七活血止血、疗伤止痛，两药合用气血同治，通中寓补。用治冠心病心绞痛，当以症见胸痛和胸中闷胀者为宜，兼气虚者加人参；心慌怔忡者加琥珀。阴亏火旺或气虚下陷者应慎用。

桑寄生-丹参

【用量】桑寄生 20 g，丹参 9 g。

【功效】活血通脉。

【主治】冠心病。

【按语】桑寄生含黄酮类物质，有扩张冠状动脉，增加冠状动脉血流量的作用。《本经逢原》也有"通调血脉"的说法，故为治疗冠心病的重要药物。同丹参配伍，可缓解冠心病心绞痛和胸部憋闷现象。此外，尚有降压作用。

苦参-远志

【用量】苦参 20～30 g，远志 10 g。

【功效】清心止悸。

【主治】快速性心律失常。

【按语】实验研究表明，苦参有降低心肌收缩力、减慢心率、延缓房性传导以及降低自律性等作用。临床研究也证明，苦参对多种快速性心律失常均有效。

苦参-茶树根

【用量】苦参、茶树根各 15 g。

【功效】清心定悸。

【主治】病毒性心肌炎之心律失常。

【按语】若病情需要，苦参量可加至 20～30 g，餐后半小时服。

桂枝-甘草

【用量】桂枝 10 g，炙甘草 6 g。

【功效】温通心阳。

【主治】心阳不振、心脉痹阻之心动过缓。

【按语】心动过缓总因心阳不足，心脉不通所致。阳以阴为基，阴非阳不化。桂枝和营通阳，炙甘草养阴补虚，宣通经脉，两药并用，刚柔相济，心阳渐复，故治心动过缓有效。桂枝用治心动过缓，可提高心率，其用量宜逐步递增，直至心率接近正常或大于 60 次/min 为度，最多可加至 30 g。如口干舌燥时，可略减量，或加麦冬、玉竹各 10 g。

治疗冠心病、病态窦房结综合征之心动过缓，可以本药对与黄芪 30 g、丹参 15 g 组成基本方，并随证加味。

丹参-酸枣仁

【用量】丹参 15 g，酸枣仁 30 g。

【功效】清养心肝，安神除烦。

【主治】虚烦不眠。

【按语】丹参味苦微寒，可清心凉血，除烦安神；酸枣仁养肝除烦，宁心安神，两药合用，乃治疗虚烦不眠之良药。

百合-丹参

【用量】百合 30 g，丹参 15 g。

【功效】清养心神。

【主治】阴虚郁热，心神不宁，虚烦不眠者。

【按语】若配合甘麦大枣汤和生地黄、麦冬、知母则效果更好。

百合-生地黄

【用量】百合 30 g，生地黄 20 g。

【功效】养心安神。

【主治】❶妇人阴血不足，心悸不安，甚则神志异常者。❷温热病后期，余热未尽，阴津耗伤，虚烦不寐者。❸病毒性心肌炎恢复期。

【按语】两药合用，即仲景百合地黄汤，用治百合病。

百合-知母

【用量】百合 30 g，知母 10 g。

【功效】清虚热，养心神。

【主治】阴虚内热之心烦、不寐、惊悸、口渴，或夜热等。

【按语】两药合用，即仲景百合知母汤，用治百合病误汗伤津、烦热口渴者。

龟甲-龙骨-石菖蒲

【用量】龟甲 10～15 g，龙骨 20～30 g，石菖蒲 6～10 g。

【功效】补心肾，宁心神。

【主治】心肾阴虚，精神恍惚，健忘，失眠，如神经症之候。

【按语】上三药加远志，即为《千金要方》"孔圣枕中丹"。

龙骨-牡蛎

【用量】龙骨 15 g，牡蛎 30 g。

【功效】重镇潜纳，收敛固涩。

【主治】❶虚阳上扰，心神不宁之惊悸、不寐、多梦、虚烦等。❷遗精、遗尿、汗多、白崩等精津外泄之证。❸肝肾不足，肝阳化风之眩晕、震颤、肉𥆧、耳鸣等。❹吐衄、崩漏等血证。

【按语】重镇潜纳用生龙骨和生牡蛎，收敛固涩用煅龙骨和煅牡蛎。

附子-磁石

【用量】制附子 8～12 g，磁石 20～30 g。

【功效】温阳潜镇,安神定惊。

【主治】虚阳上浮,扰及心神之心悸、不寐、耳鸣、眩晕等。

【按语】附子温补心肾,磁石潜镇浮阳,一兴奋,一抑制,动静结合,可温阳而不浮躁,潜镇但不沉遏,共奏温阳潜镇之效。

失眠久治不愈,迭进养阴镇静药无效时,亦可用淫羊藿配磁石温补镇摄。

石菖蒲-远志

【用量】石菖蒲 10 g,远志 8 g。

【功效】化痰湿,开心窍。

【主治】❶痰湿蒙蔽心神之痴呆、神昏、多寐、癫痫、健忘、心悸。❷慢性支气管炎、肺心病咳喘痰多、胸闷心悸者。

【按语】《千金方》中治好忘的孔子大圣智枕中丹、开心散、菖蒲益智丸,以及治心气不定的定志小丸,俱以石菖蒲、远志为主药之一。

用石菖蒲、远志各 3 g,泡水代茶饮,送服刺五加片,1 次 4 片,每日3 次。可治心肌炎或冠心病见心律不齐,心悸怔忡,夹有痰浊,苔白腻者。

楮实子-益母草

【用量】楮实子 15 g,益母草 60~80 g。

【功效】滋阴活血利水。

【主治】阴血亏虚,瘀水互结致水肿者。

【按语】益母草消水行血,去瘀生新;楮实子补肝肾,强腰膝,利水而不伤阴,《药性通考》称其"补阴妙品,益髓神膏"。两药合用滋阴而不恋邪,利水而不伤阴,养血而不滞瘀。若水肿盛者,益母草可加量至120 g,煎汤代水。若有便溏,可加用茯苓、山药、炒薏苡仁。

仙鹤草-葶苈子

【用量】仙鹤草 30~60 g,葶苈子 15~30 g。

【功效】强心泻肺利水。

【主治】心力衰竭属水气凌心者。

【按语】仙鹤草扶正强壮，葶苈子泄肺利水，一补一泄，取强心之效。现代药理证实葶苈子一方面有强心作用，在增加冠状动脉血流量的同时，不增加心肌耗氧量；另一方面有显著的利尿作用，可以有效减轻心脏负荷，与强心苷和利尿药相比，使用更安全，不良反应更小。葶苈子大剂量应用或久服，可造成水、电解质代谢紊乱，尤其是低钾血症，故应当中病即止或及时减量。缓解期可予葶苈子 3～6 g，研末入丸散剂，仙鹤草煎汤兑服。

红参-制附子-生地黄

【用量】红参 10～30 g，制附子 10～20 g，生地黄 15～30 g。

【功效】益气强心，回阳救逆。

【主治】顽固性心力衰竭属正虚阳脱者。

【按语】红参温补元气，附子回阳救逆，生地黄滋阴养心，三药合用阴阳同求，气血（津）同治，温润并举，故能固本救逆。附子应从小剂量开始，逐渐加量，大剂量煎煮时加生姜或蜂蜜同煎更好，口尝发麻应再煎。附子中毒可用淘米水一大碗即服，然后用甘草 60 g 水煎服。晚近有实验表明小剂量附子对 RAS 系统有抑制作用，可能有改善心室重构的作用，但大剂量附子应用可能加剧心室重构。

水蛭-三七

【用量】水蛭与三七以 1∶2 或 1∶3 比例共研为末，装成 0.3 g 胶囊，每次 5 粒，每日服 3 次。

【功效】养血活血，散瘀止痛。

【主治】冠心病心绞痛属血瘀重症者。

【按语】水蛭破血逐瘀，攻坚通络，三七活血止血定痛，两药合用散瘀力猛，适用于体虚不显而瘀阻较甚者。若体弱血虚，无瘀血停聚及孕妇、经期忌服。药理研究发现水蛭有抗凝、抗血栓、抗炎、保护血管内皮、降血脂、抗氧化、降低血黏度等多种作用。三七具有减慢心率、降低血压、减轻心脏负荷、降低心肌收缩力和耗氧量、改善心肌供血、纠正心律失常、改善微循环等作用。两者在冠心病防治的多个环节中都能发挥作用。

地龙-鹿角粉

【用量】鹿角粉与地龙等份研末，取 0.3 g 装入胶囊，每次 4～6 粒，每日 2 次。

【功效】温肾通络。

【主治】病态窦房结综合征属阳虚络瘀者。

【按语】病态窦房结综合征多见于老年患者，病机特点以心肾阳虚，心络瘀阻为要。用鹿角粉温肾益精活血，配地龙钻别搜通以活络，两药合用切中病机，温通并举，消补兼施。阴伤热盛者忌服。

桂枝-玉竹

【用量】桂枝 12～20 g（可加至 30 g），玉竹 15～30 g。

【功效】振心阳，补心阴。

【主治】缓慢性心律失常阴阳两虚者。

【按语】心动过缓总因心阳不足，心脉不通所致。阳以阴为基，阴非阳不化。桂枝和营通阳，玉竹养阴补气，两药合用，刚柔相济，温润并举，阴阳同调。药理研究证实玉竹有降血脂，减缓动脉粥样硬化斑块形成，降血糖，抗肿瘤，抗衰老及增强免疫力等功能。玉竹总苷有明显的增强心肌收缩性能，改善心肌舒张功能作用。桂枝含有的桂皮醛，对大血管和外周血管有扩张作用，能增强血液循环，增加冠状动脉血流量，改善冠状动脉循环。桂枝甘草汤对窦房结的冲动，具有双向调节作用，既可以治疗窦性心动过缓，又可以治疗窦性心动过速。

水蛭-黄芪

【用量】❶生水蛭 8～10 g，黄芪 30 g，煎汤内服。❷水蛭隔纸烘干，研细末，装 0.3 g 胶囊，每次 3～4 粒，每日 2 次，黄芪煎汤兑服。

【功效】益气化瘀泄浊。

【主治】高脂血症、动脉粥样硬化属气虚血瘀者。

【按语】黄芪益气扶正治其本，水蛭活血通脉，化痰泄浊治其标。适用于痰瘀痹阻脉络而兼体气亏虚者。药理研究证实黄芪煎剂能够降低高脂血症大鼠模型血清中的 TC、TG、LDL-C 含量，以降低 TC 效果更为突出，同时具有升高 HDL-C 的作用。水蛭不仅具有降脂作用，而且能抗凝血，显著延长纤维蛋白的凝集时间，改变血液流变性，消退动脉粥样硬化斑块。

僵蚕-泽泻

【用量】❶僵蚕 15 g，泽泻 20 g，煎汤内服。❷僵蚕、泽泻以 1∶2 的比例研末，取 0.3 g 装入胶囊，每次 4～6 粒，每日 2 次。

【功效】化痰泄浊消脂。

【主治】高脂血症，动脉粥样硬化属痰湿盛者，亦可用于肥胖者。

【按语】僵蚕化痰散结通脉，泽泻利水渗湿，两药合用共奏泄浊消脂之效。药理研究发现僵蚕有抑制体内胆固醇合成、促进胆固醇的排泄、提高磷脂合成的作用，还能抑制体内血小板活化、抗凝血酶形成，以预防血栓形成。泽泻除具有明显的利尿作用外，还具有降血压、降血糖、降血脂、抗脂肪肝及抗动脉粥样硬化等作用。

䗪虫-血竭

【用量】䗪虫与血竭 1∶2 研末，取 0.3 g 装入胶囊，每次服 4～6 粒，每日 2 次。

【功效】活血化瘀，通络止痛。

【**主治**】血管性头痛属血瘀痹阻者。

【**按语**】适用于头痛日久，痛势剧烈之瘀阻重症。药理研究发现䗪虫具有调脂、抗凝、抗血栓，保护内皮细胞功能，提高组织耐缺氧能力。血竭可作用于微循环动脉，祛除和溶解血栓，疏通血循环，软化血管，对硬化和狭窄的小动脉起到一定的逆转作用，从而改善血供，缓解头痛。

3
肺系病证药对

牛蒡子-山药

【用量】牛蒡子 10 g，山药 30 g。

【功效】化痰益肺。

【主治】外感咳嗽已久，咳痰不畅，肺虚体弱者。

【按语】近代医家张锡纯谓："牛蒡子与山药并用，最善止嗽。"因山药"能补肺补肾兼补脾胃""牛蒡子体滑气香，能润肺又能利肺"，并能"降肺气之逆"，两味同用，补散相济，肺脏自安。

地龙-僵蚕

【用量】地龙 15 g，僵蚕 10 g。

【功效】化痰，通络，平喘。

【主治】痰热咳嗽，过敏性哮喘。

【按语】地龙味咸性寒，泄热定惊，平喘通络；僵蚕散风泄热，化痰消坚，活络通经，并有抗过敏作用。故两者合用，对于痰热咳嗽、过敏性哮喘，具有佳效。对风痰阻络之偏头痛、三叉神经痛、口眼㖞斜、肢体麻木者亦效。

地龙-海螵蛸

【用量】地龙、海螵蛸各 15 g。

【功效】化痰通络平喘，制酸止痛。

【主治】❶支气管哮喘日久不愈者。❷胃溃疡脘痛泛酸，日久不愈者。

【按语】地龙清络化痰平喘，海螵蛸止血敛酸止痛，两药合用，通敛并施，对消化性溃疡具有良效，但虚寒性溃疡者忌用。

地龙-䗪虫

【用量】地龙 15 g，䗪虫 10 g。

【功效】化痰祛瘀通络。

【主治】❶咳喘日久，顽固不愈者，如肺心病、风心病、慢性支气管炎、支气管哮喘等。❷顽痹日久，关节畸形。

【按语】地龙化痰平喘，䗪虫活血逐瘀，一化痰，一活血，且皆能通利经络，故用于上述痰瘀交阻之证。

地龙-蜂房

【用量】地龙 15 g，蜂房 10 g。

【功效】镇咳平喘，通络止痛。

【主治】❶慢性咳喘较剧者。❷顽痹肿痛，关节变形者。

【按语】地龙平喘，蜂房镇咳，故用于慢性咳喘较剧者。两药亦可化痰消肿，通络止痛，故又可用于治疗类风湿关节炎，所研制的益肾蠲痹丸即配有地龙、蜂房。

金荞麦-鱼腥草

【用量】金荞麦、鱼腥草各 30 g。

【功效】清肺、化痰、定咳。

【主治】肺热咳嗽、痰多、发热，苔微黄，脉数者。

【按语】金荞麦又称天荞麦、野荞麦，该药虽见载于《本草拾遗》，但在临床开拓应用却是近 40 多年的事。金荞麦清热解毒，祛风利湿，实验研究证明无直接抗菌作用，但临床治疗肺脓肿、肺炎等肺部感染性疾病及肠道炎症有较好的疗效。治疗上呼吸道与肠道感染，喜以本品与功能清热解毒、利尿消肿的鱼腥草相伍加入辨证方中，常能获得较为满意的疗效。

麻黄-石膏

【用量】麻黄 6 g，生石膏 30 g。

【功效】清宣肺热，平喘止咳。

【主治】肺热咳喘。

【按语】两药为《伤寒论》麻杏石甘汤之主药，是治疗肺热咳喘的首选药物。

麻黄-杏仁

【用量】麻黄 3～6 g，杏仁 12 g。

【功效】宣降肺气，止咳平喘。

【主治】咳喘。

【按语】用两药随证加味，既可以用治外感咳嗽，又可用治慢性支气管炎咳喘。

麻黄-附子

【用量】麻黄 4～8 g，附子 10～15 g。

【功效】温阳散寒，化饮平喘。

【主治】❶心肾阳虚之痰饮咳喘。❷心肾阳虚之迟脉证。❸肾炎之阳虚水肿。❹寒凝痹痛。

【按语】此两药为《伤寒论》麻黄附子细辛汤的主药，为温经扶阳散寒之品，现演绎为治疗心、肺、肾寒凝阳虚及痹痛诸疾的有效药对。

麻黄-射干

【用量】麻黄 6 g，射干 10 g。

【功效】宣肺利咽，止咳平喘。

【主治】咳喘伴有咽喉紧束不适者。

【按语】《金匮要略》射干麻黄汤采用此两药，治疗"咳而上气，喉中水鸡声"者。

细辛-干姜-五味子

【用量】细辛 6 g，干姜 4 g，五味子 5 g。

【功效】温肺散寒，化饮止咳。

【主治】寒饮咳喘，症见咳喘，痰多稀薄，呈泡沫状，舌质淡，苔滑润。

【按语】仲景苓甘五味姜辛汤、小青龙汤、小青龙加石膏汤、厚朴麻黄汤中均有用细辛、干姜和五味子。

葶苈子-大枣

【用量】葶苈子 15～30 g，大枣 10 枚。

【功效】泻肺除饮，下气平喘，抗御心衰。

【主治】慢性支气管炎、支气管哮喘、渗出性胸膜炎、充血性心力衰竭等属痰浊水饮壅滞胸肺。症见面目浮肿、咳喘气逆、痰涎壅盛、咳吐痰水而肺气不虚者。

【按语】两药配伍乃《金匮要略》葶苈大枣泻肺汤，原治"肺痈，喘不得卧"，今引申治疗上述诸病证，效果较好。

葶苈子含强心苷，可使心缩加强，心率减慢，对衰竭的心脏，可增加心排血量，降低静脉压，用于治疗心力衰竭疗效较好。心衰者正气多虚，不耐葶苈子强力祛邪，故佐大枣和缓药性。多年来，常以葶苈大枣泻肺汤加味治疗心衰，能使临床症状较快地缓解或消失，心衰得以控制，多数患者不仅病情稳定，而且可以恢复工作能力。凡心慌气短，动则加剧，自汗，困倦乏力，苔白质淡，脉沉弱者，乃心脾气虚之证，宜加用炙黄芪、党参、白术、炙甘草，以益气健脾；两颧及口唇发绀，时时咯血，脉结代，舌质紫瘀者，系心体残损、肺络瘀阻之证，应加用化瘀和络之品，如丹参、苏木、花蕊石、桃仁、杏仁、炙甘草等；如阳虚较甚，怯冷，四肢不温，足肿，舌质淡胖苔白，脉沉细而结代者，需加用附片、淫羊藿、鹿角片、炙甘草等品以温肾助阳。

葶苈子-鹅管石-肉桂

【用量】葶苈子 30 g，鹅管石 40 g，肉桂 9 g（共研细末，每服 6 g，每日2次）。

【功效】温肺化饮，涤痰定咳。

【主治】痰饮咳喘。

【按语】此药对乃章次公先生常用。

丹参-黄芩-百部

【用量】丹参12 g，黄芩10 g，百部15 g。

【功效】活血清肺，抗痨杀虫。

【主治】肺结核或肺外结核。

【按语】丹参活血化瘀；黄芩善清肺火；百部润肺止咳、抗痨杀虫，实验研究证明，对人型结核分枝杆菌有完全的抑制作用。三药配伍，可作为肺结核或肺外结核的专病用药，对服西药已产生耐药性者尤宜。药后可减轻症状，改善血液循环，促进病灶吸收等。

4

胃肠病证药对

青皮-陈皮

【用量】青皮 6 g，陈皮 8 g。

【功效】疏肝和胃，消积止泻。

【主治】肝胃气滞之脘胁胀满，小儿饮食积滞，经前乳胀。

【按语】青皮与陈皮，一为橘之幼果，一为橘之成熟果皮。其果实质沉力强，主入肝与胃经，善于行肝气、消食积；果皮质轻力弱，主入胃与肺经，长于行胃气、化痰湿。故两药合用，可治疗肝胃气滞之脘胁胀满、小儿饮食积滞和经前乳胀。

乌药-百合

【用量】乌药 10 g，百合 15 g。

【功效】顺气，养胃，止痛。

【主治】日久不愈之胃脘痛。

【按语】百合治胃痛，古已有之，如《神农本草经》谓其治"心痛……补中益气"。《药性论》谓其"除心下急满痛"。究其机制，当为养胃止痛。日久不愈之胃脘痛，多有胃虚络滞之病机，乌药顺气止痛，百合养胃止痛，用之乃的对之药，故而效好。

当归-桃仁-杏仁

【用量】当归、桃仁各 10 g，杏仁 15 g。

【功效】活血行滞，生肌愈疮，缓解胃痛。

【主治】胃脘痛，溃疡病。

【按语】此乃先师章次公先生经验用药，对胃脘痛、溃疡病确有良效，既可止痛，又可促进溃疡病灶的修复。三药中杏仁用量可酌情加至20～

30 g，能提高止痛作用。

黄芪-知母

【用量】黄芪18 g，知母24 g。

【功效】补气滋阴。

【主治】阴虚胃痛。

【按语】黄芪甘温补气，知母甘寒滋阴，两药并用，乃受张锡纯经验之启示，大具阳升阴应，云行雨施之妙。凡阴虚胃痛加用，多奏佳效。

人参-黄芪-三七

【用量】红参15 g，生黄芪、三七各30 g（共研细末，每服3 g，每日3次，餐前1小时温开水送服）。

【功效】补气化瘀止痛。

【主治】消化性溃疡及慢性胃炎。症见胃脘胀痛，有出血征象，辨证属于脾虚气弱者。

【按语】服用3～5日，即能增加体气，止血止痛。连服1～2个月，每可临床治愈。

地龙-海螵蛸

两药清络化痰、敛酸止痛，治疗消化性溃疡具有良效。内容见"肺系病证对药·地龙-海螵蛸"条。

人参-半夏

【用量】人参6 g，制半夏8 g。

【功效】补益元气，和胃止呕。

【主治】妊娠恶阻以及尿毒症等顽固性呕吐属元气虚损、胃气上逆者。

【按语】呕吐甚者用生半夏9～12 g，先煎，或加生姜2片亦可。尿毒症体虚甚者须配合香砂六君子汤，或再加大黄适量，可减轻症状，延长寿命。

旋覆花-赭石

【用量】旋覆花 10 g，赭石 30 g。

【功效】降气镇逆。

【主治】❶胃神经症、胃溃疡、胆汁反流性胃炎、膈肌痉挛等病证，因胃气上逆，症见嗳气、呃逆者。❷气血逆上之吐血、衄血、倒经等血证。❸梅尼埃综合征、高血压、脑动脉硬化之眩晕、呕吐，因痰浊上逆，清阳不升、浊阴不降者。

【按语】两味为《伤寒论》旋覆代赭汤的主药，取其消痰下气，重镇降逆。大凡胃气上逆之胃病，肝气上逆之妇科病，痰气上逆之眩晕证，均可随证选用。气顺痰亦消，一切痰气交阻而有上逆之证者，均为要药。

藿香-佩兰

【用量】藿香、佩兰各 10 g。

【功效】解暑和胃，化湿醒脾。

【主治】夏伤暑湿、内伤饮食所致湿浊中阻。症见胸闷脘痞，恶心呕吐，纳呆食少，口中甜腻，口气臭秽，舌苔白腻等。

【按语】两药芳香化湿，为治疗中焦湿浊之要药。

黄连-紫苏叶

【用量】黄连 5 g，紫苏叶 2 g。

【功效】清化湿热，行气和胃。

【主治】湿热滞胃，脘闷不舒，恶心呕吐者。

【按语】两药相配，乃《湿热病篇》黄连苏叶汤，其治湿热呕吐，效果颇好。

黄连-吴茱萸

【用量】黄连 5 g，吴茱萸 1.5 g。

【功效】清肝和胃。

【主治】慢性胃炎属肝经火郁。症见恶心，呕吐，吞酸，嘈杂，嗳气者。

【按语】《丹溪心法》左金丸由此两药组成，两者用量为6∶1，用治肝胃不和之胃病。热甚者，重用黄连，轻用吴茱萸；胃寒者，重用吴茱萸，轻用黄连。

黄连-干姜

【用量】黄连2～6g，干姜1～3g。

【功效】辛开苦降，消痞散结。

【主治】❶慢性胃炎，胃与十二指肠溃疡之寒热互结，症见胃脘痞满、嘈杂、吞酸者。❷寒火结滞之口舌生疮，顽固难愈者。

【按语】《伤寒论》三泻心汤均用此两药治疗寒热错杂证。两药用量尚可根据寒热之轻重确定，如热重寒轻，重用黄连，轻用干姜；寒重热轻，重用干姜，轻用黄连。

白术-鸡内金

【用量】生白术15g，鸡内金10g。

【功效】补脾健胃，消食化积。

【主治】慢性萎缩性胃炎伴肠上皮化生者。

【按语】若病变较重，尚需配伍刺猬皮和穿山甲软坚消结、化散郁积。

党参-五灵脂

【用量】党参10g，五灵脂8g。

【功效】益气化瘀，消胀止痛。

【主治】慢性萎缩性胃炎，胃及十二指肠溃疡之胃脘痛胀。

【按语】两药虽属"十九畏"之属，但实践用之无任何毒性及不良反应，且疗效较好。

黄芪-莪术

【用量】 生黄芪 20～30 g，莪术 6～10 g。

【功效】 益气化瘀，扶正消积。

【主治】 慢性萎缩性胃炎，消化性溃疡，肝脾肿大及肝或胰腺癌肿，证属气虚血瘀者。

【按语】 慢性胃炎和癥瘕积聚多由久病耗气损精，致气虚无力，血因之瘀，而成气虚血瘀之候。黄芪益气补虚，得莪术而补不壅中；莪术行气、破瘀、消积，遇黄芪而攻不伤正。两药合用，正可益气化瘀，扶正消积。用于治疗慢性萎缩性胃炎、消化性溃疡、肝脾大及肝或胰腺癌患者，颇能改善病灶的血液循环和新陈代谢，以使某些溃疡、炎性病灶消失，肝脾缩小，甚至使癌症患者病情好转，延长存活期。临床运用时，尚须根据辨证施治原则，灵活掌握其用量和配伍。如以益气为主，黄芪可用 30～60 g，再佐以潞党参或太子参；如以化瘀为主，莪术可用至 15 g，加入当归、桃仁、红花、䗪虫等；解毒消癥常伍三七、虎杖、白花蛇舌草、蜈蚣。

升麻-苍术

【用量】 升麻 6 g，苍术 10 g。

【功效】 升清运脾。

【主治】 内脏下垂和白细胞减少、血小板减少。

【按语】 升麻升举清阳，苍术运脾散精，两药合用，可振奋气化，有起痿、振颓之功。此外，治疗血液病常用质黏补益之品，配苍术有疏运作用，不致碍胃。

蜈蚣-儿茶

【用量】 蜈蚣（文火烘干）62 g，儿茶 38 g。共研极细末，6 个月以下小儿，每次服 0.33 g；6～12 个月幼儿，每次服 0.65 g；1～2 岁，每次服 0.85 g，每日 3 次。

【功效】调和胃肠。

【主治】小儿消化不良之呕吐、腹泻、小便减少者。

【按语】《名医别录》曾曰蜈蚣可"疗心腹寒热积聚"，说明蜈蚣对胃肠功能有调整作用。今伍以收敛止泻之儿茶，一温一寒，一开一收，共奏和调中州之功。如脾虚者，又宜参用健脾运中之品，如白术、木香、砂仁之类。若脱水者当予补液。

徐长卿-乌梅

【用量】徐长卿15 g，乌梅10 g。

【功效】和肠止泻。

【主治】不服水土之泄泻。

【按语】徐长卿祛风除湿，乌梅涩肠止泻，两药合用，可调节肠胃功能，改善临床症状。再伍以健脾益气药，如四君子汤，可提高机体的适宜性，使不服水土之泄泻得以痊愈。

儿茶-乌梅-血余炭

【用量】儿茶8 g，乌梅15 g，血余炭10 g。

【功效】敛肠止泻。

【主治】慢性泄泻以及放疗、化疗后引起的放射性肠炎。

【按语】儿茶收湿敛疮，乌梅涩肠止泻，血余炭止血敛疮，合用则敛肠止泻之功倍增。

五灵脂-牵牛子

【用量】五灵脂、牵牛子（黑丑）各等份（共为细末，每服3～6 g，每日2次，温开水送下）。

【功效】消积，化滞，除胀。

【主治】饮食积滞，腹胀或痛，便闭或泻下不爽。

【按语】两药合用名"灵丑散"，乃章次公先生所拟订。用之多年，效果确实，凡痰瘀交阻，宿食不消，浊气壅塞，而致腹痛膜胀，悉可选用。两药亦可用于痢疾腹胀或坠痛，排便不爽，常与大黄、槟榔、薤白、木槿花、苦参、石榴皮、香连丸等伍用。

决明子-芦荟

【用量】决明子 20 g，芦荟 2～4 g。

【功效】泄热通便。

【主治】便秘，口疮。

【按语】决明子清肝通便，芦荟清泄积热，两药合用，既可治大便秘结，又对大便秘结、火热上炎之口疮有较好疗效。若加用马勃 4 g、玉蝴蝶 6 g 生肌疗疮，可加速口疮愈合。

红藤-白头翁

两药合用，善于清解肠道热毒，用于治疗热毒蕴结之痢疾和溃疡性结肠炎效果较好。详见"妇科病证药对·红藤-白头翁"条。

苦参-木香

【用量】苦参 6～15 g，木香 2～6 g。

【功效】清热燥湿，行气止痢。

【主治】痢疾，肠伤寒。

【按语】苦参大苦大寒，治疗湿热痢疾，单用即有效，配行气之木香，可加强疗效。两者可入配方为汤剂。亦可以 3：1 比例为散剂，每次冲服 6 g，每日 3 次，连用 3～5 日。如嫌散剂难服，可将散剂水泛为丸，每服 6 g，赤痢用红糖，白痢用白糖，和温开水送服。

治疗肠伤寒带菌者，可再加黄连，配成"苦参香连丸"，每次 6 g，每日 3 次，连用 5～7 日，可使伤寒沙门菌阳性者转阴。

服用苦参之剂，宜在餐后半小时服用，以免苦寒伤胃。

黄连-乌梅

【用量】黄连 4 g，乌梅 8 g。

【功效】清热燥湿，生津止泻。

【主治】痢疾。

【按语】黄连清热燥湿，乌梅生津止泻，两者合用，清热燥湿而不伤阴，生津止泻而不敛邪。故凡痢疾，无论急性、慢性均可使用。《千金方》即用此两药治暴痢。

水蛭-海藻

【用量】水蛭 15 g，海藻 30 g（共为细末，分作 10 包，每日 1～2 包，黄酒冲服）。

【功效】化瘀，消痰，散结。

【主治】晚期食管癌，直肠癌。

【按语】水蛭化瘀血、消癥块，海藻消痰结、散瘿瘤，两者合用有抗肿瘤作用，用之能改善症状，控制肿瘤发展。但食管癌伴有溃疡出血者慎用。

5
肝胆病证药对

柴胡-白芍

【用量】柴胡 10 g，白芍 15 g。

【功效】疏肝解郁。

【主治】肝气郁结不舒或肝气横逆太过之证。

【按语】《伤寒论》四逆散、《和剂局方》逍遥散和《景岳全书》柴胡疏肝散方中，均用柴胡、白芍两药，以其在疏肝解郁之中发挥疏散和调的作用。

三七-鸡内金

【用量】三七 3 g（研吞），鸡内金 10 g。

【功效】化瘀消积。

【主治】慢性肝炎，肝硬化。

【按语】三七可化瘀和血，善通肝络；鸡内金消积化食，《医学衷中参西录》曰："治痃癖癥瘕，通经闭"。两药合用，治疗慢性肝炎、肝硬化，可改善症状，增进食欲，并改善肝功能。

升麻-葛根

【用量】升麻 15 g，葛根 20 g。

【功效】升散解毒。

【主治】❶肝炎，能降低转氨酶。❷慢性鼻炎、鼻窦炎。❸阳明郁热所致牙龈肿痛、溃烂，以及头痛、三叉神经痛等。

【按语】《阎氏小儿方论》升麻葛根汤即以此两药为主，原用以透疹解毒，今则开拓其作用，用于转氨酶增高、鼻炎、齿痛、头痛之症。

虎杖-山楂

【用量】虎杖 20 g，山楂 15 g。

【功效】清利湿热，化瘀消积。

【主治】急、慢性肝炎和肝硬化、脂肪肝属湿热郁滞，而症见脘腹痞满、纳差、肝大胁痛、黄疸、肝功能不正常者。

【按语】山楂有降低转氨酶作用；虎杖有抑制多种病毒及使乙肝表面抗原转阴的作用，故两药用于乙肝表面抗原阳性也有一定疗效。

枸杞子-龙胆

【用量】枸杞子 15 g，龙胆 8 g。

【功效】养肝阴，清肝热。

【主治】肝炎症见湿热伤阴而转氨酶升高者。

【按语】阴虚甚者重用枸杞子；湿热甚者重用龙胆，并加虎杖更好。

枸杞子-墨旱莲

【用量】枸杞子、墨旱莲各 15 g。每日泡水代茶饮。

【功效】养肝止血。

【主治】肝病齿衄。

【按语】肝肾阴虚之失血，非偏寒偏热之药所宜。而枸杞子滋养肝肾，且有止血之功，对慢性肝病所见牙龈出血当为首选之药。此外，凡精血内夺，肝不藏血，而见鼻衄、咯血、崩漏等症，亦可于辨治方中加枸杞子提高疗效。

菴䕡子-楮实子

【用量】菴䕡子 15 g，楮实子 30 g。

【功效】养阴化瘀，利水消肿。

【主治】阴虚瘀积水停之证，如肝硬化腹水等。

【按语】莪间子活血行瘀，化浊宣窍，清热利水；楮实子养阴清肝，又能利水气。肝硬化腹水一旦形成，往往是正虚邪实状态，实则瘀积停水，虚则阴伤阳损，其虚实夹杂，治疗颇为困难。如养阴则碍水，利水则伤阴，用莪间子配楮实子，则养阴兼有化瘀之功，利水而无伤阴之弊，凡阴虚水停之证，用之颇为合辙，阳虚者酌加温阳之品，亦可应用。

治疗肝硬化腹水，脾虚者可配黄芪、太子参、白术、山药益气健脾；阴虚者可配北沙参、石斛、珠子参益养气阴；阳虚者可配淫羊藿、肉桂、制附子温补气阳；毒邪盛者可配白花蛇舌草、龙葵、半枝莲解毒消癥；癥瘕甚者可配䗪虫、路路通、丝瓜络化瘀通络；水肿甚者可配益母草、泽兰、泽泻等活血利水。总之，随证制宜。

羚羊角-生石膏

两药清肝降火，可治头痛、目赤，内容见"外感病药对·羚羊角-生石膏"条。

羚羊角-全蝎

【用量】羚羊角粉 0.6 g，全蝎粉 3 g（分吞）。

【功效】清肝熄风，定惊止痛。

【主治】肝热阳亢、肝风鸱张之头痛剧烈，肢体抽搐者。

【按语】羚羊角清肝熄风，全蝎定惊止痛，合用于治疗肝热风盛之证。

半夏-夏枯草

【用量】法半夏、夏枯草各 15 g。

【功效】清泄郁火，交通阴阳。

【主治】肝火内扰，阳不交阴之失眠。

【按语】半夏治不寐，首见于《灵枢·邪客》，篇中有半夏汤治"目不瞑"。此不寐，系指胃中有邪，阳跷脉盛，卫气行于阳而不交于阴者。半夏与夏枯草合治不寐则见于《医学秘旨》。该书载一不寐患者，心肾兼补之药遍尝无效，后诊其为"阴阳违和，二气不交"，以半夏、夏枯草各10g浓煎服之，即得安眠。"盖半夏得阴而生，夏枯草得阳而长，是阴阳配合之妙也。"夏枯草能清泻郁火，半夏能交通阴阳，两药合用，当治郁火内扰，阳不交阴之候。若加珍珠母30g入肝安魂，则立意更为周匝，并可用于治疗各种肝病所致顽固性失眠。凡顽固性失眠，久治不愈而苔垢腻者，半夏宜加重，用量15～20g。

栀子-大黄

【用量】生栀子12g，生大黄15～20g。

【功效】清热泻火，通腑解毒。

【主治】急性胰腺炎。

【按语】两药为《金匮要略》栀子大黄汤的主药，原用治"酒黄疸，心中懊侬或热痛"，实为肝病急黄、急性胰腺炎等急腹症的良药。脾胃湿热，蕴蒸化火，乃急性胰腺炎发病之关键。生栀子泻三焦火，既能入气分清热泻火，又能入血分凉血行血；生大黄通腑泄热，用治急性胰腺炎效果显著。治急性胰腺炎一般应加蒲公英30g，郁金20g，败酱草30g，柴胡、芒硝（冲服）各10g，天花粉15g；痛甚者可加延胡索20g，赤芍、白芍各15g；胀甚者加广木香6g，枳壳10g，厚朴15g；呕吐者加姜半夏9g，赭石20g；黄疸甚者加金钱草、茵陈各30g，虎杖15g。小量频服。病势严重、出血坏死型、禁食禁水者，可以此方保留灌肠，每日1～2次，常收佳效。

6

肾系病证药对

紫苏叶-蝉蜕-益母草

【用量】紫苏叶 15 g，蝉蜕 10 g，益母草 30 g。

【功效】疏风解毒，活血利水。

【主治】肾炎，肾病综合征。

【按语】三药合用，有利水消肿，消除蛋白尿，改善肾功能之效。

附子-淫羊藿-黄芪

【用量】附子 10 g，淫羊藿 15 g，黄芪 30 g。

【功效】温补脾肾。

【主治】慢性肾炎脾肾阳虚者。

【按语】慢性肾炎呈脾肾阳虚者，温补脾肾是强肾葆真的重要治则。附子、淫羊藿、黄芪乃为关键性药物，临证除舌质红绛、湿热炽盛之外，均可以此为主药随证加减。附子、淫羊藿为对不仅可以温肾，而且还具有肾上腺皮质激素样作用；附子、黄芪为对，以助固表，益气培本，促进血液循环，兼能利水解毒，有助于肾功能之恢复。

黄芪-地龙

【用量】黄芪 30~60 g，地龙 10~15 g。

【功效】益气化瘀。

【主治】慢性肾炎、肾病综合征、中风瘫痪证属气虚血瘀者。

【按语】通过多年的临床研究，认为慢性肾炎水肿是标，肾虚是本，因此确认益气化瘀为行之有效的治则。其中益气即是利水消肿，化瘀可以推陈致新。补肾有二，一是填精以化气，二乃益气以生精。气病及水，益气补肾则有利水之功，故宜先用此法以消退水肿，促进肾功能之恢复，继则配合填补肾精以巩固疗效。在药物选用上，受王清任补阳还五汤启示，筛选出黄芪与地龙相配伍的方法。补气以黄芪为主药，以其能充养大气，调整肺、脾、肾三脏之功能，促进全身血液循环，提高机体免疫功能，同时兼有利尿作用。化瘀通络以地龙为要品，能走窜通络，利尿降压。合奏益气化瘀、利尿消肿、降低血压等功效。在辨证论治方中加入此两药，往往可收到浮肿消退、血压趋常、尿蛋白消除的效果。

黄芪-肉桂-车前子

【用量】黄芪30 g，肉桂8 g，车前子20 g。

【功效】益气温通，利水消肿。

【主治】肾炎、肾病水肿属阳虚水停者。

【按语】黄芪、肉桂益气温通，车前子利水消肿，三药合用，对肾炎、肾病水肿属阳虚水停者效果较好。

黄芪-益母草

【用量】黄芪30 g，益母草60 g。

【功效】益气活血行水。

【主治】慢性肾炎、肾病综合征、肝硬化腹水证属气虚血瘀水停者。

【按语】黄芪补气，益母草利水，两者相伍，益气活血行水，可治气虚血瘀水停之证。若消水肿，益母草需用至90～120 g效果始佳。

生大黄-大黄炭

【用量】生大黄3～6 g，大黄炭15～30 g。

【功效】泻下排毒。

【主治】慢性肾衰竭。

【按语】大黄泻下浊邪，可降低血尿素氮和肌酐，对多种原因所致的急、慢性肾衰竭尿毒症均有良效。如服后大便次数在3次以上者，可酌减生大黄用量，以大便每日2次为宜。如加用六月雪、接骨木、牡蛎各30 g，石韦 20 g，可提高疗效。

大黄-人参

【用量】大黄 10～15 g，人参 5～8 g。

【功效】泄浊排毒，益气扶正。

【主治】❶正气衰败，邪毒壅滞之尿毒症。❷急性心肌梗死，症见大便秘结，非通下而不能缓解症状者。❸各种血液病，正气衰败而又有火气升腾之吐血、衄血者（此时用生晒参）。

【按语】两药配伍，用于邪实而正虚之证。邪实而正不虚者忌用。

大黄-草果

【用量】制大黄 8 g，草果 6 g。

【功效】泄热，化浊，解毒。

【主治】肾功能不全。症见湿浊化热、毒邪内陷、邪毒交阻而上逆者。

【按语】大黄泄浊解毒，草果燥湿化浊，两药合用，适用于湿浊毒邪蕴滞之症。如热势较重，或阴伤津亏者忌用。

附子-大黄

【用量】附子 6～10 g，大黄 10～20 g。

【功效】温阳活血，泄浊解毒。

【主治】❶慢性肾炎尿毒症属阳气虚衰者。❷寒疝，睾丸鞘膜积液。

【按语】附子、大黄再加细辛，即为《金匮要略》大黄附子汤，是温下法的代表方剂。今将附子、大黄用于慢性肾炎尿毒症，乃取附子温阳化气，利水解毒；大黄通腑导下，泄浊排毒之用。但阴虚内热或火毒炽盛者不宜。阳气虚衰较甚，不耐附子温燥、大黄攻下者，可配牡蛎、蒲公英、丹参、接骨木煎汁保留灌肠为佳。

关于用附子、大黄治疗疝气，《止园医话》有论："中医治疝之药，率用川楝子、小茴香、青木香、橘核、荔枝核、山楂核、炒延胡索等，轻证疝气，相当有效，甚则用附子，其效卓著。然以余之经验，最效之方，则为附子与大黄合剂……余实已经过数十年之临床实验，以附子、大黄加入以上治疝气药中（即上列川楝子等药）速收特效。"

六月雪-绿豆

【用量】六月雪、绿豆各 30 g。

【功效】清火解毒，活血利水。

【主治】慢性肾功能不全，尿毒症。

【按语】单用六月雪 30~60 g 煎服，治肾炎高血压头痛有效。

水蛭-生大黄

【用量】水蛭 100 g，生大黄 50 g（共研细末，取 0.3 g 装入 0 号胶囊，每服 5~8 粒，每日 2 次）。

【功效】活血散瘀、涤痰泄浊。

【主治】肾病综合征。

【按语】在辨证论治的处方基础上加用两药，可显著提高疗效，改善患者的血液流变学和脂质代谢异常，消退水肿，阻止病情进一步发展，对改善肾功能颇有帮助。

乌药-金钱草

【用量】乌药 30 g，金钱草 90 g。

【功效】解痉排石。

【主治】肾及膀胱结石绞痛。

【按语】两药用量均较常规量大。乌药"上入脾肺，下通膀胱与肾"（《本草从新》），大剂量乌药有止痛作用，以之与金钱草配伍，可解痉排石。用于治疗肾及膀胱结石所致绞痛，屡收显效。

乌药-益智仁-山药

【用量】乌药 10 g，益智仁 10 g，山药 15 g。

【功效】温阳固摄。

【主治】❶肾经虚寒之尿频。❷小儿秉气虚弱，脬气不固之遗尿。❸涕多如稀水，或咽多清涎者。

【按语】三药相合为"缩泉丸"（《妇人良方》），乃治肾经虚寒、小便滑数之名方。对老人尿频、小儿遗尿而偏阳虚者，有温肾祛寒、固摄小便之功。因其具温阳固摄之效，以之移治肺寒或肾阳虚之涕多如稀水，或咽际时渗清涎者，取此三味加于辨证方中，可提高疗效。小儿遗尿可配合桑螵蛸。成人因肾阳亏虚、下元失固而致遗尿失禁者，亦可配合桑螵蛸、淫羊藿、覆盆子、金樱子、蜂房等。

黄芪-刘寄奴

【用量】黄芪 30 g，刘寄奴 20 g。

【功效】益气化瘀利水。

【主治】前列腺增生之溺癃，证属气虚瘀浊阻遏者。

【按语】黄芪益气，刘寄奴有良好的化瘀利水作用，两者合用，可治疗瘀阻溺癃，尤其适用于前列腺增生引起的溺癃或尿闭。前列腺增生引起的小便不利，多为肾气不足，气虚瘀阻所致。治疗除用黄芪、刘寄奴益气化瘀利水之外，尚须配合熟地黄、山茱萸、山药补肾益精，琥珀化瘀通淋，沉香行下焦气滞，王不留行迅开膀胱气闭。在此基础上，尚须酌情加味，如瘀阻甚者，加肉桂、牡丹皮和营祛瘀；阳虚加淫羊藿、鹿角霜温补肾阳；下焦湿热加败酱草、赤芍泄化瘀浊，如此收效较著。

鸡内金-金钱草

【用量】鸡内金 10 g、金钱草 60～90 g。

【功效】清热利尿，化石排石。

【主治】泌尿系结石。

【按语】一以化石，一以排石。金钱草清热利尿、消肿排石、破积止血，大剂量使用，对泌尿系结石的排除尤有殊效。自拟"通淋化石汤"

（鸡内金、金钱草、海金沙、石见穿、石韦、冬葵子、芒硝、六一散、桂枝、茯苓）。

生地榆-生槐角

【用量】生地榆 10～15 g，生槐角 10～15 g。

【功效】清热凉血，利湿通淋。

【主治】淋证。

【按语】生地榆、生槐角为治淋药对，生地榆凉血清热力专，直入下焦凉血泄热；生槐角入肝经血分，清泄血分之湿热。淋乃前阴之疾，足厥阴肝经循阴器，绕腹里，肝经湿热循经下行，导致小便淋漓涩痛。生槐角泻肝凉血利湿，每建奇功，两者配伍治淋，能迅速缓解尿频、尿急、尿痛等尿道刺激症状，并有明显的解毒、抑菌、消炎、止血作用。

木槿花-白花蛇舌草

【用量】木槿花 10～15 g、白花蛇舌草 30 g。

【功效】清热解毒，清利湿热。

【主治】淋证。

【按语】木槿花轻清解毒，利湿凉血，且甘补淡渗，气血两清。白花蛇舌草甘寒微苦，清热利湿，解毒通淋，为治淋要药。以生地榆、生槐角、木槿花、白花蛇舌草四药为主，自拟清淋合剂（生地榆、生槐角、大青叶、半枝莲、白花蛇舌草、木槿花、飞滑石、甘草），治疗淋证效果颇佳。

川乌-草乌

【用量】生川乌、生草乌各适量。

【功效】祛寒定痛。

【主治】风寒湿痹之疼痛。

【按语】凡风寒湿痹之疼痛，寒邪重者用生川乌，寒邪较轻而体弱者用制川乌。对于寒湿痹痛之重症，则须生川乌和生草乌同用，盖草乌开痹止痛之力较川乌为甚。

至于两者的用量，因地有南北，时有寒暑，人有强弱，故其用量，一般从小剂量开始（3～5 g），逐步加至10～15 g为宜。生川、草乌均需文火先煎40分钟，再下余药，以策安全。

川乌-桂枝

【用量】制川乌10 g，川桂枝12 g。

【功效】温通止痛。

【主治】寒湿偏胜之顽痹。

【按语】治顽痹寒湿偏胜者常用桂枝配川乌，鲜用麻黄配川乌，因麻黄虽可宣痹解凝，但有发越阳气之弊。此外，两药对硬皮病亦有效。

川乌-当归

【用量】制川乌10 g，全当归12 g。

【功效】祛寒养血止痛。

【主治】久患寒湿痹痛而血虚者。

【按语】久患寒湿痹痛，往往会兼夹血虚，故用制川乌祛寒止痛，当归补血活血。

川乌-生石膏

【用量】制川乌 10 g，生石膏 30 g。

【功效】祛寒，除热，止痛。

【主治】热痹和寒热互结之痹痛。

【按语】制川乌祛寒止痛，本用于寒湿痹痛为宜，但与清透郁热的生石膏配伍，则可用于热痹和寒热互结之痹痛。以四肢关节肿痛，扪之微热或灼热为指征。

川乌-羚羊角

【用量】制川乌 10 g，羚羊角 0.6 g（或用水牛角 30 g 代）。

【功效】清解温通，祛风蠲痹。

【主治】寒热夹杂之痹痛。

【按语】用羚羊角治痹痛，古已有之，如《千金要方》用羚羊角配栀子、黄芩等治历节肿痛。《本草纲目》又云："经脉挛急，历节掣痛而羚羊角能舒之。"现代实验研究证明，羚羊角有解热、镇痛、抗炎作用。羚羊角清热止痛，制川乌祛寒止痛，故合用于治疗寒热互夹之痹痛。

桂枝-石膏

【用量】桂枝 10 g，生石膏 30 g。

【功效】清络止痛。

【主治】热痹或风湿发热，持续不退，四肢疼痛者。

【按语】桂枝温通肌表经络，生石膏清透表里邪热，两药合用，共奏清络止痛之效。

水牛角-赤芍

【用量】水牛角 30 g，赤芍 15 g。

【功效】清热凉血，消肿止痛。

【主治】热痹之关节红肿热痛。

【按语】如见环形红斑或皮下结节者，加牡丹皮 10 g、僵蚕 12 g。

萆草-虎杖-寒水石

【用量】萆草 30 g，虎杖 20 g，寒水石 15 g。

【功效】清络止痛。

【主治】热痹或湿热痹。

【按语】萆草可祛除经络之湿热，具祛邪止痛之功，与虎杖、寒水石配伍，可作为治疗热痹、湿热痹证的主药。药后血沉、抗链球菌溶血素"O"多能较快地降至正常。若久痹之虚热，症见低热缠绵，午后较甚，舌尖红，舌苔薄黄，脉来较数者，又应用萆草与银柴胡、白薇、秦艽等配伍，以清虚热而兼治痹证。

秦艽-白薇

【用量】秦艽 10 g，白薇 15 g。

【功效】养阴清热，疏风通络。

【主治】阴虚湿热之痹证。

【按语】秦艽祛风湿而偏清利，且能清阴虚之热；白薇善于清解阴血之热，故两药适用于治疗阴虚湿热之痹证。

生地黄-黄芪

【用量】生地黄 30～60 g，生黄芪 15～30 g。

【功效】滋阴凉血，益气扶正。

【主治】风湿热、类风湿关节炎、干燥综合征、红斑狼疮、白塞综合征等免疫性疾病证属气阴两伤、热入营血者。

【按语】现代药理研究证明，生地黄有类激素样作用，黄芪能提高和调节免疫功能，用于免疫性疾病确有一定效果。

341

生地黄-蒲公英

【用量】生地黄 40 g，蒲公英 30 g。

【功效】凉血解毒，散热除痹。

【主治】热痹见关节红肿热痛，或伴有风湿结节属血热壅滞者。

【按语】风湿热有侵犯心肌倾向者，生地黄可加至 60～90 g，因生地黄含有营养心肌、保护心肌和强心的多种因子。

海桐皮-海风藤

【用量】海桐皮 10 g，海风藤 30 g。

【功效】祛风湿，通经络，止痹痛。

【主治】风湿痹痛。

【按语】海桐皮祛风湿、通经络，善止痹痛；海风藤入经络而祛风湿、止痹痛，故合用治疗风湿痹痛可增加疗效。

片姜黄-海桐皮

【用量】片姜黄 10 g，海桐皮 15 g。

【功效】蠲痹，通络，止痛。

【主治】肩痹（肩关节周围炎）。

【按语】片姜黄横行肢节，行气活血，蠲痹通络，是治疗肩臂痹痛之要药；海桐皮祛风湿，通经络，达病所，疗伤折，有止痛、消肿、散瘀之功。两药合用，其效益显。气血虚者加当归 10 g、黄芪 15 g 益气养血，脾虚者加白术 15 g 补脾扶正。

骨碎补-鹿衔草

【用量】骨碎补 15 g，鹿衔草 30 g。

【功效】补肾强骨，祛风湿，除痹痛。

【主治】骨痹（增生性关节炎）。

【按语】增生性关节炎乃退行性病变，用骨碎补、鹿衔草治疗，可延缓关节软骨退行性变性，抑制新骨增生。

麻黄-白芥子

【用量】麻黄 5 g，白芥子 15 g。

【功效】通络化痰，消肿止痛。

【主治】痰湿阻滞所致关节肿胀或肿痛，关节腔积液。

【按语】麻黄散寒通痹，白芥子化痰通络，善搜皮里膜外、筋骨经络间痰湿，故两药合用可治疗痰湿阻滞所致关节肿胀或肿痛。

麻黄-熟地黄

两药温通血络，消散阴凝，可治阳虚阴寒，痰瘀结滞于筋骨之脉痹、骨痹、顽痹等。详见"皮肤病证药对·麻黄-熟地黄"条。

地龙-䗪虫

两药化痰祛瘀通络，可治疗顽痹日久，关节畸形者。详见"肺系病证药对·地龙-䗪虫"条。

地龙-蜂房

两药化痰消肿，通络止痛，可治疗顽痹肿痛，关节变形者。详见"肺系病证药对·地龙-蜂房"条。

地龙-僵蚕

【用量】地龙 10～15 g、僵蚕 10 g。

【功效】搜风通络，化痰利湿。

【主治】痹证日久。

【按语】痹证初起，多为风寒湿热之邪乘虚而入，久之，则湿变为痰，气血瘀滞。痰瘀相合，深入骨骼，阻于经隧，而致关节肿大变形，疼痛不

343

已，即所谓"络瘀则痛""久痛入络"。此时用祛风、散寒、逐湿、清热等草木之品，多不能取效，必须借助血肉有情之虫类药物，搜剔钻透，直达病所，始克有济。地龙与僵蚕均为虫类药，可通络搜剔。地龙，《本草纲目》谓其可治疗"历节风痛"。《得配本草》谓其"能引诸药到达病所，除风湿痰结……"。其性善走窜，长于通络止痛，且又有利湿清热之功。凡经络痹阻，血脉不畅，肢节不利诸证，每常用之，为治疗痹证的常用药，有"通则不痛"之义。僵蚕药味辛咸，性平，有祛风解痉，化痰散结之效，亦善搜风通络。僵蚕"气味俱薄，体轻而浮升"（《医学启源》），地龙药性咸寒，咸能降泄，两者一升一降，升降协和，舒展经络，以助通络止痛之功。

淫羊藿-蜂房

两药温阳除痹，可治疗阳虚风湿痹痛。详见"妇科病证药对·淫羊藿-蜂房"条。

蜂房-䗪虫

【用量】蜂房、䗪虫各 10 g。

【功效】行瘀通督，祛风攻毒。

【主治】顽痹（类风湿关节炎）。

【按语】两药合治顽痹，寒盛者配制川乌；湿盛者配蚕沙；寒湿化热或热痹者配地龙、萆草、寒水石；夹痰者配僵蚕、白芥子；夹瘀者配桃仁、红花；关节僵硬变形者配僵蚕、蜣螂、白芥子、鹿衔草；筋骨拘挛者配穿山甲、白芍。一些本草书云蜂房、䗪虫均有小毒，但只要严格掌握适应证和药量，无明显毒性反应。䗪虫破而不峻，能行能和，《长沙药解》谓其"善化瘀血，最补损伤。"过敏体质对䗪虫偶有过敏反应，初次使用，应伍徐长卿同用为妥。

鬼箭羽-蜂房

【用量】鬼箭羽 15 g，蜂房 10 g。

【功效】化瘀散肿，除痹止痛。

【主治】类风湿关节炎症见关节肿痛、僵直，甚至变形者。

【按语】鬼箭羽化瘀行血，活络通经，善治湿热夹瘀之痹证；蜂房能入骨祛风，除痹止痛，两药合用治疗类风湿关节肿痛、僵直和变形有一定效果。

豨莶草-当归

【用量】豨莶草 30 g，当归 15 g。

【功效】祛风除湿，活血解毒。

【主治】风湿性关节炎和类风湿关节炎。

【按语】豨莶草有"祛风湿，兼活血"（《本草经疏》）的作用，与当归配伍，用治风湿性关节炎、类风湿关节炎，大能减轻症状，消肿止痛。随着风湿活动迅速控制，抗链球菌溶血素"O"正常、血沉亦可下降。体弱者可先用半量，随后逐渐加量。

豨莶草-鸡血藤

【用量】豨莶草、鸡血藤各 30 g。

【功效】祛风除湿，活血通络。

【主治】各种风湿痹痛。

【按语】两药用治风湿痹痛，用量需在 30 g 以上，量少则效微。

土茯苓-萆薢

【用量】土茯苓 30～60 g，萆薢 15～30 g。

【功效】泄化浊毒。

【主治】痛风，对膏淋、尿浊、蛋白尿、带下属湿热壅结者亦效。

【按语】痛风乃嘌呤代谢紊乱，系尿酸生成过多、排泄减少所致。在中医乃湿浊瘀阻，停着经隧而致骨节肿痛之证，治宜泄化浊毒。土茯苓善祛湿毒而利关节，萆薢善利湿浊而舒筋络，两药合用，可快速消除症状，降低血尿酸指标，是治疗痛风的要药。土茯苓、萆薢亦可同威灵仙合用，威灵仙宣通十二经络，对改善关节肿痛有效。

穿山龙-当归

【用量】穿山龙 40～50 g，当归 10～15 g。

【功效】益气养血，祛风除湿，活血通络。

【主治】痹证兼气血虚者。

【按语】穿山龙具有扶正气、祛风湿、通血脉、蠲痹着之功，是一味吸收了大自然灵气和精华的祛风湿良药，药性纯厚，力专功捷。《中华本草》谓其能祛风除湿，活血通络，止咳定喘。该药性平，无论寒热虚实，均可应用，用于痹病各期和各种证型。当归补血活血，调经止痛，用于血虚诸证，《名医别录》载其能除"湿痹"。两药合用，有益气养血，祛风除湿、活血通络之功，能调整机体免疫功能，是痹证治疗的基础用药。

黄芪-当归

【用量】黄芪 30～60 g，当归 10～15 g。

【功效】养血祛风，宣痹定痛。

【主治】用于痹证因气虚血滞，筋脉失养者。

【按语】黄芪甘温，可荣筋骨，更擅补气，气足则血旺，血旺则气行有力。当归甘平柔润，长于补血，《伤寒论注解》谓其能"通脉"。《得宜本草》曾云黄芪"得当归能活血"。黄芪、当归相辅为用，则补血生血活血之效更著，有阳生阴长，气旺则血生之义，具有增强机体免疫力，促进新陈代谢等作用。以黄芪、当归为药对以治风理血，实乃从化源滋生处着眼。盖人之阳气，资始在肾，资生在脾，且顽痹多久服风药，当有疏风勿燥之意。治风先治血，血行风自灭也。

桂枝-附子

【用量】桂枝 6～10 g，附子 10～50 g。

【功效】温经扶阳，祛风散寒，除湿定痛。

【主治】阳气不足，风寒湿邪凝滞筋脉及肌表的痹证。

【按语】治疗顽痹强调益肾壮督，而益肾壮督首重温阳。阳衰一分，则病进一分，阳复一分，则邪去一分。故此，在温阳为主时，常以桂枝、附子为对，取《伤寒论》中桂枝附子汤之意。附子气雄性悍，走而不守，能温经通络，逐经络中风寒湿邪，张元素谓其"乃除寒湿之圣药"，故附子为治痹要药。桂枝味辛甘，性温，入心、肺、膀胱经，有温通经脉，通阳化气之功，《本草经疏》谓其主"风痹骨节疼痛"。现代药理研究显示，桂枝具有抗过敏、抗变态反应、扩张血管、消炎镇痛的作用。桂枝有温通之功，所有痹证，不论风寒湿热诸证，参用之多有良效，而尤适用于风寒湿证。

补骨脂-骨碎补

【用量】补骨脂 15～30 g，骨碎补 15～30 g。

【功效】补肾温阳，强筋壮骨。

【主治】痹证筋骨疼痛者。

【按语】益肾壮督治其本的治则当贯穿于痹证治疗的始终。骨碎补《本草述》谓其"治腰痛行痹"，补骨脂"能暖水脏，阴中生阳，壮火益土之要药"（《本草经疏》）。两药相合补肾温阳，强筋壮骨。骨性关节炎是关节软骨退行性变，继而引起新骨增生的一种进行性关节病变，若加用如补骨脂、骨碎补等益肾培本之品，可以延缓关节软骨退变，抑制新骨增生。类风湿关节炎更具有骨质侵蚀性改变的特点，加用补骨脂、骨碎补等药可防止骨质侵蚀和促进骨质的修复，均体现了辨病与辨证论治相结合的治疗理念。

乌梢蛇-豨莶草

【用量】乌梢蛇 15 g，豨莶草 30 g。

【功效】祛风除湿，通络解毒。

【主治】风湿痹证，骨节疼痛，肢体麻木，脚软无力，不能步履。

【按语】乌梢蛇祛风通络，定惊止痉。现代药理研究，乌梢蛇有镇痛和抗炎作用，用于风湿顽痹，筋肉麻木拘急者。豨莶草是常用祛风湿药，有祛风湿、通经络，清热解毒之功。对此药应用，考之于古，验之于今，有解毒活血之功，勿以平易而忽视之。两药合用，对于痹证之四肢疼痛、麻木，不仅能减轻症状，随着风湿活动的迅速控制，每见抗链球菌溶血素"O"、血沉下降。常将豨莶草用至 30 g。

蜂房-僵蚕

【用量】蜂房 10 g，僵蚕 10～15 g。

【功效】祛风止痛，化痰散结。

【主治】❶风湿痹痛，关节肿胀甚或变形。❷肢节疼痛，活动不利者。

【按语】蜂房味甘、性平，长于祛风止痛，又有补虚之功。僵蚕祛风解痉，化痰散结，亦善搜风通络，《玉楸药解》言其"活络通经，祛风开痹"。经云"邪之所凑，其气必虚"，是故痹证总属本虚标实。两药合用，对于痹证日久，体气亏虚，风痰阻络，关节肿胀变形，活动不利者，有标本兼治之效。

制南星-延胡索

【用量】制南星 30～50 g，延胡索 30 g。

【功效】透骨搜络，涤痰化瘀，蠲除肿痛。

【主治】各种骨关节疼痛。

【按语】生天南星苦辛温、有毒，制则毒减，能燥湿化痰，驱风定惊，消肿散结，专走经络，擅治骨痛。延胡索活血散瘀，行气止痛，现代药理研究证明，延胡索所含的生物碱有明显的中枢神经系统镇痛作用。两药合用于关节剧痛。制南星用量宜 30 g 起始，根据疗效，逐步加量至 50 g，临证未见不良反应。延胡索也应用至 30 g 以上。

白芥子-制南星

【用量】白芥子 10～15 g，制南星 30～50 g。

【功效】搜剔痰瘀，消肿止痛。

【主治】痹证中后期见关节肿大、畸形者。

【按语】痹证的三大主症之一"肿胀"的主因为"湿胜则肿"。肿胀日久不消，湿邪黏着不去，致气血不畅。湿凝为痰，血滞为瘀，痰瘀互结，附着于关节，致关节肿大、畸形，常选用制南星、白芥子为对治疗。天南星苦辛温，为开结闭、散风痰之良药，对各种骨与关节疼痛均有佳效。白芥子辛散温通，有搜剔痰结之效。两药相伍，可化痰通络，祛瘀定痛，搜剔经隧骨骱中之痰瘀，痰去瘀消，则肿痛可止。

泽泻-泽兰

【用量】泽泻 30 g，泽兰 15～30 g。

【功效】利水活血，消除肿胀。

【主治】痹证关节肿胀者。

【按语】关节肿胀的主要病机是湿胜则肿，久则由湿生痰，终致痰瘀交阻，肿胀僵持不消。是故痹证治肿，重在祛湿。必须在祛湿之时，参用涤痰化瘀，始可奏效。常用泽泻和泽兰组成药对，两者同用，可相得益彰。盖泽泻味甘、淡，性寒，归肾经、膀胱经，功在淡渗利湿。张山雷谓："《本经》称其治风寒湿痹，亦以轻能入络，淡能导湿耳。"泽兰味苦、辛，性微温，功效活血化瘀，行水消肿，《本草经疏》谓主"骨节中水"。两者相须为用，利水活血，能消除关节肿胀。对于痹证关节肿胀者，用量宜大，两药均常用至 30 g。

青风藤-忍冬藤

【用量】青风藤、忍冬藤各 30 g。

【功效】通行经络，舒挛缓痛。

【**主治**】风湿痹证所致关节拘挛疼痛，屈伸不利者。

【**按语**】青风藤和忍冬藤两者均系藤茎类，《本草便读》谓："凡藤蔓之属，皆可通经入络。"青风藤味辛、咸、微苦，性温，功效祛风除湿，通络止痛，主治风湿痹痛，经脉拘挛。忍冬藤即金银花藤，味甘性寒，归肺、胃经，具清热解毒，疏风通络之功，用于风湿热痹，关节红肿热痛。《药性切用》言其乃"清经活络良药，痹证挟热者宜之。"故两者均善于祛风通络，可缓解疼痛与拘挛。但青风藤性偏温，适用于风寒重而无热象者；忍冬藤性偏寒，偏用于风湿痹痛兼有热象者，寒热各异，治痹证之偏寒偏热，各有所别，组成药对则制其寒热之性，适应证更为广泛。举凡痹证关节拘挛疼痛著而寒热偏盛不著者，则将青风藤、忍冬藤相伍应用，每多获效。

8

痛证药对

白芍-甘草

【用量】白芍 15~30 g，甘草 6 g。

【功效】缓急止痛。

【主治】挛急或不荣之痛。如头痛、胸痛、胃脘痛、胁痛、腹痛、痛经、四肢痛、小腿转筋等。

【按语】白芍与甘草相伍乃仲景芍药甘草汤，原方芍药与甘草等量，如今两药比例可为 3∶1~5∶1。

全蝎-钩藤-紫河车

【用量】炙全蝎、钩藤、紫河车各等份。共研细末，每服 3 g，每日 2 次，开水冲服。痛定后，每日或间日服 1 次，以巩固疗效。

【功效】祛风解痉，通络止痛，益养脑络。

【主治】偏头痛。每于气交之变或辛劳、情志波动之际发作，作则头痛眩晕，畏光怕烦，呕吐，疲不能支，不仅发时不能工作，久延屡发，且影响脑力及视力。

【按语】偏头痛与肝阳偏亢，肝风上扰，脑络痉挛有关。此方即针对这种病机，以全蝎祛风解痉，通络止痛为主；钩藤熄风止痉，清热平肝为辅；久病多虚，再以紫河车补气血、益肝肾、养脑络为佐。如此标本兼顾，头痛可除。若加入地龙，疗效会更好。

此方除内服之外，亦可取全蝎末少许，置于痛侧太阳穴，用胶布固定，隔日一换。此法对肿瘤转移脑部之头痛亦有效果。

有用钩蝎散（装入胶囊服用）治疗偏头痛 26 例，药后 12 小时内头痛渐趋缓解，48 小时后头痛明显减轻，继则疼痛消失。1 年后随访 18 例，除 1 例反复发作 2 次（继服原方依然有效）外，均未复发。此报道被新世纪全国高等中医药院校规划教材 2002 年版《中药学》收录于"钩藤"条下。

全蝎-蜈蚣

【用量】全蝎、蜈蚣各等份共研细末。每服 1～3 g（按年龄、病情增减用量），每日 2～3 次，开水冲服。

【功效】熄风，定惊，止痛。

【主治】偏头痛及各种痹痛、痉挛、抽搐。

【按语】实验研究证明，两药对中枢神经兴奋药引起的惊厥，有明显的对抗作用。对癫痫经常发作者，持续给药，可减少或制止其发作。临床实践对小儿乙脑或高热惊搐，于辨证方中加用两药，有止搐缓惊作用。

人参-五灵脂

【用量】人参 6 g，五灵脂 10 g。

【功效】益气活血，行瘀止痛。

【主治】气虚血瘀，虚实互见之证。如冠心病心绞痛之胸痹，消化性溃疡、萎缩性胃炎之脘痛等及肝脾大属气虚血瘀者，小儿疳积亦可选用。

【按语】两药属传统"十九畏"中配伍禁忌之一。久病多虚亦多瘀，胃脘久痛者，恒多气虚挟瘀之证，脾胃气虚，故症见乏力，面苍，空腹时则痛、得食可暂安；瘀血阻络，故疼痛较剧，或如针刺，痛点固定，舌见瘀斑，大便隐血多为阳性。此与脾胃虚寒，其痛绵绵，喜热喜按者明显有异。故治须益气化瘀为主，人参、五灵脂同用，一以益气，一以化瘀，乃症情的对之药。经长期临床观察，两药同用，无任何不良反应。

五灵脂-蒲黄

【用量】五灵脂 10 g，蒲黄 25 g。

【功效】活血，散瘀，止痛。

【主治】气血瘀阻之胸胁痛、胃脘痛、腹痛等。

【按语】此两味合用为《和剂局方》失笑散，历代用其治疗瘀血内阻之多种病证，殊多佳效。慢性萎缩性胃炎伴肠上皮化生或不典型增生者宜加此两味，其不仅善于止痛，而且能改善微循环，调节代谢失调和营养神经血管，从而促使肠上皮化生和增生性病变的转化和吸收。

过敏性紫癜腹部剧痛，用此两味有殊效。

子宫内膜异位症、膜样痛经，亦可用为主药，其中蒲黄宜重用至30g。

瓜蒌-红花-甘草

【用量】全瓜蒌15g，红花10g，甘草4g。

【功效】消痰祛瘀，通络止痛。

【主治】痰瘀互结之胸胁痹痛，如冠心病之胸痛，肋间神经痛，非化脓性肋软骨炎之胸肋痛，带状疱疹后胸肋部神经痛等。

【按语】瓜蒌味甘、微苦，性寒，有清热化痰、宽胸散结之功，《名医别录》谓其"主胸痹"；红花乃行血、和血要药；甘能缓中，甘草缓急止痛。诸药合用，对于痰瘀内结之胸痛，殊能奏效。

乳香-没药

【用量】乳香、没药各10g。

【功效】散瘀止痛。

【主治】血气瘀滞之胸痛、胁痛、脘腹痛、痛经、顽痹疼痛和跌打损伤疼痛。

【按语】两者均能辛香走窜而入血分，唯乳香侧重行气，没药功擅行瘀，两者相伍，散瘀止痛力强，故用于治疗各种血气瘀滞之痛证效果良好。

肉桂-鹿角片-小茴香

【用量】肉桂6g，鹿角片10g，小茴香8g。

【功效】温经散寒。

【主治】肝肾不足、寒滞肝经之疝气腹痛、睾丸冷痛等。

【按语】三者俱能入肝肾之经，其中肉桂与鹿角片可温阳以散寒，小茴香则善祛肝经寒滞而尤能止痛。

血竭-三七

【用量】血竭 6 g，三七 3 g（研末分 2 次吞）。

【功效】活血化瘀。

【主治】痛经、崩漏属血瘀者，以及冠心病心绞痛、外伤性头痛和胁痛等。

【按语】血竭散瘀止痛，三七活血止血，合用之化瘀而不伤正，止血而不留瘀。

附子-全蝎

两药散寒通络止痛，可治阳虚寒凝之痹痛、麻木、偏头痛等。详见"心脑病证药对·附子-全蝎"条。

9

血证药对

大黄-生地黄

【用量】大黄 8 g，生地黄 20 g。

【功效】泄热止血，凉血养阴。

【主治】邪热夹瘀之血证。如吐血、咯血、衄血、崩漏、尿血等。

【按语】两药合用治疗血小板减少性紫癜属血有瘀热者亦效。重用大黄、生地黄，尚可治肝病血热。

大黄-赭石

【用量】大黄 10 g，赭石 30 g。

【功效】通腑、降逆、止血。

【主治】气火上逆、肝火上冲之血证。如咯血、呕血、鼻衄、齿衄、眼底出血、颅内出血、倒经等。

【按语】大黄泻下通腑，釜底抽薪以止血；赭石平肝热，重镇降逆以止血。两药合用，上镇下泻，乃针对气火上逆、肝火上冲之血证病势发挥作用。

大黄-阿胶

【用量】大黄 6 g，阿胶 10 g。

【功效】通腑泻下，养血止血。

【主治】血虚挟瘀热之血证。

【按语】大黄泻下通腑，阿胶养血止血，用于治疗血虚挟瘀热的各种血证效果较好，如血淋、血尿、吐血、崩漏、月经过多以及肝病血证等。

三七-大黄-郁金-牛膝

【用量】 三七3 g（研末分冲），熟大黄、郁金、怀牛膝各10 g。

【功效】 止血祛瘀，疏肝理气。

【主治】 胃中积热、肝火犯胃之胃出血。症见呕血、便血者。

【按语】 胃脘痛胀者加木香4 g、厚朴3 g；胁痛加金铃子、白芍各10 g；嗳气加赭石15 g；脾胃虚弱加砂仁3 g；恶心呕吐加姜半夏、竹茹各6 g；胃阴虚者加麦冬、石斛各10 g。药后两三天大便隐血即可转阴。脾胃虚寒者不宜用之。

五倍子-枯矾

【用量】 五倍子120 g，枯矾45 g（共研细末，米粉糊为丸，如绿豆大，每服10～20粒，米汤送下，每日2～3次，食后服。鼻出血、齿衄可取末外搽）。

【功效】 收敛止血。

【主治】 鼻出血、齿衄、咯血、吐血、崩漏、便血、尿血。凡无实火者俱可用之。

【按语】 五倍子含有丰富的鞣质，能加速血凝而达到止血之效，内服、外敷均可。

鸡血藤-升麻

【用量】 鸡血藤15～30 g，升麻10 g。

【功效】 补血升提。

【主治】 白细胞减少症。

【按语】 鸡血藤补血行血，可振奋机体生血功能；升麻升清阳，可提升白细胞数量，故两药合用，治疗白细胞减少症有一定疗效。

升麻-苍术

两药合用，可治疗白细胞减少和血小板减少症。详见"胃肠病证药对·升麻-苍术"条。

水蛭-地龙-三七

【用量】 水蛭、地龙各 2 份，三七 1 份。

【功效】 活血化瘀，化痰通络，消肿定痛，破结通经。

【主治】 血瘀痰凝之高脂血症、高黏血症、冠心病、脑梗死、中风后遗症、高血压等。

【按语】 水蛭、地龙与三七配伍成方，名为"通降散"，系治疗心脑血管病的经验方。经临床观察，心脑血管病病情顽缠且易突变，在中医辨证中，"血瘀""痰凝"的病理表现较为突出，若采用植物药治疗，收效较缓。以虫类药为主研制的"通降散"，疗效颇为满意。水蛭、地龙除了性善钻透、攻坚破积、无处不到外，现代研究证实，它们自身还含有水蛭素、蚓激酶、蛋白质和微量元素；三七含有三七总皂苷等多种成分，配伍后有明显的降血脂、降低血黏度、降血压、抗血栓、抗心律失常、改善微循环、增加血流量等药理作用。三药合用，增强药效，并能防止出血倾向。多年来用于临床，症状及理化指标均明显改善，病人反映较好。唯研末吞服，腥味难以入口，故宜改为胶囊制剂，以利服用。

泽泻-山楂

【用量】 泽泻 20 g，生山楂 30 g。

【功效】 利湿消脂。

【主治】 高脂血症。

【按语】 实验研究证明，两药均有降血脂、降胆固醇作用。

10
气血水病药对

桔梗-枳壳

【用量】桔梗 10 g，枳壳 8 g。

【功效】宣散、升降气机。

【主治】气机不利之胸闷，脘痞。

【按语】桔梗开宣肺气主升，枳壳行气消滞主降，其一升一降，一宣一散，总使气机通畅、升降有序而胸闷、脘痞得以消除。

三棱-莪术

【用量】三棱、莪术各 8 g。

【功效】行气活血，散结化积。

【主治】❶各种气血郁积证，如闭经、痛经、积聚、瘿瘤、痰核等。❷肝脾大、肝硬化。❸恶性肿瘤，如胃癌、肝癌、宫颈癌、卵巢囊肿、皮肤癌等。

【按语】三棱为血中气药，莪术为气中血药，《医学衷中参西录》："化血之功三棱优于莪术，理气之功莪术优于三棱。"两药合用则行气活血之力颇强，是治疗癥瘕肿瘤的良药。现今引申治疗多种气滞血瘀病证，建功甚速。

乌药-香附

【用量】乌药 10 g，香附 12 g。

【功效】行气止痛。

【主治】气血郁滞之浑身胀痛。

【按语】乌药能气中和血，香附善于血中行气，两者配伍，相辅相成。方名"香附散"（《慎斋遗书》）。

丹参–泽兰

【用量】丹参 15 g，泽兰 20 g。

【功效】活血利水。

【主治】肝硬化腹水，经行浮肿，产后浮肿等。

【按语】慢性肾炎水肿属瘀血阻滞者亦宜。

丹参–益母草

【用量】丹参 15～30 g，益母草 30～60 g。

【功效】活血化瘀，通络利水。

【主治】各种心脏病、肾脏病、肝脏病证属水瘀交阻者。如冠心病、高血压心脏病、风湿性心脏病、肾炎、肝硬化腹水等。

【按语】丹参活血化瘀，益母草通络利水，两药合用，可广泛地用于血瘀水停之证。

牛膝–泽兰

【用量】牛膝 12 g，泽兰 20 g。

【功效】活血利水。

【主治】水瘀阻滞之腰膝疼痛或下肢水肿。

【按语】川牛膝活血通经，泽兰活血行水，合用则活血利水，用于既有瘀血，又有水湿的腰膝疼痛效果较好。

泽兰–泽泻

两药合用活血、利水、消肿，用于四肢水肿、关节肿胀及关节腔积液。详见"痹证药对·泽兰–泽泻"条。

益母草–泽兰

【用量】益母草 30 g，泽兰 20 g。

【功效】活血利水。

【主治】血瘀水停之四肢或大腹水肿，急性、慢性肾炎等。

【按语】益母草与泽兰均有活血利水作用，故用于血瘀水停之证效果良好。根据病情需要，益母草用量可加至 60～120 g。

黄芪-防己

【用量】黄芪 30 g，防己 15 g。

【功效】益气，行水，消肿。

【主治】气虚湿滞之肢体困重、浮肿、关节肿痛。

【按语】两药为《金匮要略》防己黄芪汤的主药，历来用其治疗表虚风湿身重之证。

11
痰结病证药对

水蛭-冰片

【用量】水蛭、冰片等份。共研细末，调适量凡士林外敷，每日一换。如淋巴结核已溃破，可用水蛭研末，加少许冰片外掺于创面，纱布覆盖，每日一换。

【功效】活血散瘀，消坚化积。

【主治】颈淋巴结核，流行性腮腺炎。

【按语】若颈淋巴结核患者体质壮实者，可内服水蛭粉，每次3g，每日2次。已溃、未溃者均可服用。体虚者，需适当减量，并配合补益之品始妥。

䗪虫-瓦松

【用量】鲜䗪虫、陈瓦松（瓦屋上所生，隔年者佳，采集后置瓦上煅存性）各等份。共捣烂，外敷患处，上贴膏药，两日一换。

【功效】软坚散结。

【主治】瘰疬。

【按语】两药合用，名地鳖瓦松膏。此方为世传经验方，用于瘰疬，无论已溃、未溃，均有佳效。一般1～2周即可见效，用至痊愈为止。

海藻-甘草

【用量】海藻10g，甘草6g。

【功效】散痰结，消瘿瘤。

【主治】颈淋巴结核，单纯性及地方性甲状腺肿大，肿瘤。

【按语】两药与甘遂配伍，可治胸水、渗出性胸膜炎。若配活血化瘀之品可治子宫肌瘤、卵巢囊肿。海藻、甘草虽属传统的"十八反"配伍禁忌，但实践用之无碍。

海藻-昆布

【用量】海藻、昆布各10g。

【功效】化痰，软坚，散结。

【主治】痰结之证。如瘰疬、瘿瘤、痰核、甲状腺肿大、慢性扁桃体肿大、咽壁淋巴滤泡增生、前列腺增生、睾丸肿硬疼痛、颓疝、结缔组织增生、乳房结块等。

【按语】《肘后方》用海藻、昆布研末蜜丸，治疗"颈下卒结囊，渐大欲成瘿"，后世均以此两味为治疗瘿瘤、瘰疬的要药。近世引申治疗慢性炎症性结块，获效者不乏其例。

僵蚕-浙贝母-全蝎

【用量】僵蚕、浙贝母各2份，全蝎1份。共研为细末，另用玄参、夏枯草各1份煎取浓汁，泛丸如绿豆大，每次餐后服4g，每日2次。

【功效】化痰通络，散结消核。

【主治】瘰疬，核肿硬未化脓者。

【按语】上药合用，名消瘰丸，乃习用经验方。瘰疬多由肝肾两亏，痰火内郁，结而为核。故用僵蚕、浙贝母、全蝎化痰通络，消核散结，玄参、夏枯草养阴清火为方。

黄药子-夏枯草

【用量】黄药子、夏枯草各10g。

【功效】软坚消瘿。

【主治】甲状腺肿大。

【按语】黄药子"凉血降火，消瘿解毒"（《本草纲目》），为治疗甲状腺肿瘤的卓效药物；夏枯草"破癥，散瘿结气"（《神农本草经》），两药合用，治疗甲状腺肿大效果较好。唯黄药子有毒，且有蓄积作用，故用量以

10 g 左右为宜。也不宜久服，以免损害肝脏。

白芥子-生半夏

【用量】白芥子 10 g，生半夏 6 g（加生姜 2 片同煎）。

【功效】化痰散结。

【主治】皮下结节。

【按语】痰之为病，变幻多端，倘留着于皮里膜外，则结为痰核，其状如瘤如粟，皮色不变，多无痛感，或微觉酸麻。白芥子可"搜剔内外痰结"（《本草经疏》）；半夏长于化痰散结，为治疗痰核之要药，故两药合治皮下结节效果可靠。若痰核之顽缠者，恒非生半夏不为功，盖生者性味浑全，药效始宏。至于生用之毒性问题，生者固然有毒，但一经煎煮，则生者已熟，毒性大减，何害之有？唯阴虚火旺或无痰湿水饮者忌用。

甘遂-大戟-白芥子

【用量】甘遂（去心制）、大戟（煮透去骨晒干）、白芥子（炒）各等份。共研细末，面糊、炼蜜或滴水为丸，如梧子大，晒干。每服 5~10 丸，或 15~20 丸，临卧时以生姜汤或热汤送下，以知为度。

【功效】下痰逐水。

【主治】痰结饮积之证。慢性淋巴结炎（包括淋巴结核），渗出性胸膜炎，急、慢性关节炎，骨结核，湿性脚气，支气管炎或肺炎而痰涎涌盛者，腹水而兼胸水者。

【按语】三药相伍名控涎丹，方出南宋陈无择《三因极一病证方论》。甘遂善决经隧之饮邪，大戟能逐脏腑之积水，白芥子可祛皮里膜外之痰结，合以攻逐痰饮。总以实证为宜，且须掌握好剂量，否则易致偾事。

12
虚证药对

人参-升麻

【用量】人参 8 g，升麻 10 g。

【功效】补益脾气，升清降浊。

【主治】脾虚下陷证。如内脏下垂、慢性痢疾里急后重、低血压、眩晕、蛋白尿等。若癃闭、尿毒症、大便不爽、胸腹胀满等气虚而浊气不降者亦可参用。

【按语】《医学启源》："人参，善治短气，非升麻为引用不能补上升之气"。

黄芪-升麻

【用量】黄芪 30 g，升麻 10 g。

【功效】益气升提，透解邪毒。

【主治】❶白细胞减少症。❷低血压症。❸顽固性口腔溃疡者。

【按语】两药用治低血压症时，其用量为：黄芪 18 g、升麻 9 g。

黄芪-当归

【用量】黄芪 30 g，当归 10 g。

【功效】补气生血。

【主治】各种气血虚损病证。

【按语】黄芪、当归为常用的气血双补药对，凡辨证属气血虚损者俱可使用。

受上海华东医院用"硒酵母胶囊"治疗老年病时，发现对类风湿关节炎有显效的启示，选用含硒较丰富的黄芪，与当归配伍用于治疗类风湿关节炎的辨证论治方中，能够提高疗效。

黄芪-防风

【用量】黄芪 20 g，防风 8 g。

【功效】益气御风，固表止汗。

【主治】气虚易感，表虚自汗。

【按语】黄芪益气固表，可御外风；防风通行周身，可祛肌腠风邪。两药相配，固表但不留邪，祛风而不伤正，共奏实卫御风、固表止汗之功。

黄芪-桑叶

【用量】黄芪、桑叶各 20～30 g。

【功效】益气固表，轻清虚热。

【主治】虚证汗出。

【按语】黄芪益气固表以止汗，桑叶轻清虚热以止汗，故凡虚证汗出俱可选用。

两药再加白芍、三七，为傅青主加减当归补血汤，用治年老血崩不止，效果较好。

黄芪-山药

【用量】黄芪、山药各 30 g。

【功效】益脾气，养脾阴。

【主治】糖尿病。

【按语】黄芪与山药，一益脾气，一养脾阴，两药合用，气阴并调，对糖尿病能改善症状，降低血糖。张锡纯在《医学衷中参西录》中治疗消渴的玉液汤和滋膵*饮，即以黄芪、山药为主药。

---

* 膵（cuì）：膵脏即胰的古称。

女贞子-墨旱莲

【用量】女贞子、墨旱莲各 10 g。

【功效】柔养肝肾，凉血止血，乌须黑发。

【主治】❶肝肾阴亏所致头昏目眩，须发早白等。❷阴虚血热所致齿衄、鼻衄、肌衄、尿血、崩漏等。❸慢性肝炎阴虚不足者。

【按语】《医方集解》二至丸，即女贞子配墨旱莲而成，功能滋补肝肾，用于肝肾阴虚证。

白芍-白薇

【用量】白芍、白薇各 15 g。

【功效】养阴血，清虚热。

【主治】阴虚血热之热淋、血淋、月经过多、经期低热等。

【按语】《圣济总录》白薇散，以白薇、芍药各等份，共为末。每服方寸匕，酒送下，每日 3 次，治疗妊娠小便多、产后遗尿、血淋、热淋等。

知母-黄柏

【用量】知母、黄柏各 10 g。

【功效】滋阴降火。

【主治】阴虚火旺之低热、潮热、盗汗、咯血、衄血、虚烦不寐、遗精、阳强等。

【按语】《丹溪心法》大补阴丸和《景岳全书》知柏地黄丸均以知母、黄柏为主药，两方均为治疗阴虚火旺的著名方剂。

淫羊藿-仙鹤草

【用量】淫羊藿 15 g，仙鹤草 30 g。

【功效】补肾健脑。

【主治】❶精血不足，心肾亏虚，症见头晕、眼花、耳鸣、健忘等。

❷脑震荡后遗症，神经衰弱，脑功能低下等。

【按语】淫羊藿"益气力，强志"（《神农本草经》），治"中年健忘"（《日华子诸家本草》），并能"益精气"《本草纲目》）。仙鹤草，民间用其治疗脱力劳伤效果明显，具有补虚抗疲劳作用。两药合用，正可强神益智而治疗上述病证。

淫羊藿-仙茅

【用量】淫羊藿 15 g，仙茅 10 g。

【功效】温肾补阳。

【主治】肾阳不振之证。

【按语】淫羊藿"专壮肾阳"（《本草正义》），"真阳不足者宜之"（《本草纲目》）。仙茅亦"补阳温肾之专药"（《本草正义》）。两药相须，常用于肾阳不振、命门火衰所致阳痿、早泄、遗尿、畏寒肢冷、身困乏力、腰膝酸软等症。

20世纪70年代，以淫羊藿、仙茅、山药、枸杞子、紫河车、甘草组方为"培补肾阳汤"。随后在此基础方上辨证加味，治疗肾阳不振之高血压、慢性泄泻、顽固头痛、劳倦虚损、月经不调、慢性肝炎、顽固失眠、神经症、阳痿、腰痛、浮肿、哮喘、慢性肾炎等久治不愈之痼疾，均收到一定疗效。

蛤蚧-鹿茸

【用量】蛤蚧、鹿茸各等份。研极细末，每晚服 2 g。

【功效】温壮肾阳。

【主治】阳痿。对肾阳虚衰较甚者，面色㿠白，形瘦，怯冷倍于常人，舌质淡，脉沉细之阳虚患者。

【按语】如有口干、舌红即应停服，勿使过之。

天花粉-鬼箭羽

【用量】天花粉、鬼箭羽各 20～30 g。

【功效】生津止渴，清解燥热。

【主治】糖尿病。

【按语】天花粉生津止渴，鬼箭羽善清阴分之燥热，两药合用，正可针对糖尿病阴虚内燥之病机。而鬼箭羽又具活血化瘀功能，对糖尿病并发心脑血管、肾脏、眼底及神经系统等病变，有改善血液循环、增强机体代谢功能的作用。实验研究证明，鬼箭羽所含之草酰乙酸钠能刺激胰岛细胞，调整不正常的代谢过程，加强胰岛素的分泌，从而降低血糖，有治疗、预防的双重功效。

生南星-吴茱萸

【用量】生南星、吴茱萸等份。共研细末，临睡前洗净脚，取药粉约6g，用醋调成糊状，敷贴两侧涌泉穴，以塑料薄膜覆盖，再以布包紧，翌晨取去。

【功效】上病下治，引火下行。

【主治】复发性口腔黏膜溃疡、疱疹性口腔炎。

【按语】《本草纲目》载："咽喉口舌生疮者，以茱萸末醋调，贴两足心，移夜便愈。"

黄连-细辛

【用量】黄连9g，细辛3g。

【功效】清散郁热。

【主治】实火口疮。

【按语】口疮有实火、虚火之分，实火口疮，常用黄连配细辛。黄连苦寒清热，细辛辛温透邪，两药合用，共奏消炎止痛之效。也可用黄连3份、细辛1份，共研细末，蜜调外搽患处。

黄连-干姜

两药合用，可治寒火结滞之口舌生疮，顽固难愈者。详见"胃肠病证药对·黄连-干姜"条。

决明子-芦荟

两药泄热通便，可治大便秘结、火热上炎之口疮。详见"胃肠病证药对·决明子-芦荟"条。

升麻-玄参

【用量】升麻 9 g，玄参 15 g。

【功效】养阴解毒。

【主治】❶时邪疫毒，咽喉肿痛，口腔糜烂。❷顽固性口腔溃疡属阴虚浮火者。

【按语】升麻量少则主升清阳，量多则起解毒作用。

木蝴蝶-凤凰衣

【用量】木蝴蝶 6 g，凤凰衣 8 g。

【功效】利咽开音，生肌和胃。

【主治】❶咳嗽日久，咽干失音。❷胃溃疡。

【按语】用两药治疗溃疡病，若与马勃、浙贝母和琥珀为散剂则效果更好。

鸡骨香-鱼腥草

【用量】鸡骨香 8 g，鱼腥草 30 g。

【功效】解毒利咽。

【主治】外感之咽喉肿痛。

【按语】治疗外感之咽喉肿痛，在辨证方基础上加鸡骨香和鱼腥草，功效可胜银翘散一筹。

射干-鸡骨香-锦灯笼

【用量】射干 8 g，鸡骨香 10 g，锦灯笼 12 g。

【功效】清热解毒，消利咽喉。

【主治】急性咽炎、扁桃体炎、喉癌。

【按语】锦灯笼又名天泡果、红姑娘，有清热解毒、镇咳利尿功能，也可用于痰热咳嗽。

14
妇科病证药对

淫羊藿-紫石英

【用量】淫羊藿 15 g，紫石英 30 g。

【功效】补肾助阳，暖宫调经。

【主治】❶阳虚宫寒之痛经、闭经、不孕。❷冲任不固之崩漏、胞宫虚寒之带下清稀。

【按语】淫羊藿补肾壮阳，强固冲任；紫石英温肾益肝暖宫，合用共奏补肾助阳、暖宫调经之功。若再配用鹿衔草，则补虚益肾、活血调经的功效更佳。

淫羊藿-蜂房

【用量】淫羊藿 15 g，蜂房 10 g。

【功效】补肾调经，温阳除痹。

【主治】❶冲任不调，形盛气虚之月经不调、经事淋漓、怯寒乏力者。❷精气清冷不育、阳痿遗精、宫寒不孕者可以选用。❸阳虚风湿痹痛者。

【按语】治阳虚风湿痹痛，伍入熟地黄、仙茅和鹿衔草效好。

路路通-马鞭草

【用量】路路通 15 g，马鞭草 30 g。

【功效】通经，散瘀，行水。

【主治】闭经，输卵管阻塞或积水，乳痛肿痛，肝硬化腹水等。

【按语】路路通性善通利，可用于气血水滞，经络郁阻之证；马鞭草活血通经，利水消肿，清热解毒。与路路通相伍，可治疗上述诸病证。

鱼腥草-土茯苓

【用量】鱼腥草、土茯苓各 30 g。

【功效】清热，利湿，解毒。

【主治】湿热带下。

【按语】湿热带下主要表现带下发黄，有腥臭味。鱼腥草清热解毒，土茯苓利湿解毒，两者配伍，为湿热带下之要药。若带下秽臭异常者，可以加墓头回 12 g。

蜂房-鹿角霜-小茴香

【用量】蜂房 10 g，鹿角霜 12 g，小茴香 6 g。

【功效】温煦肾阳，升固奇经。

【主治】带下清稀如水，绵绵如注。

【按语】带下清稀，乃肾气不足，累及奇经，带脉失束，任脉不固，湿浊下注所致。若用利湿泄浊之品，仅能治标，而温煦肾阳，升固奇经，才是治本之法。蜂房温煦肾阳，鹿角霜、小茴香升固奇经，正是的对之药，故治清稀带下效果颇好。

白术-白芍-黄芩

【用量】白术、白芍各 10 g，黄芩 6 g。

【功效】清肝健脾，安和胎元。

【主治】胎动不安。

【按语】白术健脾安胎，白芍柔肝疏肝，黄芩清热安胎。三药相伍，可治肝火扰胎、肝脾不和之先兆流产和习惯性流产。

杜仲-续断-菟丝子

【用量】杜仲 10 g，续断 6 g，菟丝子 10 g。

【功效】补益肝肾，固养冲任。

【主治】肝肾不足、冲任不固之胎动、胎漏、腹痛而坠者。

【按语】杜仲与续断合治胎动，宋严用和《济生方》和明李时珍《本草纲目》均有所载。两药加配菟丝子，固胎效果明显加强。

黄芪-菟丝子

【用量】黄芪 20 g，菟丝子 10 g。

【功效】补气益肾，固系胎元。

【主治】肝肾亏虚之习惯性流产或先兆流产。

【按语】妊娠先期用之，可以预防流产。

红藤-白头翁

【用量】红藤 30 g，白头翁 20 g。

【功效】清热解毒，化瘀散结。

【主治】❶慢性盆腔炎。❷痢疾、溃疡性结肠炎属热毒郁滞者。

【按语】红藤清热解毒，活血通经，消痈散结；白头翁清热解毒，善治热毒下痢。故两药合用，治疗热毒蕴结之慢性盆腔炎、痢疾和溃疡性结肠炎效果较好。

淫羊藿-知母

【用量】淫羊藿 15 g，知母 10 g。

【功效】温肾阳，清虚热。

【主治】更年期综合征。

【按语】知母清虚热，淫羊藿温肾阳，两者合用治疗更年期综合征。可燮理阴阳，消除疲劳，改善烘热、汗出、心烦等症。

两药同仙茅、当归、巴戟天、黄柏配伍为二仙汤，治疗妇女更年期高血压病有效。

淮小麦-甘草-大枣

【用量】淮小麦 30～60 g，炙甘草 10 g，大枣 30 g。

【功效】益养心气，除烦安神。

【主治】脏躁。

【按语】《金匮要略》甘麦大枣汤即用淮小麦配合炙甘草、大枣益气润燥，宁神除烦，主治"妇人脏躁，悲伤欲哭，像如神灵所作，数欠伸。"现今临床若见心神烦乱，夜寐不实，多梦纷纭者，俱可以此方随证加味，多收殊效。

黄药子－刘寄奴

【用量】黄药子 12 g，刘寄奴 30 g。

【功效】化瘀祛痰，解毒散结。

【主治】卵巢囊肿。

【按语】用黄药子、刘寄奴治疗卵巢囊肿，伍以红藤、夏枯草、泽漆则效果更好。黄药子对肝脏有一定损害，故用量不宜过大。若久服出现黄疸，停药后可自行消退。

15

皮肤病证药对

当归-白芷

【用量】当归、白芷各 10 g。

【功效】活血养血，化浊解毒。

【主治】疮疡，内痈。

【按语】用于疮疡肿毒热甚者，应配伍清热泻火、凉血解毒之品，如生大黄、生地黄、金银花、黄柏、水牛角等。用于气血虚寒之溃疡病，亦可促进溃疡病灶愈合。

徐长卿-白鲜皮

【用量】徐长卿 15 g，白鲜皮 30 g。

【功效】祛风止痒。

【主治】荨麻疹。

【按语】实践证明，两药有抗过敏作用，既可入煎剂，亦可作外洗剂。内服入辨证论治方中，外治常用徐长卿、白鲜皮、苍耳草、蛇床子各 30 g，水煎后熏洗之，止痒效果较为明显。

蕲蛇-冰片

【用量】蕲蛇 30 g，冰片 3 g。共研极细末，用麻油或菜油调为糊状，涂敷患处，每日 2～3 次。

【功效】清凉解毒，疗疮止痛。

【主治】带状疱疹。

【按语】两药合用名蕲冰散，用治带状疱疹效果良好。带状疱疹在中医学称为"蛇丹""缠腰火丹"，俗称"蛇缠腰""缠腰疮"等，多由肝经郁火、热毒生疮所致。蕲蛇搜风攻毒，解痉止痛；冰片清凉散火，消肿止痛。用治带状疱疹，一般 2～4 日可愈。或用蛇蜕治疗带状疱疹，亦可收到良好效果。用法：将蛇蜕研细末，用橄榄油或麻油调成 40％油膏，用棉签蘸油膏涂布患处，每日 2～3 次，或以纱布包扎。带状疱疹后遗疼痛者，可酌用全蝎粉 1～3 g 解毒通络，早晚分服，连用 3～5 日。

全蝎-穿山甲

【用量】生全蝎 30 g，穿山甲 45 g。（共研极细末，每服 4.5 g，每日 1次。儿童、妇女或体弱患者酌情减量）。

【功效】解毒通络，散血消肿。

【主治】下肢丹毒。

【按语】两药合用，名蝎甲散。丹毒发于腿部者，多由肝火湿热郁遏肌肤所致，常以辛劳或受寒而引发，殊为顽缠，不易根治。而用蝎甲散治疗，一般服药 1 次后，寒热即可趋向清解，随后局部肿痛及腹股沟部之焮核亦渐消退，多于 3 日左右缓解乃至痊愈。若辅以活蚯蚓加白糖之溶液外搽，收效更佳。该方奏效如此迅捷，主要在于功擅解毒消痈的全蝎，加之伍以祛风通络，散血消肿，解毒攻坚的穿山甲，故对下肢丹毒（包括由丝虫病引起者）疗效满意。

【禁忌】孕妇忌服。

麻黄-熟地黄

【用量】麻黄 4 g，熟地黄 20 g。

【功效】温通血络，消散阴凝。

【主治】❶阳虚阴寒，痰瘀结滞于肌肤、筋骨之痈疽、痰核、流注、脉痹、骨痹、顽痹等。❷中风后遗症，证属阴寒内凝、瘀血阻络者。

【按语】麻黄辛温通痹，可疏通肌肤经络；熟地黄滋阴养血，生精补髓。两者配伍，宣通滋补并施，可使阳气宣通，阴凝消散。两药用治中风后遗症，配合葛根、丹参、豨莶草效更好。

16

其他病证药对

白头翁-秦皮

【用量】白头翁 20 g，秦皮 10 g。

【功效】清热解毒，清肝明目。

【主治】❶目赤肿痛而痒，眵多而稠。❷湿热带下，阴肿阴痒。❸慢性泻痢，湿热甚者。

【按语】白头翁与秦皮乃《金匮要略》白头翁汤之主药（即原方去黄连、黄柏），原用于"热利下重"，今移用于其他上下湿热病证，疗效亦佳。

白附子-全蝎

【用量】制白附子 8 g，炙全蝎粉 3 g（分吞）。

【功效】熄风和络。

【主治】面瘫。

【按语】治面瘫，初期可加钩藤 12 g，荆芥 8 g，蝉蜕 6 g，日久则加赤芍、僵蚕各 10 g，石决明 15 g。

防风-乌梅-甘草

【用量】防风 10 g，乌梅 8 g，甘草 4 g。

【功效】祛风抗过敏。

【主治】过敏性疾患。

【按语】防风善祛外风，乌梅、甘草有抗过敏作用，合用于过敏性疾患确有一定疗效。

败酱草-薏苡仁-红藤

【用量】败酱草、薏苡仁、红藤各 30 g。

【功效】清热解毒，活血祛湿，消痈散结。

【主治】肠痈、肝痈、肺痈、急性胰腺炎、急慢性盆腔炎等属湿热瘀滞者。

【按语】败酱草清热解毒，活血散瘀；薏苡仁清利湿热；红藤解毒散结，活血通经，且三药均有消痈散结作用，故治疗上述疾病确有一定疗效。

淡豆豉-生栀子

【用量】淡豆豉 20 g，生栀子 10 g。

【功效】清透郁热。

【主治】胸中郁热之懊恼不安、烦躁不眠。

【按语】栀子清热除烦，淡豆豉透热解郁，故合用于治疗胸中郁热之证。

黄药子-玄参

【用量】黄药子 10 g，玄参 12 g。

【功效】凉血降火，滋阴消瘿。

【主治】甲亢。

【按语】甲亢多为阴虚阳亢，或气郁化火所致。用黄药子凉血降火、玄参养阴降火，正是的对之药。

槐角-地榆

生槐角、生地榆凉血止血，清利下焦湿热，用于痔疮便血、湿热带下及淋证。详见"肾系病证药对·生槐角-生地榆"条。

本书药名索引

（以汉语拼音为序）

本书病症索引

高热（一枝黄花）

高血压病（桑寄生、女贞子、桑椹、益母草）

宫颈糜烂（五倍子）

骨痹（葛根）

骨刺（威灵仙）

骨蒸劳热（女贞子、十大功劳）

冠心病（石菖蒲、桑寄生）

过敏性紫癜（水牛角）

Ⅱ

滑囊炎（白芷）

黄疸（小麦、西红花、威灵仙、茜草）

昏眊（淫羊藿）

J

积滞（阿魏）

急性胰腺炎（栀子）

甲亢（黄药子）

甲状腺肿瘤（黄药子）

健忘（淫羊藿）

结节病（白芥子、）

结节性红斑（猫爪草）

结石（大黄、预知子、威灵仙、乌药）

惊风（僵蚕）

经闭腹痛（鬼箭羽、茜草、五倍子）

经脉挛急（淫羊藿）

经期乳胀（甘松）

经前期紧张综合征（肉苁蓉）

K

咳嗽（牛蒡子、金荞麦、小麦、细辛、

紫菀、白及、穿山龙、肿节风、六轴子、知母、五倍子）

口腔溃疡（细辛、知母、芦荟）

L

老年病（肉苁蓉、桑椹）

痢疾（牛蒡子、苦参、白头翁、蒲公英、马齿苋、桑寄生、刘寄奴、木槿花、肿节风、五灵脂、马鞭草、半夏、五倍子、拳参）

淋证（马齿苋、预知子、槐角、地榆）

癃溺（刘寄奴、牵牛子）

卵巢囊肿（白芷）

瘰疬（僵蚕、马齿苋）

M

脉管炎（蛇床子）

慢性肾炎（黄芪配地龙、穿山龙、松节、益母草）

慢性咽炎（僵蚕）

慢性炎症（附子）

梅核气（射干）

梅尼埃综合征（泽泻）

梦遗（苦参）

N

尿布皮炎（鱼腥草）

尿路感染（萆薢）

尿浊（白及、射干、苦参、萆薢）

O

呕吐（白及、半夏）

P

皮肤瘙痒（白芷、夜交藤、益母草、徐
    长卿）

贫血（松节、牛角腮）

R

热病初起（僵蚕）

热病（石菖蒲、半夏、知母）

乳腺增生（僵蚕）

乳痈（蒲公英、白芷、仙鹤草、马鞭草）

乳汁不通（路路通）

乳汁缺乏（五倍子）

S

腮腺肿瘤（猫爪草）

疝气（预知子）

伤寒（苦参、）

神志疾病（石菖蒲）

肾痹（鹿角）

肾衰（大黄）

失眠（黄芪配磁石、延胡索配徐长卿、
    夏枯草、苦参、夜交藤、牛角腮、
    失眠）

湿疹（苦参）

十二指肠溃疡（人参配五灵脂、）

食积（麦芽）

食欲减退（甘松、麦芽、马钱子）

暑湿流注（马鞭草）

衰老（大黄）

水肿（附子、葶苈子、苍术、鲤鱼、牛

角腮、牵牛子、茜草、益母草）

T

胎动不安（桑寄生、鲤鱼）

瘫痪（马钱子、豨莶草）

痰核（半夏）

糖尿病（僵蚕、苍术、葛根、鬼箭羽、
    天花粉、桑椹、知母）

烫伤（地榆）

疼痛（细辛、川乌、草乌、六轴子、白
    芷、黄明胶）

体虚（女贞子、松节、蜈蚣）

痛风（威灵仙、土茯苓）

痛经（预知子）

头痛（土茯苓、羌活、白芷）

吐奶（麦芽）

W

外感风热（牛蒡子、柴胡）

外因白斑（蛇床子）

外阴瘙痒（苦参）

痿证（桑寄生、萆薢）

胃痛（甘松、蒲公英、预知子、地榆、
    路路通、乌药、枸杞子、紫石英）

胃下垂（苍术）

胃炎（人参配五灵脂、黄芪配莪术、仙
    鹤草、枸杞子）

无精子症（威灵仙）

X

息肉（僵蚕）

项背挛急（苍耳子）

小儿伤乳（麦芽）

泄泻（苍耳子、麦芽、木槿花、葛根、羌活、五灵脂、徐长卿）

心动过缓（柴胡、桂枝）

心悸（太子参配合欢皮、牛角腮、紫石英）

心力衰竭（附子、葶苈子）

心律失常（苦参、白附子、仙鹤草）

胸痹（太子参配合欢皮、合欢皮配功劳叶）

胸满腹胀（甘松、预知子、乌药、阿魏）

胸膜炎（白芥子）

虚劳（楮实子、仙鹤草、知母）

眩晕（太子参配合欢皮）

血丝虫病（威灵仙）

血小板减少性紫癜（水牛角）

血瘀（西红花、仙鹤草、牛角腮）

荨麻疹（僵蚕）

Y

牙痛（知母）

咽喉炎（蛇床子）

阳痿（蜂房、淫羊藿）

腰椎间盘突出症（仙鹤草）

炎症（夏枯草、肿节风、蜈蚣）

遗尿（蜂房、乌药）

癫病（小麦）

银屑病（白附子）

Z

脏躁（太子参配合欢皮、知母）

癥瘕（黄芪配莪术、刘寄奴、䗪虫、阿魏）

支气管哮喘（威灵仙、蛇床子）

支气管炎（射干、莱菔子、蜂房、六轴子、松节、猫爪草）

肢体麻木（威灵仙、黄明胶）

肿瘤（马齿苋、蜈蚣）

子宫发育不全（五倍子）

自汗盗汗（小麦、山茱萸、仙鹤草）

图书在版编目（CIP）数据

国医大师朱良春全集. 用药心悟卷／朱良春著. --长沙：中南大学出版社，2017.3

ISBN 978 - 7 - 5487 - 2752 - 1

Ⅰ.①国… Ⅱ.①朱… Ⅲ.①中医临床—经验—中国—现代②中草药—用药法 Ⅳ.①R249.7②R28

中国版本图书馆 CIP 数据核字（2017）第 065187 号

国医大师朱良春全集·用药心悟卷
GUOYI DASHI ZHULIANGCHUN QUANJI · YONG YAOXIN WUJUAN

朱良春　著

□责任编辑	张碧金
□责任印制	易建国
□出版发行	中南大学出版社
	社址：长沙市麓山南路　　邮编：410083
	发行科电话：0731 - 88876770　　传真：0731 - 88710482
□印　　装	湖南鑫成印刷有限公司

□开　　本	710×1000　1/16	□印张 27.75　□字数 394 千字
□版　　次	2017 年 3 月第 1 版	□2017 年 3 月第 1 次印刷
□书　　号	ISBN 978 - 7 - 5487 - 2752 - 1	
□定　　价	148.00 元	

图书出现印装问题，请与经销商调换